特集 1

新・がん免疫サイクル 局所免疫応答の鍵を握るTLSの正体

編集／鳥越俊彦

■ 概論―アップデートされた「新・がん免疫サイクル」における局所免疫応答について ……鳥越俊彦 1193

■ そもそも三次リンパ様構造とは何か―その構築と免疫病理について ……平岡伸介 1198

■ 腫瘍微小環境における三次リンパ様構造の意義 ……二宮利文，冨樫庸介 1204

■ がん局所における CD4^{+} T細胞免疫監視と MHC クラスⅡ抗原 ……金関貴幸 1210

■ TLS の形成・成熟メカニズムとその病的意義 ……好川貴久，柳田素子 1216

■ irAE における免疫応答と分子病理 ……塚本博丈 1222

■ がん免疫療法バイオマーカーとしての TLS ……林 芳矩，牧野知紀，土岐祐一郎 1228

■ 腫瘍局所の免疫サイクルに着目した新規がん免疫療法の開発 ……濵西潤三 1236

特集 2

簡便化と高速化が進む シングルセル RNA-seq 技術

編集／笹川洋平

■ 概論―1細胞トランスクリプトーム解析はこれからどうなるのか？ ……笹川洋平 1251

■ 選択的ドロップレット化技術と1細胞 RNA-seq への応用 ……松本真寛，笹川洋平，二階堂 愛 1256

■ シングルセル RNA 解析の障壁を突破する PIPseq V の革新 ……山口和晃，仲 健太，Robert Meltzer 1261

注目記事

最終講義のその先
脂質生物学から，天然物化学・創薬へ …… 清水孝雄 1300

連載

カレントトピックス
■ 細胞間ミトコンドリア移送が関与する治療はマウスモデルでLeigh症候群の病勢と致死率を抑制する …… 横田貴史，中井りつこ 1267
■ 全脳の空間的な遺伝子転写解析を単一細胞レベルで実現する技術 …… 金谷繁明 1272
■ 臓器特異的な交感神経投射が内臓機能を調節する …… Tongtong Wang，岡 勇輝 1277
■ 骨代謝を統合的に制御する新たな骨リモデリング因子 …… 山下 祐，林 幹人，劉 安豪，斎藤 充，中島友紀 1280

News & Hot Paper Digest
■腸のダメージ修復はタンパク質しだい？—栄養とDNA修復応答をつなぐしくみ（大井綾乃，小幡史明）■オンデマンドのゲノム設計に向けた第一歩—汎用AIモデルの構築（富井健太郎）■「飲む低酸素」—ミトコンドリア病の新規治療戦略（中井 琢）■研究者のスタートアップ起業を支える（金井晶子，丹野修宏） 1244

クローズアップ実験法
長いPCR産物の塩基配列を効率的に低コストで決める …… 星野 敦，中川颯也，梅原響々花 1285

アカデミアの泳ぎ方
訴求力のある研究計画書には型がある（中編） …… 谷内江 望 1292

ラボレポート—留学編—
ドイツの国立研究所で博士課程研究員として働く，という選択肢
—Institute of Bio-and Geosciences, Forschungszentrum Jülich (Research Center Jülich) & Faculty of Mechanical Engineering, RWTH Aachen University …… 笠原啓太郎 1307

Opinion—研究の現場から
高校生の「探求する力」を育て，自分を鍛える …… 岡﨑実那子 1311

バイオでパズる！
熟語数珠つなぎ …… 山田力志 1312

INFORMATION …… 1315

編集日誌 …… 1314
広告目次 …… 1319
次号予告 …… 1243，1324
奥付・編集後記 …… 1324

※本号発行後の更新情報や修正情報（正誤表情報）は，羊土社HPの本号ページに掲載いたしますのでご確認ください．

※記事冒頭のQRコードは【電子版：スマホで読める実験医学】へのリンクとなっており，記事ごとのご購入が可能です．お手元のブラウザで気軽にご覧いただけますので，是非ご活用ください（本サービスの詳細はリンク先よりご確認ください）．

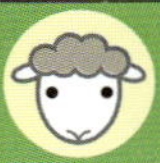

羊土社 1～4月の新刊＆近刊案内

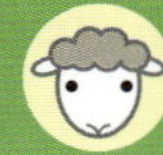

実験医学増刊 Vol.43 No.7
生体内外をつなぐ動的な臓器
皮膚 健康と疾患のサイエンス
免疫・代謝・バリアの恒常性から個々の病態と老化を理解し，最適な治療へ
編／椛島健治
定価 6,160円（本体 5,600円＋税 10%）
B5判　フルカラー　214頁
ISBN 978-4-7581-0426-5

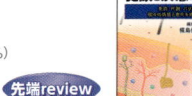

NEW

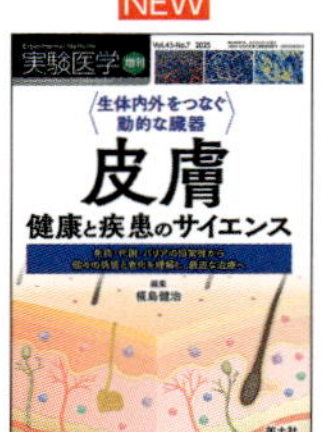

実験医学別冊
決定版 オルガノイド実験スタンダード 第2版
開発者が磨いて深化した珠玉のプロトコール集
編／佐藤俊朗，武部貴則，永樂元次
定価 11,000円（本体 10,000円＋税 10%）
B5判　フルカラー　423頁
ISBN 978-4-7581-2281-8
実験　医学

NEW

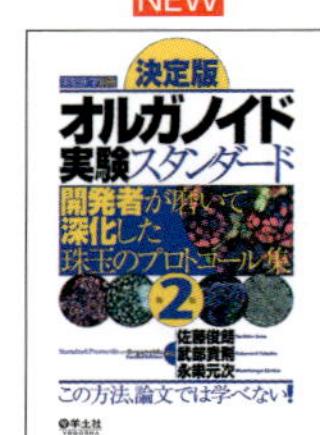

実験医学別冊
改訂版 もっとよくわかる！幹細胞と再生医療
著／長船健二
定価 5,280円（本体 4,800円＋税 10%）
B5判　2色刷り　206頁
ISBN 978-4-7581-2215-3

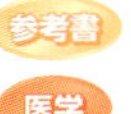

NEW

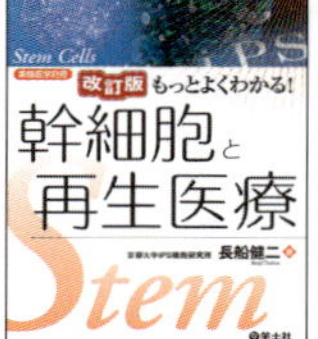

実験医学別冊
型で実践する生物画像解析
ImageJ・Python・napari
編／三浦耕太，塚田祐基
定価 6,930円（本体 6,300円＋税 10%）
AB判　フルカラー　351頁
ISBN 978-4-7581-2280-1

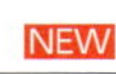

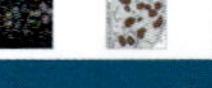

実験医学別冊
実験デザインからわかる マルチオミクス研究実践テキスト
実験・解析・応用まで現場で使えるプログラムコード付き完全ガイド
編／大澤　毅，島村徹平
定価 8,580円（本体 7,800円＋税 10%）
B5判　フルカラー　296頁
ISBN 978-4-7581-2279-5

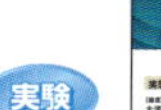

NEW

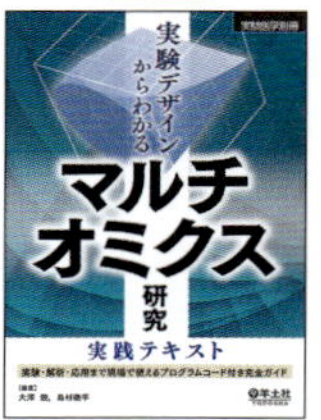

実験医学増刊 Vol.43 No.5
骨格筋の老化によるサルコペニア その理解と戦略
筋生物学を超えた総合知で，運動・栄養・創薬による介入をめざす！
編／武田伸一
定価 6,160円（本体 5,600円＋税 10%）
B5判　フルカラー　238頁
ISBN 978-4-7581-0425-8

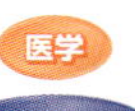

好評発売中

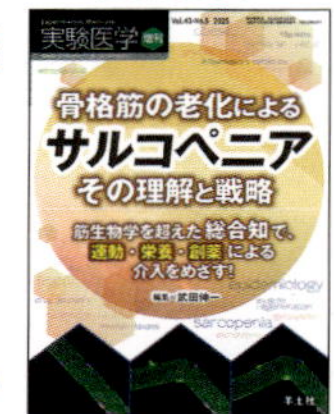

小説みたいに楽しく読める睡眠医学講義
著／内田　直
定価 3,850円（本体 3,500円＋税 10%）
四六判　464頁
ISBN 978-4-7581-2134-7

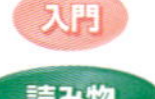

好評発売中

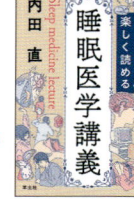

栄養科学イラストレイテッド
応用栄養学 第3版
編／栢下　淳，上西一弘
定価 3,300円（本体 3,000円＋税 10%）
B5判　フルカラー　280頁
ISBN 978-4-7581-1379-3

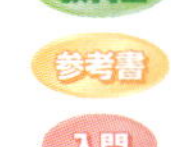

好評発売中

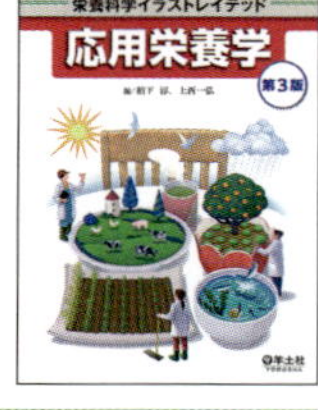

マンガでわかる科研費入門
申請書作成のヒント
著／鵜田佐季
監／山本亨輔
定価 550円（本体 500円＋税 10%）
A5判　27頁
ISBN 978-4-89706-845-9
入門　実用

好評発売中

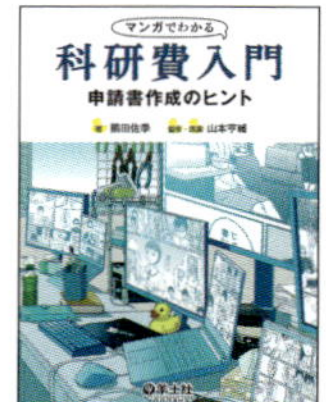

小説みたいに楽しく読める栄養学講義
著／中村丁次
定価 2,420円（本体 2,200円＋税 10%）
四六判　208頁
ISBN 978-4-7581-2133-0

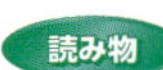

好評発売中

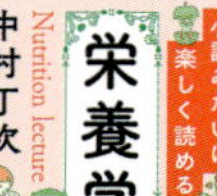

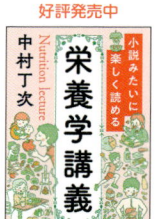

生命科学・基礎医学研究の

- 国内・海外の**トピック**や**医療応用の動向**
- **科学をとりまく社会的な話題**や**時事**
- 日々の**研究生活で役立つ情報**

を把握するなら

実験医学の **定期購読**をオススメします

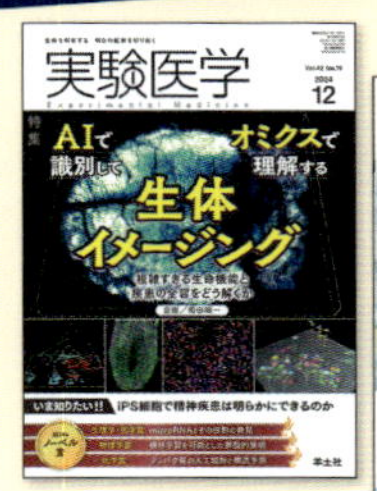

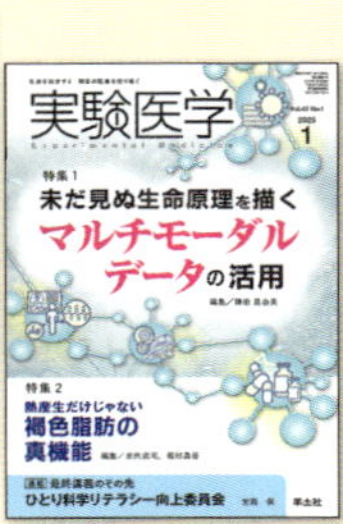

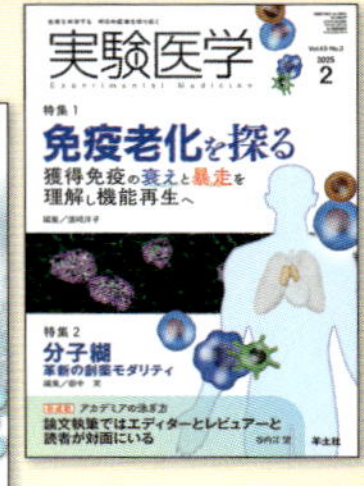

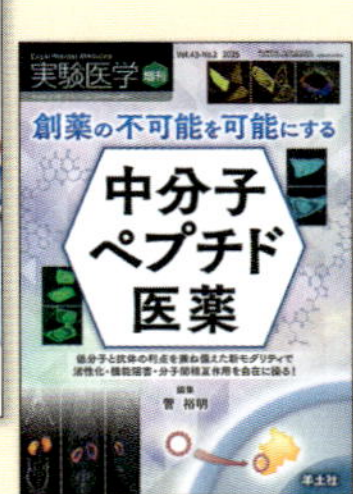

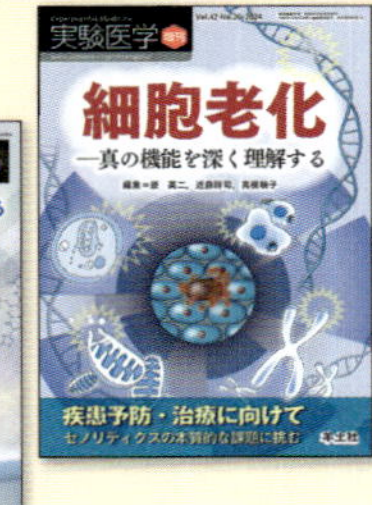

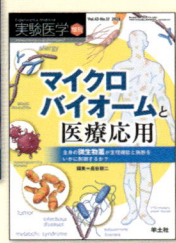

ラボの運営に
学生/院生からPIまで
読者の年代を問わず

使い方はいろいろ
若手指導や研修の資料
にも活用いただけます

いつでもどこでも
ブラウザで読める
「WEB版」プランも

最新の研究成果を目にする機会があまりなかったので，まとまって読める機会は非常にありがたい

初学者からベテラン研究者の広範な研究者にとって，貴重なバイブルであることは今も昔も変わりません

- **年間購読プランは4種類から**
- **お支払は「一括」もしくは「毎号」から.**

	購読プラン	WEB版	一括支払いなら	毎号支払いなら
1	通常号12冊のみ	なし	年間 30,360 円	毎号 2,530 円
2		あり	年間 35,640 円	毎号 2,970 円
3	通常号 12 冊 + 増刊号 8 冊	なし	年間 79,640 円	毎号 2530 円 増刊発行月は+6,160 円
4		あり	年間 84,920 円	毎号 2,970 円 増刊発行月は+6,160 円

＊税込価格

← ご注文は最寄りの書店・生協 または 羊土社ウェブサイトで

特集 1

新・がん免疫サイクル 局所免疫応答の鍵を握るTLSの正体

編集／鳥越俊彦

概論

アップデートされた「新・がん免疫サイクル」における局所免疫応答について

Immunostimulation of tumor microenvironment in the updated cancer-immunity cycle

DOI：10.18958/7721-00001-0001902-00

鳥越俊彦

Toshihiko Torigoe：札幌医科大学医学部病理学第一講座

2013年に発表されたがん免疫サイクルは，がんに対する免疫応答を7つのステップに単純化してわかりやすく解説した図として示され，これまでがん免疫の研究者やがん治療に携わる多くの臨床医の理解を助けてきた．2023年には，10年ぶりにアップデートされ，腫瘍局所におけるサブサイクルが加えられた．サブサイクルの意義は，樹状細胞（dendritic cells：DC）による$CD8^+$エフェクターT細胞の維持と再活性化にあり，免疫チェックポイント阻害療法（immune checkpoint blockade：ICB）の新たな作用点としても注目されている．がん免疫においては$CD4^+$T細胞とB細胞も重要な役割を果たすが，これらの免疫細胞が密に相互作用して炎症局所に形成されるリンパ様構造は三次リンパ様構造（tertiary lymphoid structure：TLS）とよばれ，サブサイクルを反映する病理組織である．がん免疫応答を包括的に理解し，新たなバイオマーカーや治療法を開発するためには，TLSを含む腫瘍局所免疫応答の解明が重要である．

キーワード　樹状細胞，三次リンパ様構造，腫瘍微小環境，免疫チェックポイント阻害剤

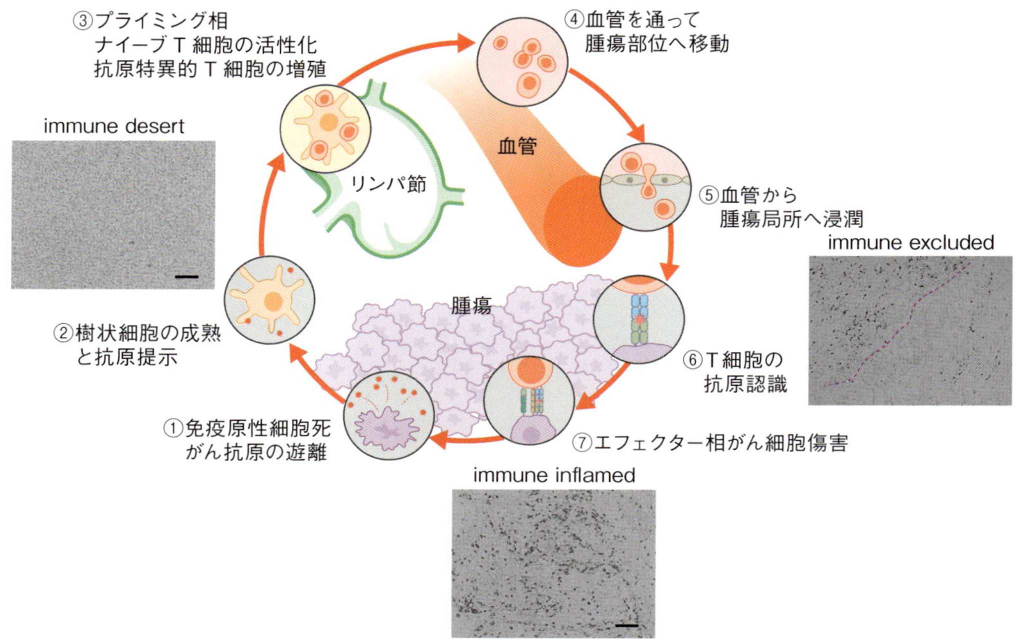

図1　初版のがん免疫サイクルと3タイプのがん免疫形質

がん免疫サイクルのステップ①〜③に障害があると，免疫系はがん抗原情報を記憶していないため，また，ステップ④〜⑤に障害があると抗原記憶T細胞は血管から腫瘍組織に侵入できないため，immune desert typeの形質を呈す．ステップ⑤に障害があり，T細胞が腫瘍間質にとどまって腫瘍胞巣内に浸潤することができない状態は，immune excluded typeとよばれる．ステップ⑦においてPD-L1のような免疫チェックポイント分子の発現があると，T細胞とがん細胞が対峙した状態であるimmune inflamed typeの形質を呈すことになる．（イラストは文献1より引用）

はじめに

2013年に発表された初版のがん免疫サイクルは，細胞傷害性T細胞がどのような機序でがん抗原を記憶し，どのようなルートで腫瘍組織に到達してがん細胞を傷害するかを，7つのステップに分けて説明している[1]．しかし，実際のがん免疫応答はそれほど単純なものではなく，DCや$CD8^+$T細胞の他に$CD4^+$ヘルパーT細胞やB細胞も重要な役割を果たしており，それらを包括的に理解する必要がある．近年，遺伝子解析技術の進歩によって，腫瘍微小環境における免疫細胞の分化と局在がシングルセルレベルで解析できるようになり，新たな知見が集積しつつある．本稿では，2023年にアップデートされた新・がん免疫サイクルについて紹介し[2]，特に腫瘍局所におけるがん免疫応答のしくみと意義について解説する．

1 がん免疫サイクルとがん免疫形質（immunotype）

一般に，がん組織の病理像は発生起源の細胞・組織の種類によって大きく異なるが，免疫細胞との関係性に着目すると，がん種を越えて，immune desert type（免疫砂漠型），immune excluded type（免疫排除型），immune inflamed type（免疫炎症型）の3タイプに分類される．Mellmanらはこれを“immunotype”と命名しているが[2]，本稿では「免疫形質」と訳すこと

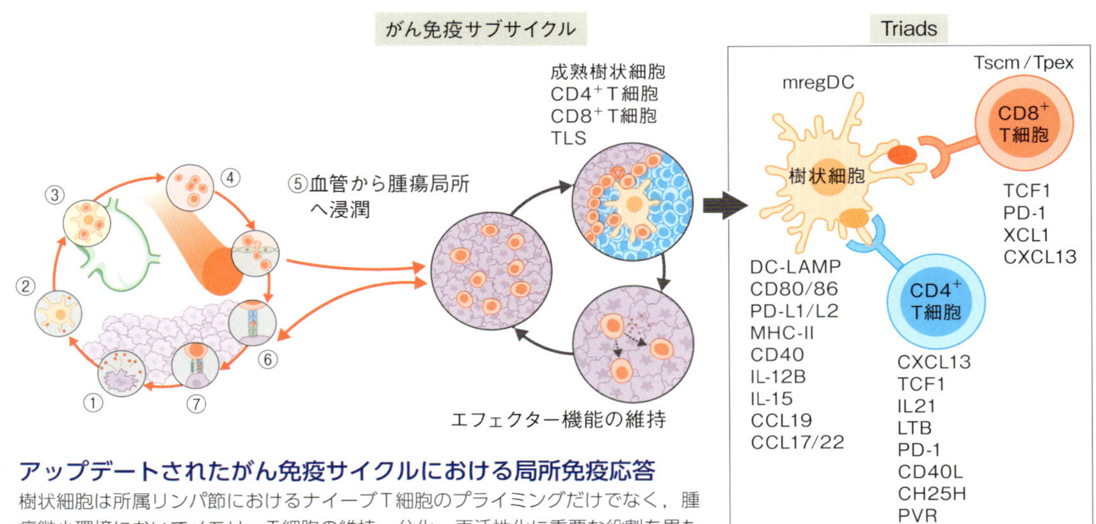

図2　アップデートされたがん免疫サイクルにおける局所免疫応答
樹状細胞は所属リンパ節におけるナイーブT細胞のプライミングだけでなく，腫瘍微小環境においてメモリーT細胞の維持，分化，再活性化に重要な役割を果たしている．これはがん免疫サブサイクルとよばれ，mregDCとCXCL13⁺CD4⁺T細胞の働きによって，幹細胞様メモリーCD8⁺T細胞（Tscm/Tpex）の維持とICB反応性のエフェクターT細胞分化が促進される（Triads）．（がん免疫サブサイクルのイラストは文献2をもとに作成）

にする．この免疫形質は，初版のがん免疫サイクルの各ステップ障害とよく相関しているため，がん免疫療法の作用機序や治療抵抗性のメカニズムを考えるうえで，きわめて有用である（**図1**）．まず，がん免疫サイクルのステップ①〜③に障害があると，免疫系はがん抗原情報を記憶することができないため，T細胞ががん組織を通過してしまい，immune desert typeの形質を呈すことになる．ステップ④〜⑤に障害があると抗原記憶T細胞は血管から腫瘍組織に侵入できないため，やはりimmune desert typeの形質を呈すことになる．T細胞が血管から腫瘍組織に侵入できたとしても，ステップ⑤の後半に障害があり，腫瘍間質にとどまって腫瘍胞巣内に浸潤することができない状態は，immune excluded typeとよばれる．ステップ⑥まで進むことができると，T細胞は細胞傷害活性を発揮できる状態となるが，最後のステップ⑦においてPD-L1のような免疫チェックポイント分子の発現があると抑制がかかるため，T細胞とがん細胞が対峙した状態であるimmune inflamed typeの形質を呈すことになる（**図1**）．したがって，がんの病理組織像を観察してがん免疫形質を判断することができれば，がん免疫サイクルのどのステップに障害があるのかをある程度推測できるというわけである．組織にT細胞が多数浸潤している腫瘍はhot tumor（浸潤が少ない腫瘍はcold tumor）とよばれるが，hot tumorのなかにはimmune excluded typeとimmune inflamed typeが含まれており，ICBが単剤で効果を発揮できるのは，immune inflamed typeだけである．このように，がん免疫形質はhot tumorかcold tumorのような単純な分類よりも，がん免疫サイクルに則した治療感受性を反映する．

しかし，immune inflamed typeであるにもかかわらず，ICBの効果がないがんがあることも事実である．Meradらは，immune inflamed typeの肝細胞がん（HCC）を解析し，ICB応答性のがん組織にはDCとCD4⁺T細胞とCD8⁺T細胞のクラスター“Triads”が多く存在し（**図2**），CD8⁺エフェクターT細胞が多いことを見出した[3]．すなわち，腫瘍微小環境におけるDCとCD4⁺T細胞の相互作用によって，CD8⁺T細胞のエフェクター細胞への分化が促進され，これがICB反応性の抗腫瘍活性を発揮すること，逆にDCとCD4⁺T細胞が少ない環境ではCD8⁺T細胞の終末疲弊T細胞(terminally exhausted T細胞)への分化が促進され，ICB抵抗性となることが示された．

2 アップデートされた新・がん免疫サイクル

初版のがん免疫サイクルにおいて，DCの役割はステップ②（樹状細胞の成熟と抗原提示），そしてステップ③（ナイーブT細胞の活性化）に限定されていた[1]．しかし，腫瘍微小環境における成熟DCの存在とTriadsの役割が解明された結果，Mellmanらによってがん免疫サイクルは図2のようにアップデートされた[2]．すなわち，腫瘍微小環境内にはがん免疫サイクルのサブサイクルが存在し，成熟DCとCD4⁺T細胞の働きによって，CD8⁺幹細胞様メモリーT細胞（stem cell-like memory T細胞：Tscm）が維持される．Tscm細胞というのは，転写因子TCF1⁺のメモリーT細胞で，別名疲弊前駆細胞（precursor exhausted T細胞：Tpex）ともよばれ，適切な微小環境のもとで自己複製能，長期生存能，高い増殖能，およびエフェクター細胞への分化能を示す抗原記憶細胞である．ICBに反応して高い細胞傷害活性を発揮するエフェクター様疲弊T細胞（effector like exhausted T細胞：Tex）の供給源となっていることが知られている[4]．

また，Meradらは，DCのなかでも成熟制御性樹状細胞（mature regulatory DC：mregDC）が最も重要で，このDCと相互作用するCD4⁺T細胞としてCXCL13⁺T細胞を報告している[3]．これらDCとCD4⁺T細胞が少ない環境においては，ICBの存在下で細胞傷害活性を不可逆的に失ったterminally exhausted T細胞への分化が進行する結果，ICB不応答性となる．

従来，抗PD-1抗体はPD-1を発現する疲弊T細胞に作用して，その疲弊を解除することが作用機序であると考えられていたが，terminally exhausted T細胞に対しては無効であることから，アップデートされた理論においては，抗PD-1抗体の作用機序はがん免疫サイクルのサブサイクルを活性化することにあると考えられる．

3 新・がん免疫サブサイクルとTLS

新・がん免疫サブサイクルにおいて重要な役割を果たすCD4⁺T細胞が産生するCXCL13はCXCR5⁺の濾胞性ヘルパーT細胞（follicular helper T：Tfh）やB細胞を局所にリクルートするケモカインであり，TLS形成のイニシエーターとして機能する[5]．CXCL13とともに適切な微小環境が整えば，局所に濾胞性樹状細胞（follicular DC）や高内皮細静脈（high endothelial venule：HEV）が誘導され，TLSが形成されると考えられる．TLSの形成はICBの抗腫瘍効果と相関することが知られており，その機序の解明が進みつつある[6]．また，TLSの形成はICBによる免疫関連有害事象（irAE）を発症した臓器の組織にも認められることがあり[7]，ICBの抗腫瘍効果とirAEの発症には共通のメカニズムが関与している傍証となっている．また，ヒト検体を用いた解析において，腫瘍組織のCXCL13⁺細胞の位置やCXCL13の発現レベルはICBの抗腫瘍効果と相関するという報告がある一方で[8][9]，血清中のCXCL13レベルがirAEの発症リスクと相関するという報告もある[7]．TLSにはDC，CD8⁺T細胞，CD4⁺T細胞，B細胞，

HEVなど，さまざまな細胞が含まれており[10]，TLSの構造と各細胞間の相互作用を知ることは，がん免疫サブサイクルと局所免疫応答の理解につながると思われる．

おわりに―本特集の内容

本特集では，腫瘍局所の免疫応答の理解と制御に向けてTLSに焦点を当て，7人のエキスパートに最新情報をご提供いただく．TLSの構造と構成細胞（**平岡の稿**），腫瘍微小環境におけるTLSの意義（**二宮・冨樫の稿**），がん局所におけるヘルパーT細胞の役割（**金関の稿**），炎症組織におけるTLS形成機序（**好川・柳田の稿**），irAE標的臓器におけるTLS形成機序（**塚本の稿**），免疫療法バイオマーカー（**林らの稿**），そして新規がん免疫療法への応用（**濵西の稿**）である．本特集号が，がん治療を専門とする臨床医，研究医，がん創薬研究者の皆さんのお役に立てることを祈念する．

文献

1）Chen DS & Mellman I：Immunity, 39：1-10, doi:10.1016/j.immuni.2013.07.012（2013）
2）Mellman I, et al：Immunity, 56：2188-2205, doi:10.1016/j.immuni.2023.09.011（2023）
3）Magen A, et al：Nat Med, 29：1389-1399, doi:10.1038/s41591-023-02345-0（2023）
4）Tian W, et al：Front Immunol, 14：1198551, doi:10.3389/fimmu.2023.1198551（2023）
5）Ukita M, et al：JCI Insight, 7：e157215, doi:10.1172/jci.insight.157215（2022）
6）Vanhersecke L, et al：Nat Cancer, 2：794-802, doi:10.1038/s43018-021-00232-6（2021）
7）Tsukamoto H, et al：Proc Natl Acad Sci U S A, 119：e2205378119, doi:10.1073/pnas.2205378119（2022）
8）Vahidian F, et al：Cancers（Basel），16：708, doi:10.3390/cancers16040708（2024）
9）Litchfield K, et al：Cell, 184：596-614.e14, doi:10.1016/j.cell.2021.01.002（2021）
10）Hu C, et al：Gastroenterology, 166：1069-1084, doi:10.1053/j.gastro.2023.10.022（2024）

profile

鳥越俊彦：防衛医科大学校を卒業後，札幌医科大学病理学第一講座菊地浩吉教授に弟子入りし，以来40年間にわたって免疫病理学の研究に従事．途中3年間，米国ペンシルバニア大学とLa Jolla Cancer Research Foundation（Dr. John C. Reed）へ留学し，帰国後は細胞ストレス応答とがん免疫応答をテーマとして研究を継続．10年前に佐藤昇志教授から講座を引き継ぎ，病理学を基盤としたがん医療の実現をめざして情報発信を行っている．

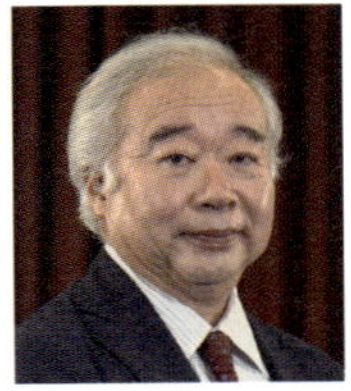

column　Pathology-based Medicineの重要性

分子医学が格段に進歩した現在においても，ほとんどのがん確定診断は病理医の顕微鏡観察によって行われます．ベテランの病理医は，形態観察によってドライバー遺伝子の変異を見抜くことができるといわれます．HE染色の病理組織には，それだけ多くの情報が詰まっているのです．近年，Spatial Biology解析技術が進歩して，細胞の位置情報や細胞と細胞の位置関係の重要性が注目されるようになりましたが，これこそまさに病理医が組織を観察して取り出してきた情報の一端です．三次リンパ様構造のように形態観察から得られる貴重な情報は無数にあります．Pathology-based Medicine（PBM）とは，形態観察だけでなく，免疫細胞の位置情報，ゲノム変異情報，タンパク質発現情報など，病理組織から得られるすべての情報をもとに，患者ごとに異なる最適治療法を決定する次世代医療です．AIを搭載したDigital Pathologyの推進によって，PBMの時代が到来すると信じています．

（鳥越俊彦）

そもそも三次リンパ様構造とは何か―その構築と免疫病理について

What is tertiary lymphoid structure ?―Its structure and immune pathology

DOI：10.18958/7721-00001-0001903-00

平岡伸介

Nobuyoshi Hiraoka：国立がん研究センター先端医療開発センター病理・臨床検査TR分野／国立がん研究センター研究所分子病理分野／国立がん研究センター中央病院病理科

三次リンパ様構造（TLS）はその存在が多くのがん種で患者予後因子になり，またがん免疫治療（免疫チェックポイント阻害剤治療）の効果予測因子になるなど注目を集めている．TLSはがん組織のみならずさまざまな慢性炎症に伴い，その組織中に誘導されるリンパ節類似の構造である．TLSの生物学的機能や病理的役割の理解を進めるためにその組織構築を知っておくことは重要である．本稿では主にTLSの組織構築についてリンパ節のそれと比較して概説する．

キーワード　三次リンパ様構造，リンパ装置構造，慢性炎症，がん組織

はじめに

がん組織において宿主免疫反応が抗腫瘍性に活動的なのか，逆に腫瘍支持性であるのかについて，組織形態学的な評価方法としてまず登場してきたのががん組織に浸潤する免疫細胞の量と質による評価であり，それらは今日でも有用なツールとなっている．さらにT細胞（CD8$^+$ T細胞，CD4$^+$ T細胞）浸潤，免疫抑制性細胞〔制御性T細胞（Treg）や抑制性骨髄球系細胞〕浸潤，樹状細胞（dendritic cell：DC）浸潤などに加え，それらのサブセットやがん微小環境を構成する免疫細胞以外の細胞である血管内皮細胞やがん関連線維芽細胞など，各細胞種のがん組織における性格付けや役割の解明とともに，これらについての評価方法も開発・検証されてきた．これに続いて複数の免疫細胞により形づくられる組織構造として三次リンパ様構造〔tertiary lymphoid structure（TLS），またtertiary lymphoid organ（TLO），ectopic lymphoid tissueともいう〕が取り上げられるようになった．多くのがん種においてTLSの存在は予後良好の指標となり[1]，そのがん組織は抗腫瘍免疫が活性化していることが多い．そして，TLSの存在が免疫チェックポイント阻害剤（immune checkpoint inhibitor：ICI）を用いたがん免疫治療の効果予測指標となりうることや効果的な免疫治療によってがん組織にTLSが誘導されてくることが報告されるに至り多くの注目を集め，TLSの生物学的機能や分子機序の解明から新たな免疫治療開発をめざした重要な報告がここ最近急激に増加している[2,3]．ここではTLSについて，その基本的構造や構成細胞，また免疫病理について述べる．

1 三次リンパ様構造とは？

リンパ装置は主にリンパ球の産生・教育をする器官である胸腺・骨髄を一次リンパ器官（primary lymphoid organ），主に免疫反応の機能・活動を司る器官を二次リンパ器官（secondary lymphoid organ：SLO）として分類し，二次リンパ器官にはリンパ節・脾臓・パイエル板・粘膜関連リンパ装置等が含まれる．これらリンパ器官が胎生期に発生するのに対して，TLSは慢性炎症，慢性感染症，自己免疫疾患，がん等の慢性持続的炎症を呈する非リンパ組織に後天的に誘導されるリンパ様構造である．TLSの定義は研究者により少し幅があり，またその研究の進行により若干変遷してきているが，現在ではおおむねT細胞とB細胞の集簇よりなるリンパ組織構造とすることが多い．

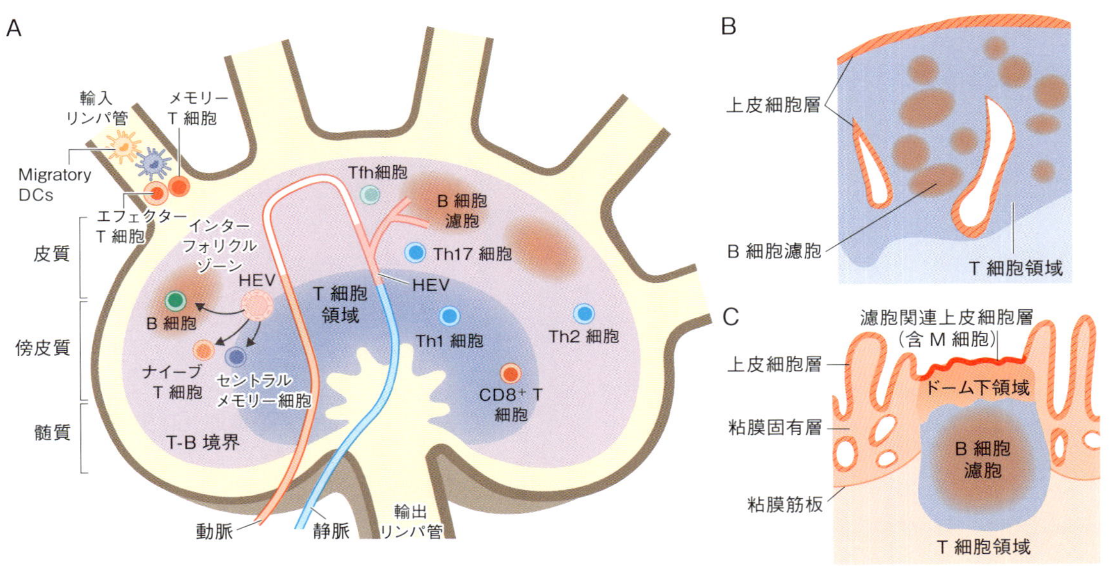

図1　二次リンパ器官（SLO）の組織構築

A）リンパ節の模式図．定常状態のリンパ節を示しており，コンパートメントにわかれて効率的な細胞相互作用を可能とする細胞分布となっている．B）扁桃の模式図．咽頭内の抗原が上皮細胞を通して直下のリンパ装置にもたらされる．C）パイエル板の模式図．消化管内腔の抗原が上皮細胞等を通して，その深部に設置されるリンパ装置にもたらされる．

2 リンパ装置の組織構築

① SLOの組織構築

1）リンパ節

各SLOへどのようなルートで抗原がもたらされるのかを知ると，各SLO器官が何を目的とした免疫防御器官であるのかがわかる．リンパ節では2通りのルートで抗原がもち込まれる，migratory DCによるものとリンパ流によるものである．

第一の抗原流入ルートを担うmigratory DCとは，末梢組織に侵入した外来抗原等を未熟DCが貪食し所属リンパ節に向かって移動してきたものである．この移動中に刺激を受けて成熟し最終的に輸入リンパ管からリンパ節の辺縁洞に入り，そこからリンパ節実質に移動してリンパ球への抗原提示や，抗原をresident DCやB細胞へ譲渡する．リンパ節は表層から深部/門部に向かって，被膜，辺縁洞等のリンパ洞，皮質・傍皮質・髄質にわかれ（**図1A**），皮質にB細胞濾胞があり，傍皮質のT細胞領域には高内皮細静脈（high endothelial venule：HEV）※1が多く分布する．リンパ節実質内は線維芽細胞様細網細胞（fibroblastic reticular cell：FRC）※2により形成されるメッシュ状構造によりlymphatic conduits構造や各細胞の足場が形成されている．血液中を循環するナイーブリンパ球はHEVを通ってリンパ節内に移動し，主にケモカインシステムにより細胞種・サブセットごとに適切な位置に分布し，細胞間の相互作用や抗原提示を受ける．細胞間相互作用が効率的に実施されると思われるような細胞配置も知られており，T細胞サブセットは定常状態では$CD4^+$

※1　高内皮細静脈

high endothelial venule：HEV．形態的に特徴的な丈の高い立方状血管内皮細胞を有するリンパ節等の二次リンパ器官内の後毛細血管静脈で，血流中のリンパ球と相互作用をしてリンパ球が血管外遊走をしてリンパ節内に移動することが可能な特殊な血管．慢性炎症組織にも誘導される．

※2　細網線維芽細胞

fibroblastic reticular cells：FRC．リンパ節の間質細胞の一種で傍皮質に存在し，互いに連結してネットワークを形成してリンパ節の骨組みとなり，リンパ球や樹状細胞の移動の足場や活動空間を提供する．FRCの産生する因子や免疫細胞との相互作用は免疫細胞の運動・活動・生存・恒常性維持などに深く関与する．

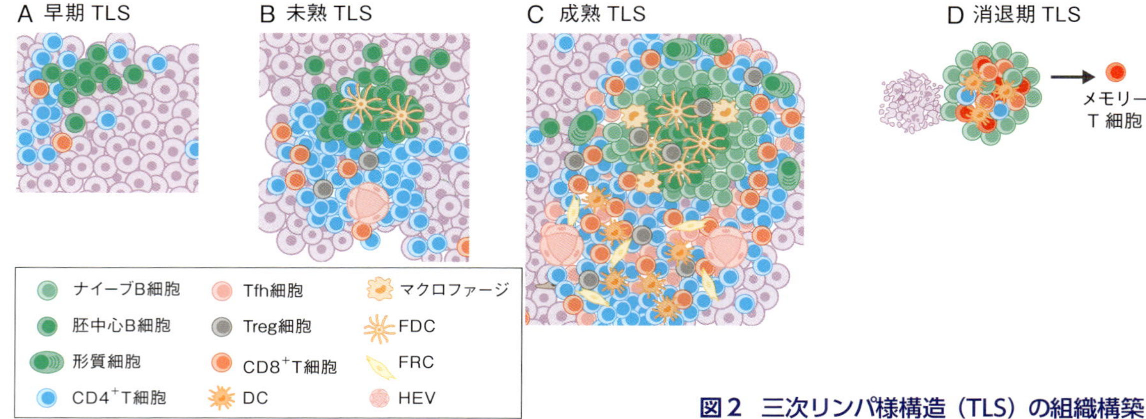

図2　三次リンパ様構造（TLS）の組織構築

follicular T細胞（Tfh）がB細胞濾胞間付近に位置し，Th2，Th17細胞はT細胞/B細胞境界領域（T-B境界），Th1細胞と$CD8^+$ T細胞がT細胞領域深部にそれぞれ主に位置している[4]．

B細胞が集まる濾胞構造は，胚中心とそれを取り巻くマントル部分から構成される．胚中心には増殖する$Ki67^+CD23^+$ B細胞と$CD21^+$濾胞樹状細胞（follicular dendritic cell：FDC）ネットワークが存在し，抗原特異的B細胞反応を制御するTfh細胞や$CD68^+TIM4^+$ tingible body macrophageも存在する．マントル部はIgD^+ナイーブB細胞より構成される．

第二の抗原流入ルートであるリンパ流において，リンパ節はさまざまなサイズの分子・抗原を濾過するフィルターの役割がある．所属領域組織からのリンパ液（間質液）は輸入リンパ管からリンパ節に流れ込み，リンパ節被膜直下の辺縁洞に進み，そこから洞に沿って髄質に流れるとともに，リンパ節内のlymphatic conduits等の微細流路ネットワークを灌流する．その間にリンパ液中の分子はそのサイズごとに異なる経路・機序でDC，マクロファージやその他の細胞等により除去される．またリンパ液内の分子を介して情報伝達も行われ，末梢組織で産生されたケモカイン等がリンパ流を通して所属リンパ節のHEV内腔に提示されることも知られている．

2）リンパ節以外のSLO

SLOの1つである，脾臓におけるリンパ装置は白脾髄にあり，血液中の抗原に対する反応に優れた構造を有しリンパ節やTLSとは構造が異なる．リンパ節は皮膚表面，消化管内腔や呼吸器・尿路等の内腔から侵入する抗原を含めてそこに灌流するリンパ流の領域組織の抗原に対応している．リンパ節の存在に加え，粘膜には管腔内の多量の抗原を処理するために，さらにより直接的な防御装置としてのSLOが設置されており，扁桃，パイエル板，粘膜関連リンパ装置（mucosa-associated lymphoid tissue：MALT）がそれに当たる（図1B，C）．これらは被膜構造や輸入リンパ管構造を欠き，特徴的に粘膜上皮細胞層直下からリンパ装置が形成されていて，消化管や気道内腔の抗原等が上皮細胞を介して扁桃やMALTにもたらされる．MALTとTLSの構造類似性から，TLSは慢性炎症組織（組織破壊を伴う）に発生した持続性で多量の抗原刺激に対して，炎症局所で対応することがその誘導要因の一つであるかもしれない．

② TLSの組織構造（図2）

TLSは早期状態を除いて，T細胞領域・B細胞領域（濾胞）が隣り合い，両者の境界部では両細胞が一部混ざり合いながらそれぞれ分離形成されている．被膜を欠き，HEVを有するリンパ組織であり，前述のリンパ節内構造を一部抜き出したような構造である．TLSのT細胞領域には$CD4^+$ T細胞，$CD8^+$ T細胞が認められ，各ナイーブ，エフェクターメモリー，セントラルメモリー，エフェクター細胞が観察される．Treg細胞も認められる．慢性炎症を引き起こす状況での持続性抗原刺激により，従来の細胞性免疫反応モデルでみら

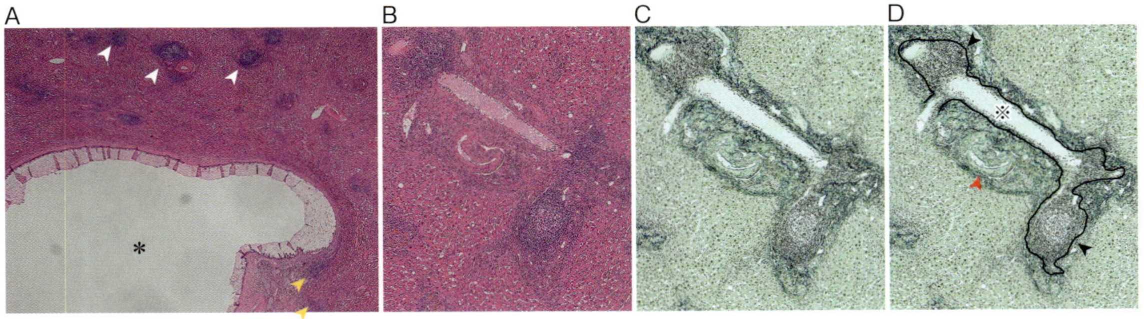

図3　胆管内腫瘍と随伴性胆管炎症に対する三次リンパ様構造（TLS）反応
A）肝内胆管内に形成された粘液産生性腫瘍（intraductal papillary neoplasm of the bile duct）（＊）に対して，その周囲門脈域内にTLS形成が認められ（➤），同時に周囲胆管内に広がる炎症に伴いTLS形成（▷）が認められる．B）～D）後者（▷）の拡大像（BはHE染色，C，Dは弾性線維染色）．Dの中央部島状に肝細胞を欠く領域が門脈域で，内部に実線で囲まれる門脈枝と肝動脈枝（➤）を認める．➤部にTLSがもともと門脈枝内腔だった箇所を埋めるように形成され，現在の門脈枝内腔は※となっている．胆管上皮細胞は炎症で破壊され消失している．

れるＴ細胞とは若干異なり，疲弊（exhausted）Ｔ細胞とよばれるPD-1$^+$の機能低下したＴ細胞が出現する[5)]．これら疲弊Ｔ細胞の一部はTCF1$^+$の幹細胞様メモリーCD8$^+$ Ｔ細胞でTpex（precursors of exhausted T cell）とよばれ，自己複製能とエフェクター細胞分化能を有してICI治療において主要な役割を果たすＴ細胞であることが知られている[5)]．Tpexはがん組織に浸潤するとともにTLS，特にmature TLS（後述）に集積する．

Ｂ細胞は濾胞形成の状態によるが，ナイーブＢ細胞，増殖Ｂ細胞，インターフェロン刺激Ｂ細胞，胚中心関連Ｂ細胞，形質細胞がリンパ節内濾胞と同様に配置される．その他，DC，マクロファージもリンパ節同様に認められる．

リンパ節内HEVは定常状態に比して炎症時には増生し，より多くのＴ細胞浸潤を可能とする．リンパ節内とTLS内のいずれのHEVも，全血中リンパ球との相互作用に寄与するperipheral node addressin〔PNAd；L-selectin ligandの一部の部分的Ｏ結合型糖鎖構造であるGalβ1-4(sulfo-6)GlcNAcβ1-3Galβ1-3GalNAc-〕[6)]を発現する．TLS内のHEVは炎症時リンパ節内HEVに特性が類似するものの，形態的に扁平な未熟HEVから立方状の成熟HEVまで存在し，その細胞起源や誘導・維持・制御の分子機序や関連細胞等がリンパ節内HEVと異なることが示唆されている[7)]．またリンパ節類似の間質細胞が存在することが知られ，Ｔ細胞活性化にCCL19$^+$ FRCの関与が注目されている[8)]．

TLSが非リンパ組織のどこに形成されるのかは不明であるが，粘膜内や静脈の内腔を埋めるように形成されることも知られ（図3）[9)]，静脈腔が残存する場合には血管周囲にTLSが形成されることになる．また静脈侵襲の多い膵がん症例ではintratumoral TLS（後述）形成が少ない傾向にある[9)]．

また臓器種によりTLS形成やその成熟度に違いがあることが報告されている．例えば，卵巣に発生する高悪性度漿液性腺がん（high-grade serous ovarian cancer）は卵管・大網部分に発生する腫瘍と比較してTLS数が少なく成熟度も低いが，TLS形成に重要な間葉系幹細胞（mesenchymal stem cells：MSCs）の形質の違いがその要因の一つと推定されている[10)]．

③ TLSの分類

1）位置による分類

腫瘍組織におけるTLSの存在する位置により，腫瘍内部（中心部），腫瘍内部（辺縁部）あるいは腫瘍周囲（腫瘍外）に位置するものをそれぞれintratumoral TLS，peritumoral TLS，extratumoral TLSとよぶ．位置の違いによるTLSの構造や構成細胞の違いは現在までのところ明確ではないが，臨床病理学的意義は異なっており，例えば膵がんではintratumoral TLSは予後因子となるがperitumoral TLSはならないと報告さ

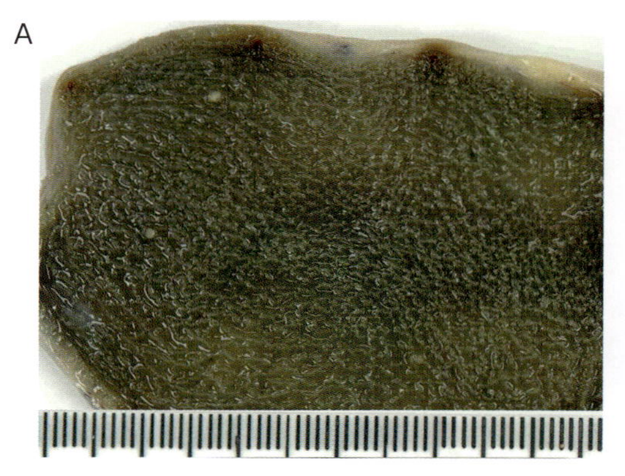

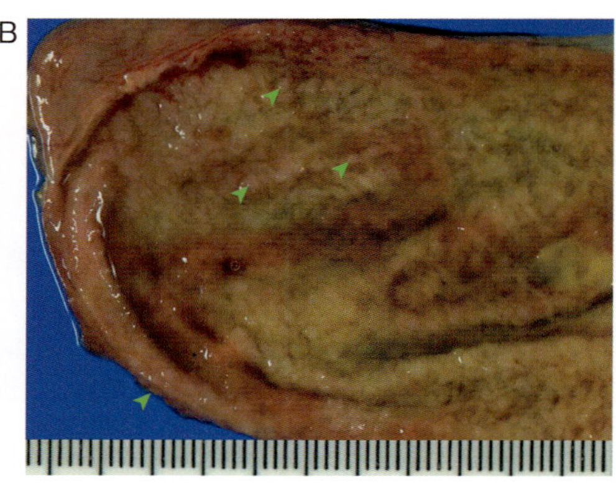

図4 胆嚢粘膜の肉眼像
A）ほぼ健常な胆嚢粘膜のホルマリン固定後の像．微細で整った粘膜所見を呈する．B）濾胞性胆嚢炎の胆嚢粘膜の新鮮像．多数の小粒状隆起（➤）を認める．それら小隆起はTLSに一致する．

れている．しかし，TLSの形成位置と臨床病理学的意義について一定の傾向はまだ得られておらず，臓器やがん種の違い，また個々の研究コホートによっても結果が異なることもあるのが現状である．TLS機能や微小環境の違いに裏付けられた臨床病理学的意義の解明が望まれる．

2) 成熟度（活性度）による分類（図2）

SLOの組織構築との類似性に基づいて非小細胞肺がん・肝細胞がん・大腸がん組織でTLSの3段階のステージが知られており，広く他がん種でも利用されている[11)〜13)]．また，それに加えて最近第4のステージというべき状態が報告された[15)]．

①早期TLS
（early TLS，dense lymphocyte aggregates）

比較的密なリンパ球集簇巣であるがT細胞・B細胞が混合しており，リンパ装置に特徴的なT細胞領域・B細胞領域（濾胞）の分離構造はみられず，FDCも存在しない．TLS形成過程を考慮するとTLSの早期ステージ像として有用であるが，病理組織学的にはがん間質への免疫細胞浸潤とを鑑別する明確な指標がないことは問題である．

②未熟TLS
（immature TLS，primary follicle-like TLS）

T細胞領域・B細胞領域（濾胞）の分離形成が認められ，FDCも存在するが胚中心形成がみられない．

③成熟TLS
〔(fully) mature TLS, secondary follicle-like TLS)〕

②に加えて胚中心が形成され，HEVも多くなる．抗原特異的にB細胞クローン性増殖，体細胞超変異，免疫グロブリンクラススイッチがみられB細胞にAID（activation-induced cytidine deaminase）発現が同定される．T細胞に活性化マーカー発現の増加，$CD8^+$ T細胞・$CD4^+$ T細胞のクローン増殖，Tpex集積がみられる．腫瘍を標的とする$CD8^+$ Tエフェクターメモリー細胞の誘導，腫瘍特異的なメモリーB細胞および抗体産生形質細胞への分化に寄与する[14)]．

④消退期TLS（involuted TLS）

③に加えて，第4のステージともいうべき状態が報告されている．それは効果的なICI治療によりがん細胞の消退した組織におけるTLS像であり，全体に$CD20^+$細胞，$CD3^+$細胞，$CD4^+$細胞，$CD21^+$細胞が減少し，胚中心は消滅する一方，T細胞領域での$CD8^+$ T細胞と成熟DCとの相互作用は保たれ，メモリーT細胞の増加がみられる．肝細胞がん，非小細胞肺がん，メルケル細胞がんで報告されている[15)]．

3 慢性炎症とTLSの密接な関係

TLSは慢性炎症組織でしばしば誘導される．TLS形成は腫瘍等の病変周囲を取り巻き，炎症の波及に沿って広がっていることがしばしば観察される．例えば，肝内の胆管内に形成された粘液産生性腫瘍（intraductal papillary neoplasm of the bile duct）を見ると，腫瘍細胞の進展と内腔の粘液の貯留によって著明に拡張した胆管を取り囲むようにTLSが形成され，腫瘍細胞が進展していなくても胆管内の炎症が波及している部分では門脈域内にTLSが形成されている（図3）．TLSは門脈枝内腔を埋めるように形成され，立体的には門脈枝に沿って網目状に形成されることもある．

濾胞性結膜炎（春季カタル，感染症ほか）や濾胞性胆嚢炎のように，慢性粘膜刺激に対する反応として発達したリンパ濾胞構造が肉眼的に微細結節状所見を呈する特徴を疾患名にしている病変もある（図4）．

おわりに

TLSの生物学を深く理解することは炎症時のリンパ装置機能とその制御を理解することであり，一種の慢性炎症であるがんに対する治療法の開発にもつながる．新しくTLS誘導モデル系が作製されてきており，これからますますTLSの理解が深まることが期待される．

文献

1）Sautès-Fridman C, et al：Nat Rev Cancer, 19：307-325, doi:10.1038/s41568-019-0144-6（2019）
2）Schumacher TN & Thommen DS：Science, 375：eabf9419, doi:10.1126/science.abf9419（2022）
3）Teillaud JL, et al：Nat Rev Cancer, 24：629-646, doi:10.1038/s41568-024-00728-0（2024）
4）Cruz de Casas P, et al：Nat Rev Immunol, 24：358-374, doi:10.1038/s41577-023-00965-8（2024）
5）Gebhardt T, et al：Nat Rev Cancer, 23：780-798, doi:10.1038/s41568-023-00615-0（2023）
6）Yeh JC, et al：Cell, 105：957-969, doi:10.1016/s0092-8674(01)00394-4（2001）
7）Vella G, et al：Cancer Cell, 41：527-545, doi:10.1016/j.ccell.2023.02.002（2023）
8）Onder L, et al：Cell, 188：430-446.e20, doi:10.1016/j.cell.2024.10.042（2025）
9）Hiraoka N, et al：Br J Cancer, 112：1782-1790, doi:10.1038/bjc.2015.145（2015）
10）MacFawn IP, et al：Cancer Cell, 42：1864-1881.e5, doi:10.1016/j.ccell.2024.09.007（2024）
11）Posch F, et al：Oncoimmunology, 7：e1378844, doi:10.1080/2162402X.2017.1378844（2018）
12）Siliņa K, et al：Cancer Res, 78：1308-1320, doi:10.1158/0008-5472.CAN-17-1987（2018）
13）Calderaro J, et al：J Hepatol, 70：58-65, doi:10.1016/j.jhep.2018.09.003（2019）
14）Fridman WH, et al：Immunity, 56：2254-2269, doi:10.1016/j.immuni.2023.08.009（2023）
15）Shu DH, et al：Nat Immunol, 25：2110-2123, doi:10.1038/s41590-024-01992-w（2024）

profile

平岡伸介：慶應義塾大学医学部卒業．米国バーナム研究所糖鎖生物学プログラムに留学し，リンパ球ホーミングとL-セレクチンリガンドを研究する．帰国後，病理医として膵・胆道がん病理診断の傍ら，がん免疫微小環境の研究に従事している．

column　病理医のディープラーニング

私は病理医で，病理診断の目的で外科切除された膵組織を５mm幅で全割・全包埋してすべてのHE染色組織標本を観察しマッピングしている．すでに3,000症例に迫る膵切除標本を見ているので，腫瘍・炎症・非炎症組織にリンパ装置を含めてどのような細胞や組織装置が存在するのか脳裏に刻まれているらしい．教科書に載せている図や写真は極典型的で説明しやすい組織・像であるが，実際の人間の組織はマウス組織とも異なり，この分野もまだまだ未解明な部分が多いと感じる毎日である．近年，空間的トランスクリプトーム解析の進歩により，ますます組織や位置情報を含む研究がさかんになっている．もしその解釈に難儀をする際にはその組織をよく知る病理医に尋ねてみるとよいコメントが出てくるかもしれない．（平岡伸介）

腫瘍微小環境における三次リンパ様構造の意義

Significance of tertiary lymphoid structures in the tumor microenvironment

DOI：10.18958/7721-00001-0001904-00

二宮利文，冨樫庸介

Toshifumi Ninomiya[1)2)] /Yosuke Togashi[2)]：九州大学大学院医学研究院呼吸器内科学分野[1)]/岡山大学学術研究院医歯薬学域腫瘍微小環境学分野[2)]

三次リンパ様構造（TLS）は，細胞性免疫と液性免疫の双方を強力に誘導し，腫瘍微小環境における免疫応答の司令塔として機能する．TLSは腫瘍に直接曝露することで，環境に適応した迅速かつ持続的な免疫応答を引き起こすことが可能であり，二次リンパ組織とは異なる特徴をもつ．TLS内部では，濾胞性ヘルパーT細胞（Tfh細胞）とB細胞が相互作用を通して活性化し，多様な役割を果たして抗腫瘍応答に貢献する．TLSは免疫チェックポイント阻害薬への感受性や予後の改善との関連が示されており，治療効果予測や患者の治療選択に用いるバイオマーカーや治療標的としての役割が期待されている．

キーワード　濾胞性ヘルパーT細胞（Tfh細胞），B細胞，CXCL13，マクロファージ，がん免疫療法

はじめに

2014年に本邦初となる免疫チェックポイント阻害薬（immune checkpoint inhibitor：ICI）が悪性黒色腫に対して承認され，悪性腫瘍に対する治療法は大きな転換期を迎えた．既存治療と比較しての有効性が証明され[1)～3)]，がん免疫療法は従来の治療法（がん薬物療法，放射線治療，外科的治療）と並び，標準治療の一部として位置づけられた．また，2019年には血液がん領域でキメラ抗原受容体（chimeric antigen receptor：CAR）遺伝子導入T細胞輸注療法（CAR-T細胞療法）が承認されるなど，さまざまなアプローチによって高い抗腫瘍効果をめざしたがん免疫療法が実施されている．しかし，固形がんに対するICI単剤での奏効率は約20～30％程度と報告される[1)～3)]など，治療の効果をすべての患者が享受できているわけではなく，さらなる課題の克服が求められている．

がん免疫の理解は直接的な抗腫瘍応答を担うCD8$^+$ T細胞を中心に進められ，「がん免疫サイクル」として約10年前にまとめられた[4)]．そのなかには所属リンパ節でのプライミングの重要性が記載されているが，腫瘍内部もしくは近傍に形成される三次リンパ様構造（tertiary lymphoid structures：TLS）も最近注目され[5)]，その構成にかかわるさまざまな免疫細胞の働きも注目を浴びるようになった．TLSは，構成する免疫細胞が複雑に相互作用する場であり，その詳細な理解は新たな治療戦略の基盤となる可能性を秘めている．本稿では，腫瘍微小環境におけるTLSの意義および構成する免疫細胞がもつ役割，臨床的な意義について，最新の知見を含めて論じる．

1 TLSの機能とその特徴

TLSはがんや感染症による慢性的な炎症が存在する非リンパ組織内に形成される構造であり，多数のT細胞やB細胞，形質細胞，樹状細胞，濾胞樹状細胞などから構成される[6)～8)]．TLSの重要な役割の1つに，抗原提示の促進を通したT細胞プライミングの場としての機能があげられる．特に樹状細胞は周囲に豊富に存在するがん抗原を取り込み，主要組織適合性複合体（major histocompatibility complex：MHC）[※1]クラスI分子を介して，CD8$^+$ T細胞に提示（クロスプレゼンテーション）することで，腫瘍特異的なエフェクターT細胞を活性化および増殖させ，直接的な抗腫瘍効果

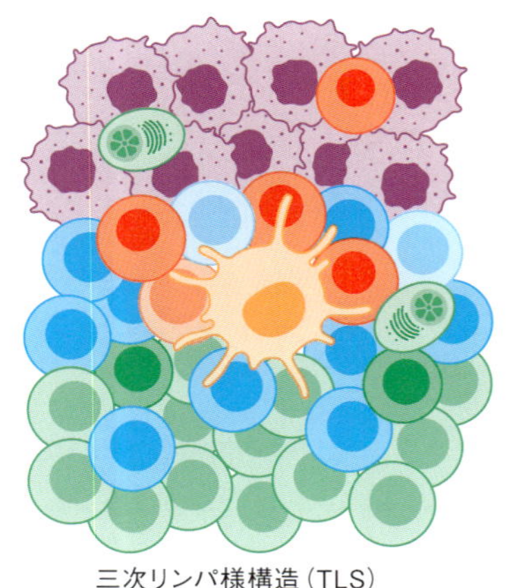

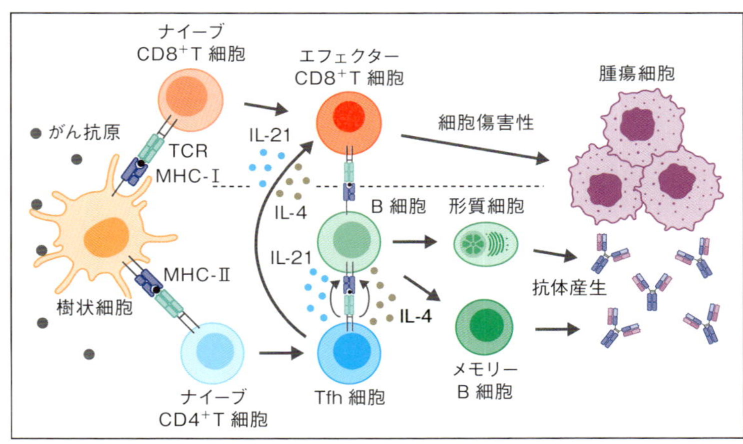

図1 TLSの機能

TLSでの免疫応答は，周囲に存在する豊富ながん抗原を取り込んだ抗原提示細胞（樹状細胞）がナイーブT細胞に抗原を提示することで惹起される．TLSは内部でのリンパ球の分化や相互作用を経て，エフェクターCD8$^+$ T細胞による細胞性免疫応答（上段）と，成熟したB細胞による抗体産生を介した液性免疫応答（下段）の双方を誘導して，強力な抗腫瘍効果を発揮する．TCR：T cell receptor（T細胞受容体）．

を発揮させる．また一部の樹状細胞はMHCクラスⅡ分子を介して，CD4$^+$ T細胞に抗原提示を行い，そのサブセットの1つである濾胞性ヘルパーT細胞（Tfh細胞）を活性化することで，胚中心におけるB細胞の分化，高親和性の抗体産生を促進する[5]．このようにTLSは細胞性免疫応答と液性免疫応答の双方を誘導・増強し，がん局所における免疫応答の「司令塔」として機能する（図1）．TLSの最大の特徴は，その構造が腫瘍内部またはその近傍に存在することであり，①プライミングから細胞傷害までのプロセスを迅速に実行可能である，②局所的なニッチの形成により強力な免疫応答が促進される，③がん組織環境に直接曝されることで免疫応答が最適化される，④反復的な抗原提示細胞との作用によりエフェクター細胞の長期生存が期待される，といった利点があげられ，リンパ節や脾臓などの二次リンパ組織のもつ機能と明確に区別される[7]．

> **※1　主要組織適合性複合体**
> MHC：major histocompatibility complex．細胞内のタンパク質の断片，ペプチドを細胞表面に提示する糖タンパク質で，免疫系細胞が自己と非自己の識別に利用する．すべての有核細胞で発現するMHCクラスⅠと抗原提示細胞で主に発現するMHCクラスⅡの2種類が存在する．

2 TLS形成にかかわる新たな知見

TLSの形成には，ナイーブT細胞やB細胞を動員するケモカインであるCXCL13，CCL19，CCL21が重要な役割を果たしている[7)8]．特にCXCL13は，Tfh細胞やB細胞がその受容体であるCXCR5を発現していることから，TLS形成との深い関係が示唆されている[9)10]．腫瘍内部に存在する抗腫瘍活性を有したPD-1$^+$CD8$^+$T細胞やTfh細胞など，一部のT細胞サブセットがCXCL13を産生することが明らかとなっており，これらCXCL13を産生するT細胞の存在量が，TLSの形成やICIに対する反応性の向上に寄与することが報告されている[9)10]．われわれもシングルセルシークエンスとマウスモデルを用いた解析により，抗腫瘍活性を有する一方で“疲弊”とよばれる機能不全状態に陥っているCD8$^+$T細胞がCXCL13を高発現しており，Tfh細胞の高い活性を誘導する役割ももつことを示した（図2）[11]．さらにCXCL13高発現のCD8$^+$T細胞の空間解析も行っており，TLSとの関係性を見出している（未発表データ）．CXCL13は局所がん免疫サイクルの重要な構成要素であり，その産生の制御や治療予測のバイオマーカーとしての活用を目的とした研究開発が進められている．

われわれは免疫染色を用いて，非小細胞肺がん由来

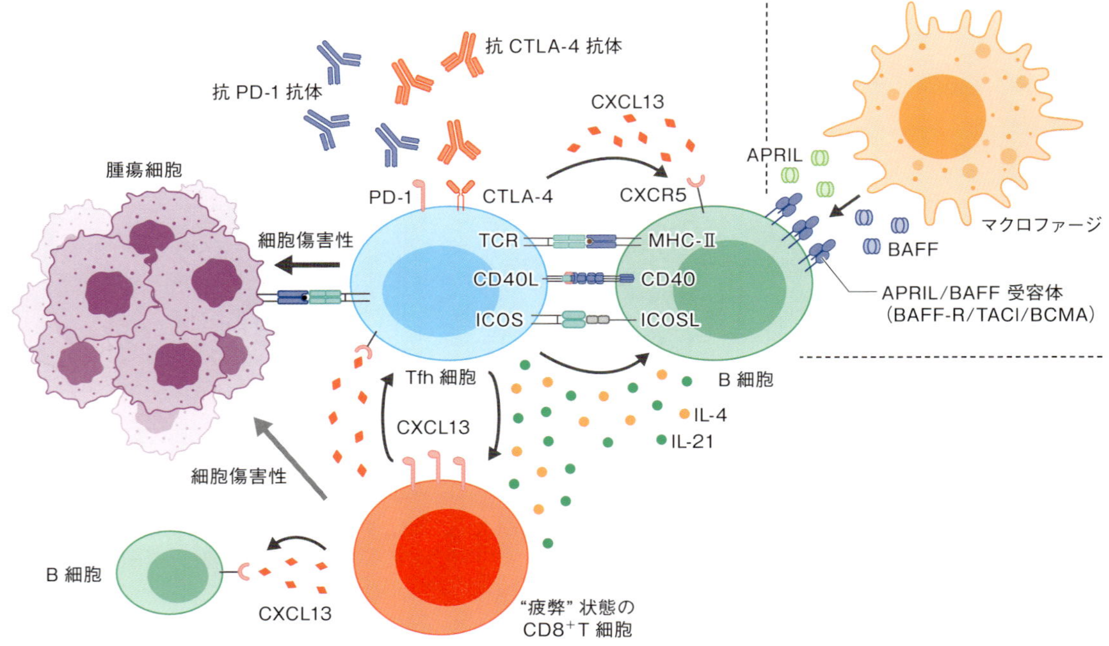

図2　TLS形成にかかわる新たな知見とTfh細胞の役割

われわれは，"疲弊"とよばれる機能不全状態のCD8+ T細胞がCXCL13を産生し，Tfh細胞の活性化を誘導することを示した．さらに，頭蓋内の腫瘍微小環境において，豊富に存在するマクロファージが産生するAPRILやBAFFがB細胞の活性化に重要であることを明らかにした．これらの経路は，TLSの形成に関与している可能性がある．Tfh細胞は腫瘍微小環境においてB細胞の活性化だけではなく，IL-21などを介したエフェクターCD8+ T細胞の活性化維持を担うことやMHCクラスⅡを発現した腫瘍細胞に対する直接的な細胞傷害性をもつことが明らかとなっている．これらの機能はTfh細胞上に発現するPD-1やCTLA-4の阻害により，さらに増強されると考えられる．

の転移性脳腫瘍において，TLSが形成されることを明らかにした[12]．頭蓋内は血液脳関門の存在により，免疫細胞の浸潤が起こりにくい特殊な環境である[13]．しかし，マウスモデルの解析に基づき，われわれは頭蓋内に豊富に存在するマクロファージがAPRIL（a proliferation-inducing ligand）やBAFF（B cell-activating factor belonging to the TNF family）といったB細胞活性化因子※2を産生し，TLSを誘導する可能性を提唱した（図2）[12]．これらを阻害することで，抗PD-1抗体や抗CTLA-4抗体の効果が減弱したことからもその重要性が示唆されている[12]．TLS形成においてマクロファージが担う役割はこれまで十分に議論はされておらず，解明に向けたさらなる研究が必要である．

※2　B細胞活性化因子

B細胞上の受容体に結合することで分化と増殖を誘導するタンパク質．代表的な因子であるAPRILやBAFFは主に骨髄球系細胞から産生される．リウマチなどの自己免疫疾患ではこれらのタンパク質の異常発現が病態に関与することが示されている．

3 B細胞の役割

未熟なB細胞はTLS内部の胚中心において，Tfh細胞や濾胞樹状細胞との相互作用およびクローン増殖，体細胞変異，クラススイッチといったプロセスを経て，最終的に大量に抗体を産生する形質細胞へと分化する[6)7)]．TLS由来の形質細胞は，CXCL12を産生する線維芽細胞の誘導などを受けて腫瘍巣へと移動し，がん抗原を標的とした抗体（IgGまたはIgA）を産生する[14]．産生された抗体は，①がん細胞表面に結合し，シグナル伝達を介してアポトーシス（細胞死）を誘導する直接的な細胞傷害作用，②マクロファージやナチュラルキラー細胞（NK細胞）による抗体依存性細胞傷害（antibody-dependent cellular cytotoxicity：ADCC）活性や抗体依存性細胞貪食（antibody-dependent cell mediated phagocytosis：ADCP）活性，③補体の活性化による補体依存性細胞傷害（complement-dependent cytotoxicity：CDC）活性，などの機序で腫瘍細胞の除去を促進する[8]．また一部のB細胞は寿命の長いメモリーB細胞へと分化し，抗体の産生だけではなく，T細胞に対してがん抗原の提示を継続的に行い，腫瘍特異的な免疫応答を維持する[8]．このような腫瘍特異的なB細胞はTfh細胞を腫瘍特異的にプライミングする役割も担っており，局所がん免疫における重要性が認識されてきている[15]．

一方で抑制性サイトカインであるIL-10やTGF-βを特徴的に産生し，免疫抑制性に作用する制御性B細胞（Breg細胞）のTLS内での存在も指摘されている[8]．Breg細胞は自身のPD-L1の発現やTGF-βを介した制御性T細胞（Treg細胞）の活性化によって腫瘍の増悪へ関与することが示唆されている[16]．

特定のB細胞サブセットががん免疫療法に与える影響については，まだ十分な報告がされてはいない．しかし，B細胞全体の浸潤量が，TLSの存在やICIに対する反応の改善と関連していることが悪性黒色腫や乳がんなどのがん種ですでに実証されており[17]，腫瘍内TLSとして組織化されたB細胞応答の充実が良好な臨床経過と関連する証拠が増えてきている．

4 Tfh細胞の役割

Tfh細胞はB細胞のサポート以外にも多くの役割を果たして，抗腫瘍免疫に貢献することが明らかとなってきている（**金関の稿**）．Tfh細胞はIL-21やIL-4などのサイトカインを産生する特徴があり[18]，特に活性化したTfh細胞が大量に産生するIL-21は，腫瘍特異的な$CD8^+$ T細胞の活性の誘導やその維持に重要であることが示されている[15][19]．実際にわれわれはTfh細胞をノックアウトしたマウスでの抗PD-1抗体の効果の減弱を報告し，さらにTfh様の細胞がMHCクラスⅡを発現した腫瘍細胞に対して，直接的な細胞傷害性を発揮することも示している[11]．

また，マウスモデルを用いて，抗PD-1抗体と抗CTLA-4抗体の併用が，CTLA-4を高発現するTfh細胞の高度な活性化を引き金に，頭蓋内腫瘍に対して顕著な腫瘍縮小効果を発揮することを明らかにした[12]．さらに，Tfh細胞をノックアウトしたマウスでは，これらの抗体の併用による$CD8^+$ T細胞の活性や抗腫瘍効果の増強がほとんどみられなかったことから，Tfh細胞が腫瘍微小環境において重要な役割を果たしていることが示唆される（**図2**）[12]．

抗PD-1抗体や抗CTLA-4抗体によるTfh細胞の浸潤の増加は悪性黒色腫など多くのがん種で報告されており，治療に反応した患者ではTfh細胞がより多く存在することが明らかとなっている[20]．これらの知見は，Tfh細胞がICIの主要な標的となることを示しており，治療予測のモニタリングにも利用できる可能性を示唆している．

5 TLSの臨床的な意義

TLSは悪性黒色腫や非小細胞肺がん，乳がんなどの多くの固形がんで形成されることがすでに報告されている[6]．TLSの存在はICIに対する感受性や予後の改善と関連することも多く示されており，治療予測のバイオマーカーとしての役割が期待されている（**林らの稿**）[6]．注目すべき点として，軟部組織肉腫のようにもともとICIへの抵抗性が高いがん種においても，TLSを有する患者では，ICIによる抗腫瘍効果が得られていることがあげられる[21]．このことから，特にICI抵抗性の高いがん種については，TLSをICI治療の対象とすべき患者の層別化に用いるメリットが大きいと思われる．また外科的切除をされた検体の内部にTLSが存在した症例では，再発時にICIへの反応性が良好であったことが報告されており[22]，このような症例ではICIを含む術後化学療法を積極的に導入すべきかもしれない．非小細胞肺がんの術後再発に対する抗PD-1抗体治療に関して，リンパ節郭清（外科的切除の際，がんの周囲のリンパ節も取り除くこと）による治療反応性の低下が報告されているが[23]，TLSはプライミングなどを介して，所属リンパ節の代替機能を果たしている可能性もあるとされている．さらにTLSと一部の分子標的薬に対する反応性の関連も指摘されている．ヒト上皮成長因子受容体2（human epidermal growth factor receptor 2：HER2）陽性乳がんに対するHER2阻害薬（trastuzumab）の奏効例の多くでTLSを伴うことが報告されており，マクロファージなどによるADCC活性の関与が指摘されている[24]．

一方でTLSの形成によって，腫瘍以外の組織部位における自己反応性T細胞およびB細胞応答が増強される可能性にも留意をしなければならない．多くの自己免疫疾患ではTLSが形成され，炎症の悪化に寄与することがわかっており，TLSの働きを高める治療戦略は，同様の免疫関連有害事象を誘発するリスクを伴う可能性がある（**塚本の稿**）[7]．これらの直接的な関連を示したデータは限られているが，抗PD-1抗体使用後の自己免疫性筋炎発症とTLS形成の関連性が報告をされている[25]．

6 成熟したTLSの重要性

近年では，TLSが機能を発揮するには単にリンパ球や抗原提示細胞が集簇するだけでなく，胚中心や免疫細胞の移動経路となる高内皮細静脈（high endothelial venule：HEV）の形成など，リンパ節に近い構造へ成熟することの重要性が注目されている．組織構造が不十分な未成熟TLSでは，相互作用の少なさから，T細胞の活性が低く抑えられるとともに，B細胞が阻害因子を産生して，免疫応答を負に制御する可能性が示唆されている[26]．一方で成熟したTLSは腫瘍特異的なT細胞とB細胞の豊富な浸潤が特徴であり[12]，腫瘍細胞のPD-L1の発現に依存せず，抗PD-1抗体や抗PD-L1抗体による治療効果を改善することが報告されている[27]．また，ICIや血管新生阻害薬といった治療薬が，TLSの形成や成熟を促進的に制御する可能性が指摘されている．特に，抗PD-1抗体によるPD-1/PD-L1経路のブロックや抗CTLA-4抗体によるTreg細胞の抑制が，CD8$^+$ T細胞やTfh細胞の活性化を通じてTLSの形成に寄与すると考えられている[8]．さらに抗PD-1抗体と抗CTLA-4抗体の併用は，単剤療法と比較して腫瘍内部およびその近傍においてB細胞や形質細胞の集簇を促進し，明確なT細胞/B細胞領域の形成を誘導することが，マウスモデルを用いた複数の研究で報告されている[12][28]．このことは，複合的な治療アプローチがTLSの形成や成熟をより一層促進させる可能性を示唆している．

抗血管内皮増殖因子（vascular endothelial growth factor：VEGF）阻害薬は腫瘍血管の正常化やHEVの生成を促すことで，TLSの形成と成熟を促し，抗PD-L1抗体との併用で強力な抗腫瘍活性を誘導することが報告されている[29]．またHEVは抗CTLA-4抗体によっても誘導される可能性があり，抗CTLA-4抗体を含んだ治療戦略が奏効する機序の1つと考えられている[30]．VEGF受容体は，主に血管内皮細胞で発現するVEGFR1およびVEGFR2，ならびにリンパ管内皮細胞で発現するVEGFR3から構成される．このうちVEGFR3経路はリンパ管の新生や維持に関与し，がんのリンパ行性転移に関与するとされている[31]．Fruquintinibやlenvatinibといった VEGFR3経路を含む抗VEGF阻害薬も臨床で使用されているが，VEGFR3経路の阻害が

column 学会はTLSみたいなもの

私の大学院での研究は，抗PD-1抗体と抗CTLA-4抗体の併用が奏効する転移性脳腫瘍症例からはじまった．そして，その併用効果にTfh細胞やB細胞などの関与が重要であることを明らかにした．この研究過程ではラッキーな経験があった．データの取得にノックアウトマウスの作製が必要になりそうで，諸々1年以上かかるかも……とか思っていたら，たまたま学会で出会った先生が標的にしていた分子を阻害できる技術をお持ちで，研究を迅速に進めることができたのだ．「学会での研究者同士の相互作用」が，まさに「TLSでの免疫細胞同士の相互作用」同様に，とても重要であることを実感した．研究の遂行にあたり，貴重なご助言とご協力を賜りました岡山大学の曲正樹先生，宮本愛先生，二見淳一郎先生に心より感謝申し上げます．
（二宮利文）

リンパ管新生や免疫細胞の浸潤を抑制し，免疫療法に対する感受性を低下させることが報告されている[32]．抗VEGF阻害薬とTLSや臨床経過の関連については，各受容体の役割をさらに検証する必要がある．

おわりに

TLSを中心とした局所がん免疫サイクルは，浸潤した免疫細胞の多様な相互作用や腫瘍環境への直接的な曝露を通じて，自律的かつ強力な抗腫瘍応答を誘導する．このサイクルは，ICIなどの外的アプローチにより，さらに強化される可能性を秘めている．また，細胞療法などにケモカインを搭載するなどしてTLS誘導をはかるようなアプローチも存在する[33]．一方で，Tfh細胞やB細胞を標的とした治療戦略においては，従来にはみられなかった免疫関連有害事象の発生リスクが懸念されている．そのため，腫瘍微小環境をより詳細に解明し，局所がん免疫サイクルを精密に制御するための手がかりを得ることが，基礎研究およびトランスレーショナルリサーチにおける重要な課題であり続けている．

文献

1）Hodi FS, et al：N Engl J Med, 363：711-723, doi:10.1056/NEJMoa1003466（2010）
2）Topalian SL, et al：N Engl J Med, 366：2443-2454, doi:10.1056/NEJMoa1200690（2012）
3）Brahmer JR, et al：N Engl J Med, 366：2455-2465, doi:10.1056/NEJMoa1200694（2012）
4）Chen DS & Mellman I：Immunity, 39：1-10, doi:10.1016/j.immuni.2013.07.012（2013）
5）Mellman I, et al：Immunity, 56：2188-2205, doi:10.1016/j.immuni.2023.09.011（2023）
6）Dieu-Nosjean MC, et al：Immunol Rev, 271：260-275, doi:10.1111/imr.12405（2016）
7）Schumacher TN & Thommen DS：Science, 375：eabf9419, doi:10.1126/science.abf9419（2022）
8）Fridman WH, et al：Nat Rev Clin Oncol, 19：441-457, doi:10.1038/s41571-022-00619-z（2022）
9）Thommen DS, et al：Nat Med, 24：994-1004, doi:10.1038/s41591-018-0057-z（2018）
10）Gu-Trantien C, et al：JCI Insight, 2：e91487, doi:10.1172/jci.insight.91487（2017）
11）Zhou W, et al：Cell Rep, 43：113797, doi:10.1016/j.celrep.2024.113797（2024）
12）Ninomiya T, et al：Cancer Res, doi:10.1158/0008-5472.CAN-24-2274（2025）
13）Arvanitis CD, et al：Nat Rev Cancer, 20：26-41, doi:10.1038/s41568-019-0205-x（2020）
14）Meylan M, et al：Immunity, 55：527-541.e5, doi:10.1016/j.immuni.2022.02.001（2022）
15）Cui C, et al：Cell, 184：6101-6118.e13, doi:10.1016/j.cell.2021.11.007（2021）
16）Michaud D, et al：Immunol Rev, 299：74-92, doi:10.1111/imr.12939（2021）
17）Flippot R, et al：J Immunother Cancer, 12：e008636, doi:10.1136/jitc-2023-008636（2024）
18）Vinuesa CG, et al：Annu Rev Immunol, 34：335-368, doi:10.1146/annurev-immunol-041015-055605（2016）
19）Zander R, et al：Immunity, 55：475-493.e5, doi:10.1016/j.immuni.2022.01.018（2022）
20）Gutiérrez-Melo N & Baumjohann D：Trends Cancer, 9：309-325, doi:10.1016/j.trecan.2022.12.007（2023）
21）Italiano A, et al：Nat Med, 28：1199-1206, doi:10.1038/s41591-022-01821-3（2022）
22）Hayashi Y, et al：Br J Cancer, 128：2175-2185, doi:10.1038/s41416-023-02235-9（2023）
23）Deng H, et al：Int J Surg, 110：238-252, doi:10.1097/JS9.0000000000000774（2024）
24）Lee HJ, et al：Am J Clin Pathol, 144：278-288, doi:10.1309/AJCPIXUYDVZ0RZ3G（2015）
25）Matsubara S, et al：J Immunother Cancer, 7：256, doi:10.1186/s40425-019-0736-4（2019）
26）Bruno TC：Nature, 577：474-476, doi:10.1038/d41586-019-03943-0（2020）
27）Vanhersecke L, et al：Nat Cancer, 2：794-802, doi:10.1038/s43018-021-00232-6（2021）
28）Rodriguez AB, et al：Cell Rep, 36：109422, doi:10.1016/j.celrep.2021.109422（2021）
29）Allen E, et al：Sci Transl Med, 9：eaak9679, doi:10.1126/scitranslmed.aak9679（2017）
30）Asrir A, et al：Cancer Cell, 40：318-334.e9, doi:10.1016/j.ccell.2022.01.002（2022）
31）Apte RS, et al：Cell, 176：1248-1264, doi:10.1016/j.cell.2019.01.021（2019）
32）Fankhauser M, et al：Sci Transl Med, 9：eaal4712, doi:10.1126/scitranslmed.aal4712（2017）
33）Adachi K, et al：Nat Biotechnol, 36：346-351, doi:10.1038/nbt.4086（2018）

profile

二宮利文：2017年九州大学医学部卒業，'22年〜'25年岡山大学学術研究院医歯薬学域腫瘍微小環境学分野に国内留学，'25年4月より現職（九州大学病院がんセンター助教）．呼吸器悪性疾患の腫瘍微小環境の解明をめざした研究に取り組んでいる．

がん局所におけるCD4$^+$T細胞免疫監視とMHCクラスⅡ抗原

CD4$^+$T cell immune surveillance and MHC class Ⅱ antigens in the tumor microenvironment

DOI：10.18958/7721-00001-0001905-00

金関貴幸

Takayuki Kanaseki：札幌医科大学病理学第一講座

がん免疫サイクルがアップデートされ，がん局所の腫瘍微小環境（TME）で免疫細胞が担う役割の理解がすすんだ．がん局所の免疫応答は必ずしも抑制性とは限らず，むしろ局所サブサイクルを生み出し，抗がん免疫効果を促進している場合もある．CD8$^+$T細胞を中心に研究が進んできたが，近年はMHC-Ⅱがん抗原を認識する腫瘍反応性CD4$^+$T細胞が機能的多様性を示すエフェクター細胞として認識されつつある．抗原提示細胞とのインタラクションに加えて局所サイクルにおける三次リンパ様構造（TLS）の重要性もわかってきた．本稿では固形がん局所におけるCD4$^+$T細胞免疫監視に焦点をあてて最近の進歩を解説する．

キーワード　エフェクターCD4$^+$T細胞，MHCクラスⅡ，ネオ抗原，TLS，CXCL13

はじめに

ナイーブなCD4$^+$T細胞はMHC-Ⅱ提示抗原を認識して活性化し，免疫応答の異なるさまざまなサブセットに分化する．CD4$^+$T細胞は，免疫抑制性に働くのみならず，がん排除にも働く．エフェクターCD4$^+$T細胞の腫瘍浸潤がヒト固形がん排除に必要であり，治療効果の予測因子になりうることがわかってきた[1]．そのためがん局所におけるCD4$^+$T細胞のエフェクター機能と役割が注目されている．

1 抗がんエフェクター細胞としてのCD4$^+$T細胞

CD4$^+$T細胞はがん局所でも細胞傷害性CD8$^+$T細胞（cytotoxic T lymphocyte：CTL）をヘルプし間接的にエフェクター機能を発揮する．具体的にはTh1型CD4$^+$T細胞がマクロファージ上に提示されたMHC-Ⅱ抗原を認識し，IFN-γとIL-2分泌を介して，CD8$^+$T細胞の反応増強あるいは維持に貢献する．また樹状細胞（dendritic cells：DC）やCD8$^+$CTLと三位一体となりがん局所でもCD8$^+$T細胞を再プログラミングする[2]．多くの固形がん細胞はMHC-Ⅱ発現に乏しいためCD4$^+$T細胞は固形がんを直接認識することができない．しかしCD4$^+$T細胞は腫瘍に浸潤するマクロファージなどのMHC-Ⅱ陽性抗原提示細胞を介して「間接的に」抗がんエフェクター効果を発揮することもできる（**図1**）．この間接的な抗がんエフェクト効果には，マクロファージからの誘導性一酸化窒素合成酵素（iNOS）を介した細胞毒性効果，分泌サイトカイン（IFN-γとTNF-α）によるがん細胞の老化，および腫瘍血管系の破壊，といった抗がんメカニズムが含まれる[3]．実際，メラノーマ患者では腫瘍反応性CD4$^+$T細胞の頻度が生存および，腫瘍内マクロファージや，CD8$^+$T細胞，B細胞の活性化と相関していた[4]．マクロファージが直接のエフェクターになるので，カスケードを開始さえできれば，たとえCD4$^+$T細胞自体は少数であっても効果的に抗がん効果を発揮できる．この間接的なメカニズムはCD8$^+$T細胞を媒介しないので，MHC-Ⅰロスにより免疫逃避を目論むがん細胞を牽制できる可能性もある[5]．

一方で，腫瘍浸潤CD4$^+$T細胞（tumor infiltrating lymphocyte：TIL）は，CD8$^+$CTLのように，MHC-Ⅱを発現する腫瘍細胞を認識し直接攻撃できることもわ

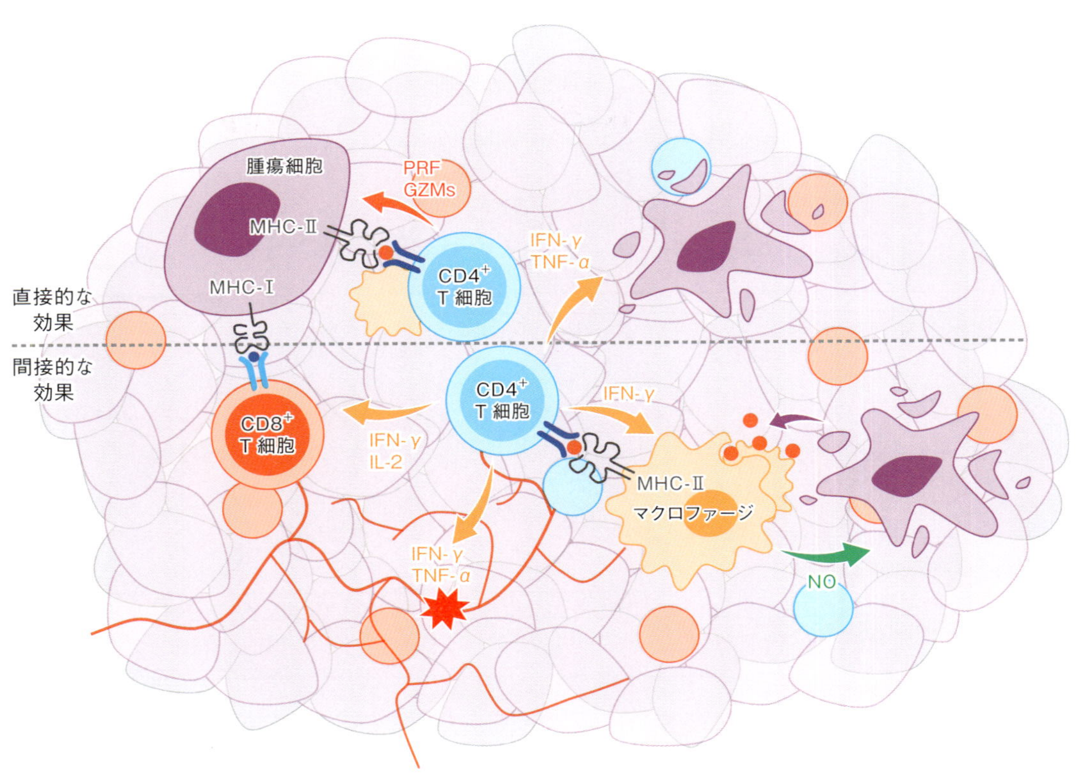

図1　がん局所におけるCD4⁺T細胞のエフェクターメカニズム

（上段）直接的な抗がん効果．がん細胞表面にMHC-Ⅱ発現がある場合はCD4⁺T細胞がT細胞受容体（T cell receptor：TCR）でがん抗原を認識し，CD4⁺CTLとして働き，グランザイム（GZMS）およびパーフォリン（PRF）分泌を介し標的細胞を攻撃する．（下段）間接的な抗がん効果．腫瘍間質細胞のうち特にマクロファージはアポトーシスしたがん細胞を取り込みMHC-Ⅱ上にがん抗原を提示する．抗原を認識したCD4⁺T細胞がIFN-γなど炎症性サイトカインを分泌しエフェクター細胞として働く．左からCD8⁺CTLの活性化，腫瘍血管ネットワークの破壊，活性化したマクロファージによるiNOSを介した一酸化窒素（NO）の産生（DTH型の反応），IFN-γとTNF-α分泌によるがん細胞増殖停止（老化促進）．

かった（直接的な抗がんエフェクター効果）．MHC-Ⅱ陽性が多い血球系腫瘍（リンパ腫）のみならず，固形がん組織からも細胞傷害性エフェクター分子を発現するCD4⁺T細胞（CD4⁺CTL）サブセットが同定された[6)～8)]．CD4⁺CTLサブセットの検出にはグランザイム（GZMA，GZMB，GZMH，GZMK）およびパーフォリン（PRF1）などの細胞傷害性顆粒関連の遺伝子発現が指標となるが，Fas-FasL経路も使用されるようである[9)]．CD4⁺CTLのがん局所浸潤は患者予後あるいは免疫チェックポイント阻害（immune checkpoint blockade：ICB）効果と相関しており，その臨床的意義を示唆している．ただし，CD4⁺CTLの標的は必ずしもがん細胞とは限らない点にも留意したい．マウスモデル実験ではMHC-Ⅱネオ抗原を提示したcDC1を攻撃し抗がん効果を妨げうるLILRB4⁺のCD4⁺CTL集団も報告されている[10)]．

2　CD4⁺TILの抗原特異性

エフェクター機能とともに，CD4⁺TILが認識するMHC-Ⅱ抗原レパートリーも解明されつつある．抗原を特定できれば，症例に見合った標的を提供でき，治療応用にもつながる．局所に浸潤するCD4⁺TILには，抗がん効果とはおそらく無関係のバイスタンダー細胞※も少なからず含まれているが，腫瘍反応性CD4⁺TILも確実に存在しており，初期の解析からCD4⁺TILの

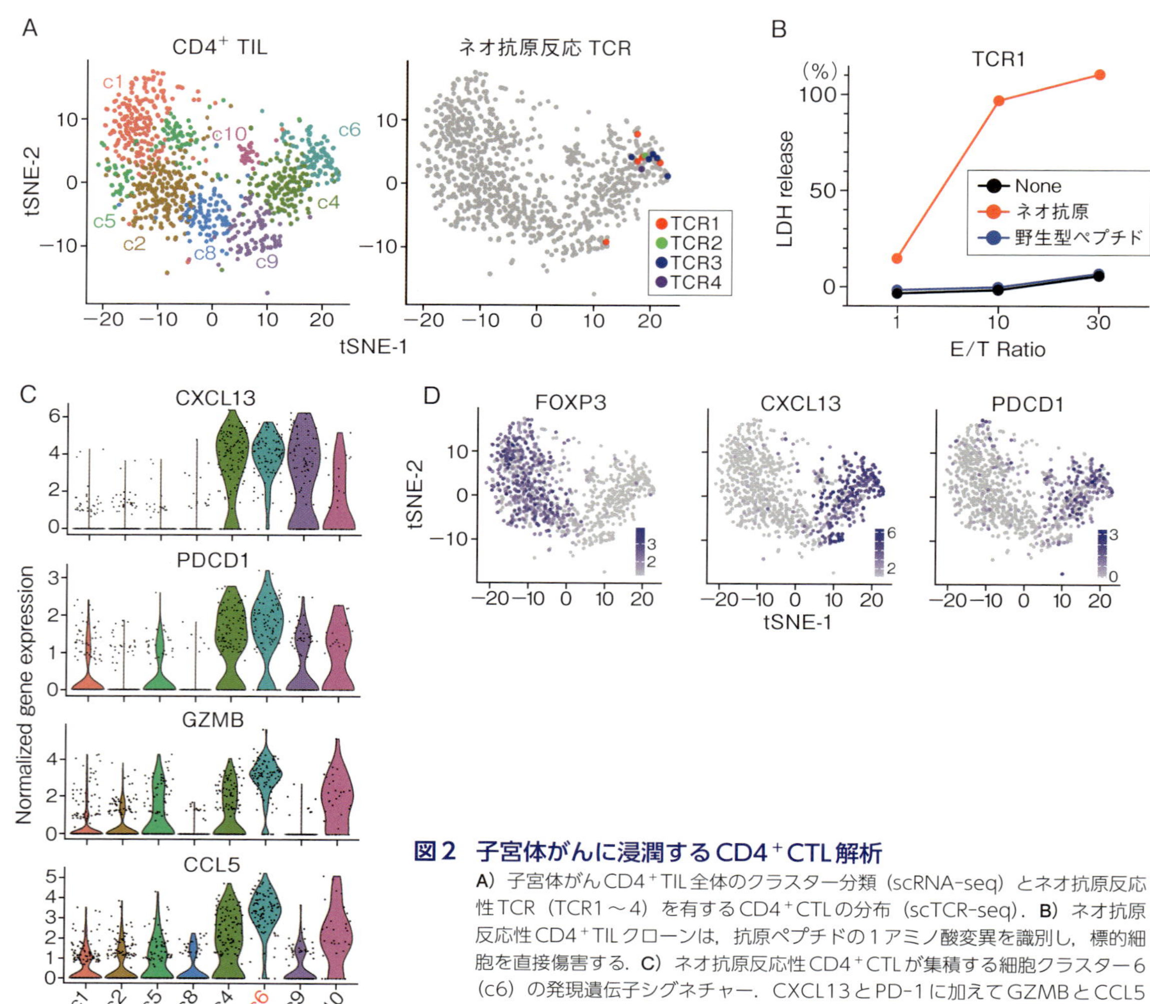

図2　子宮体がんに浸潤するCD4⁺CTL解析

A）子宮体がんCD4⁺TIL全体のクラスター分類（scRNA-seq）とネオ抗原反応性TCR（TCR1～4）を有するCD4⁺CTLの分布（scTCR-seq）．B）ネオ抗原反応性CD4⁺TILクローンは，抗原ペプチドの1アミノ酸変異を識別し，標的細胞を直接傷害する．C）ネオ抗原反応性CD4⁺CTLが集積する細胞クラスター6（c6）の発現遺伝子シグネチャー．CXCL13とPD-1に加えてGZMBとCCL5を高発現している．D）FOXP3⁺細胞とPD-1⁺CXCL13⁺細胞はほとんど重複せず二極化している．（文献16より引用）

一部はネオ抗原を認識することがわかっている[11]．体細胞変異に由来するネオ抗原は，正常組織には遺伝子レベルで存在しないため，従来型の腫瘍関連抗原（TAA）と比べても真に腫瘍特異的ながん抗原である．ネオ抗原反応性CD4⁺TILは，クローン拡大の量にかかわらず，CD8⁺TILと同様に疲弊表現型を示すことが多い[12]．ネオ抗原あるいはTAAを認識する腫瘍反応性TILの細胞サブセットは必ずしも画一ではない．これらはCTL様[6)8)13]，Tfh細胞様[4)13]，Treg細胞様[14)15]など比較的多彩な分化状態を呈していた．

> **※ バイスタンダー細胞**
> 腫瘍組織内に浸潤するが，腫瘍細胞を認識しないT細胞．抗腫瘍効果には関係せず，偶然その場に居合わせただけの可能性がある細胞を指す．

われわれはMHC-Ⅱ陽性のヒト子宮体がん原発巣に浸潤するネオ抗原反応性CD4⁺TILを検出し，ネオ抗原依存性に標的細胞を直接傷害することを報告した[16]．このネオ抗原反応性CD4⁺CTLは腫瘍微小環境（tumor microenvironment：TME）でポリクローナルに拡大し，細胞クラスターはPD-1⁺CXCL13⁺GZMB⁺CCL5⁺の表現型を示していた（**図2**）．ネオ抗原反応性CD4⁺TILはいずれもCXCL13⁺分画に属しており，FoxP3⁺

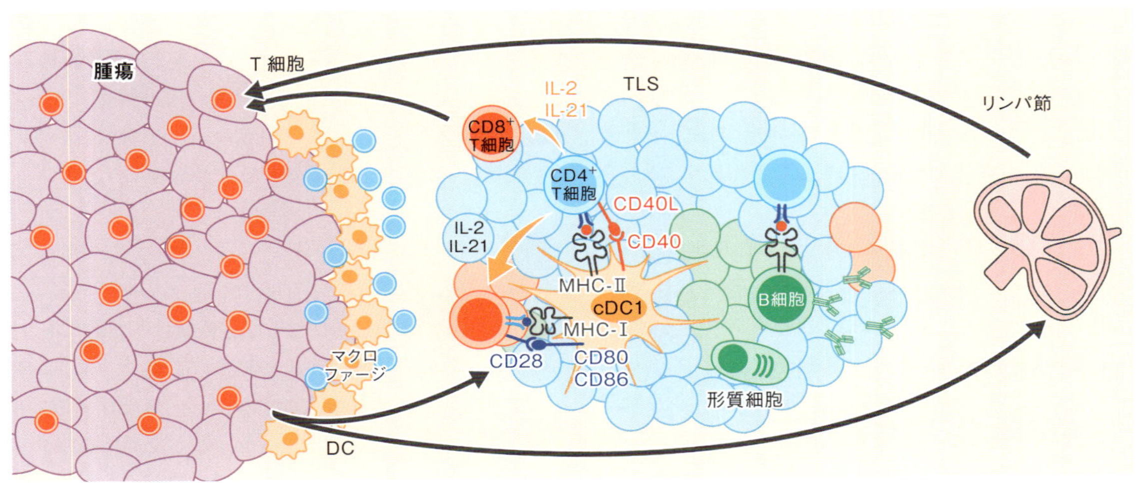

図3　がん免疫サブサイクルとCD4⁺T細胞抗がん免疫応答
がん抗原を取り込んだDCがTLSに移動しMHC-ⅠおよびMHC-Ⅱに抗原提示する．腫瘍反応性エフェクターCD4⁺T細胞が活性化し，IL-2などのサイトカイン産生を通して腫瘍反応性CD8⁺CTLを活性化する．CD4⁺T細胞はDCと腫瘍反応性CD8⁺CTLを再プログラミングし疲弊を防ぐ．活性化CD8⁺CTLはがん細胞に対して直接効果を発揮する．エフェクターCD4⁺T細胞もマクロファージを介して間接的に抗がん効果を発揮する．腫瘍反応性T細胞から分泌されるCXCL13がTLS形成を促進している可能性がある．TLSは二次リンパ組織の前哨基地として抗がん効果をサポートし強化していると考えられる．

分画には存在しなかった．この解析ではPD-1⁺を示す（おそらく腫瘍反応性と考えられる）CXCL13⁺CD4⁺TIL集団とFoxP3⁺CD4⁺TIL集団が重複せず，分化が二極化していた．

これら複数の研究結果に基づくと，がん抗原に対するTCR特異性が必ずしもエフェクター機能に直結しておらず，少なくとも抗原特異性だけでCD4⁺T細胞分化が決まるわけではなさそうだ．しかし，完全にランダムというわけではなく，腫瘍あるいはTMEごとに，IL-2などのサイトカイン産生量，MHC-Ⅱ提示されるがん抗原量，あるいは副刺激の有無などの分岐条件が影響し，方向性が決まっていると思われる[17]．

3 がん局所でのMHC-Ⅱ抗原提示

腫瘍反応性を示すCD4⁺T細胞の発現シグネチャー遺伝子としてCXCL13が注目されている．これはCD8⁺T細胞も同様であり，CXCL13⁺疲弊型CD8⁺TILのレベルは免疫療法の効果と相関し，予後指標として利用できる[18)～20]．CXCL13は受容体であるCXCR5を発現するB細胞やTfh細胞を引き寄せるため，TMEにおける三次リンパ様構造（tertiary lymphoid structures：TLS）形成に不可欠である．つまり，腫瘍反応性TILとTLSは密接にリンクしており，TLS形成を介した局所がん免疫サブサイクルへの関与が示唆される（TLSの詳細は他稿を参照）．

メラノーマや肉腫以外にも固形がんでTLS形成とICB効果の相関性が報告されており，TLSが腫瘍抑制に働く場であることを示唆している[21]．実際，TLSはさまざまな固形がん組織で観察される．われわれは，ヒト大腸がん組織サンプルを免疫ペプチドミクス解析（質量分析を用いたMHC結合ペプチドの網羅解析）したところ，大腸がん細胞自身がMHC-Ⅱ発現を欠いているにもかかわらず，大量のMHC-Ⅱ結合ペプチドを検出することができた[22]．取得したペプチド量は，大腸がん細胞ではなく，MHC-Ⅱ陽性の間質細胞数およびTLS形成量と相関していた．つまり，これらのペプチドはTLSおよび間質で提示されているようだ．さらに，検出ペプチドにはネオ抗原が含まれており，ネオ抗原反応性エフェクターTh1細胞の存在も確認できた．これらの結果は，TLSにおけるMHC-Ⅱネオ抗原提示とCD4⁺T細胞誘導あるいは活性化を間接的に示唆している．アポトーシスした固形がん細胞をDCあるいはマクロファージが取り込み，最寄りのTLSに集まり，エフェクターCD4$^+$T細胞を活性化していると考えられる（**図3**）[15]．また腫瘍反応性のB細胞もMHC-Ⅱ抗原を提示し，CD4$^+$T細胞活性化を通して免疫サブサイクルを回している可能性がある[23]．

このようなTLSでの抗原提示とCD4$^+$T細胞活性化には二次リンパ組織にはないアドバンテージがある．TLSは腫瘍と隣接しているので抗原を取り込んだDCの旅路を大幅にショートカットできるうえ，TLSは被膜されていないので局所の炎症性サイトカインに曝露される可能性も高い．これらの特徴から抗原提示のスピードアップと効率的なT細胞活性化を見込める．TLSはCD4$^+$およびCD8$^+$T細胞を前線に送り込む前哨基地として貢献している可能性が高い．

4 MHC-Ⅱネオ抗原の同定

MHC-Ⅱ提示ネオ抗原の予測には，全エクソームシークエンス（whole exome sequencing：WES）で検出した体細胞変異データとHLAジェノタイプからMHC-Ⅱ結合を予測する，いわゆる*in silico*アプローチが用いられる．NetMHCⅡpanのように低頻度アレルを対象とできる手法や，近年ではMixMHC2predのような機械学習ベースのアプローチも開発されている[24,25]．また*in silico*法以外にも，患者TCRをプローブとした強力なスクリーニング法も開発されている[26,27]．われわれは，標的細胞側（MHC側）から解析する免疫ペプチドミクスによるアプローチをとっている．このアプローチを用いると，腫瘍組織中でMHC-Ⅱ提示されたネオ抗原をダイレクトに検出することができる．臨床現場においては，新鮮凍結腫瘍サンプルを入手できる機会は少ないため，腫瘍サンプルの代わりに入手が容易な患者末梢血細胞を免疫ペプチドミクス解析することでネオ抗原を効率的に検出する新技術（NESSIE）も開発した[28]．MHCが完全にマッチした患者自身の細胞を使うため，理論的にはどのMHC-Ⅱタイプであっても対応できる．しかし，いずれのアプローチにもまだ改善の余地は残されており，感度や特異度および普及性をすべて満たした完全といえる方法は確立されていない．実際にMHC-Ⅰ結合予測だけで投与配列を決定しているネオ抗原ワクチン臨床試験も多く見受けられる．技術革新によりMHC-Ⅱネオ抗原の検出精度がさらに向上すれば，ワクチンなど腫瘍反応性を有するCD4$^+$T細胞に特化した治療の実用化につながる．

おわりに

がん局所におけるCD4$^+$T細胞機能は多面的であり，抑制性のみならず免疫反応の増強にも働く．エフェクターメカニズムにはDCやマクロファージなどMHC-Ⅱ発現間質細胞が関与し，TLSを場とした局所免疫サブサイクルが回っている．メカニズム理解がさらにすすみ，CD4$^+$T細胞の潜在的なエフェクター機能を最大限に引き出せれば，治療介入により臨床的な腫瘍抑制効果を向上できると考える．

文献

1）Zhang L, et al：Nature, 564：268-272, doi:10.1038/s41586-018-0694-x（2018）
2）Espinosa-Carrasco G, et al：Cancer Cell, 42：1202-1216.e8, doi:10.1016/j.ccell.2024.05.025（2024）
3）Poncette L, et al：Curr Opin Immunol, 74：18-24, doi:10.1016/j.coi.2021.09.005（2022）
4）Veatch JR, et al：Cancer Cell, 40：393-409.e9, doi:10.1016/j.ccell.2022.03.006（2022）
5）Kruse B, et al：Nature, 618：1033-1040, doi:10.1038/s41586-023-06199-x（2023）
6）Oh DY, et al：Cell, 181：1612-1625.e13, doi:10.1016/j.cell.2020.05.017（2020）
7）Nagasaki J, et al：Blood Adv, 4：4069-4082, doi:10.1182/bloodadvances.2020002098（2020）
8）Cachot A, et al：Sci Adv, 7：eabe3348, doi:10.1126/sciadv.abe3348（2021）
9）Bawden EG, et al：Sci Immunol, 9：eadi9517, doi:10.1126/sciimmunol.adi9517（2024）
10）Sultan H, et al：Nature, 632：182-191, doi:10.1038/s41586-024-07752-y（2024）
11）Linnemann C, et al：Nat Med, 21：81-85, doi:10.1038/nm.3773（2015）
12）Lowery FJ, et al：Science, 375：877-884, doi:10.1126/science.abl5447（2022）
13）Zhou W, et al：Cell Rep, 43：113797, doi:10.1016/j.celrep.2024.113797（2024）
14）Ahmadzadeh M, et al：Sci Immunol, 4：eaao4310, doi:10.1126/sciimmunol.aao4310（2019）
15）Oliveira G, et al：Nature, 605：532-538, doi:10.1038/s41586-022-04682-5（2022）

16）Fusagawa M, et al：Cancer Immunol Res, 13：171-184, doi:10.1158/2326-6066.CIR-24-0514（2025）
17）Mucida D, et al：Nat Immunol, 14：281-289, doi:10.1038/ni.2523（2013）
18）Liu B, et al：Nat Cancer, 3：1123-1136, doi:10.1038/s43018-022-00433-7（2022）
19）Thommen DS, et al：Nat Med, 24：994-1004, doi:10.1038/s41591-018-0057-z（2018）
20）Litchfield K, et al：Cell, 184：596-614.e14, doi:10.1016/j.cell.2021.01.002（2021）
21）Vanhersecke L, et al：Nat Cancer, 2：794-802, doi:10.1038/s43018-021-00232-6（2021）
22）Matsumoto S, et al：Oncoimmunology, 13：2404665, doi:10.1080/2162402X.2024.2404665（2024）
23）Cui C, et al：Cell, 184：6101-6118.e13, doi:10.1016/j.cell.2021.11.007（2021）
24）Reynisson B, et al：Nucleic Acids Res, 48：W449-W454, doi:10.1093/nar/gkaa379（2020）
25）Racle J, et al：Immunity, 56：1359-1375.e13, doi:10.1016/j.immuni.2023.03.009（2023）
26）Cattaneo CM, et al：Nat Biotechnol, 41：783-787, doi:10.1038/s41587-022-01547-0（2023）
27）Moravec Z, et al：Nat Biotechnol, doi:10.1038/s41587-024-02210-6（2024）
28）Tokita S, et al：Sci Adv, 10：eado6491, doi:10.1126/sciadv.ado6491（2024）

profile

金関貴幸：札幌医科大学医学部病理学第一講座講師．1997年，札幌医科大学医学部卒業．2002～'09年，Nilabh Shastri研究室（カリフォルニア大学バークレー校）でMHC抗原プロセシング研究に従事．現職では，新しいオミクス解析（免疫ペプチドミクス）を基盤としたがん抗原＆T細胞研究を実施．個別化がんワクチンの実用化をめざす．

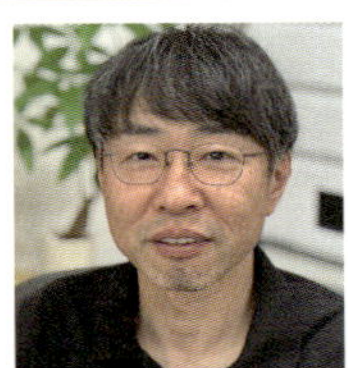

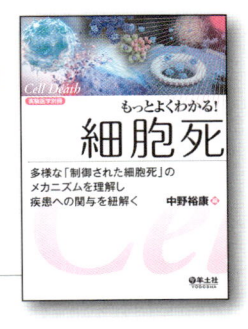

TLSの形成・成熟メカニズムとその病的意義

Mechanisms for TLS formation and maturation and its pathogenicity

DOI：10.18958/7721-00001-0001906-00

好川貴久，柳田素子

Takahisa Yoshikawa[1)]/Motoko Yanagita[1) 2)]：京都大学大学院医学研究科腎臓内科学[1)]／ヒト生物学高等研究拠点（ASHBi）[2)]

三次リンパ様構造（tertiary lymphoid structure：TLS）は慢性炎症下で形成される異所性リンパ組織であり，多様な疾患，臓器で形成され，疾患の重症度や予後に影響する病変として注目されている．その形成・成熟メカニズムは疾患や臓器によっても異なるが，線維芽細胞と免疫細胞の相互作用，そして加齢や自己免疫疾患で増加する特殊なT細胞とB細胞の相互作用が共通して重要であることが明らかになってきた．TLSの病的意義については不明点が多いが，その組織障害性や抗腫瘍効果の増強など多様な役割が報告されている．

キーワード　線維芽細胞，老化関連T細胞，加齢関連B細胞，細胞間相互作用

はじめに

三次リンパ様構造（tertiary lymphoid structure：TLS）は悪性腫瘍，自己免疫疾患，感染症などのさまざまな慢性炎症下で非リンパ器官に形成される異所性リンパ組織である[1) 2)]．TLSはT細胞，B細胞，樹状細胞などの免疫細胞の集簇からなり，特殊な線維芽細胞に支持される構造体である．TLSは加齢に伴い腎臓，肝臓，膀胱などの多臓器にわたり形成され，加齢性疾患に影響を与える病変としても注目されている．TLSの病原性については背景疾患によりさまざまであるが，一般的には悪性腫瘍，感染症においては，抗腫瘍免疫や病原体の除去反応を増強する良い機能をもつと考えられる．一方，自己免疫疾患や加齢臓器におけるTLSは慢性炎症の増悪に寄与し，病態を悪化させると考えられているが，詳細については不明点が多い．TLSの形成・成熟において，免疫細胞や線維芽細胞の細胞間相互作用が重要であるが，臓器によってもその機序は多様である．この機序の解明はTLSに対する治療介入を開発するためにも重要である．われわれは加齢マウスの腎障害モデルやヒトの腎臓病を中心にTLSに関する研究を行い，知見を蓄積してきた．本稿ではそれらを含め，TLSの構造，形成や成熟に関する細胞および分子メカニズム，病的意義について紹介する．

1 TLSの構造

TLSは主にT細胞，B細胞，高度な抗原提示能を有する樹状細胞の集簇と，特殊な線維芽細胞の骨格から構成される（図1）．TLSの構造は脾臓やリンパ節などの二次リンパ組織に類似し，局所的な免疫反応を惹起するが，被膜を有さないため周囲の組織と相互に影響を及ぼし合うという点で異なる．TLS内部の線維芽細胞は二次リンパ組織を形成するために必須である恒常性ケモカインCCL19，CXCL13を産生し，T細胞，B細胞などの免疫細胞を遊走させ，TLS形成の駆動力となる[3)]．また，CXCL9，CXCL10の産生を介してT細胞の遊走，活性化に寄与し，B cell-activating factor（BAFF）の産生を介して，B細胞の生存と増殖に寄与する炎症性線維芽細胞の存在も確認されている[4)]．その他，TLSには動静脈やリンパ管などのさまざまな脈管系も存在している．高内皮細静脈（high endothelial venule：HEV）という特殊な血管は接着分子やケモカインを発現し，血液中を循環するリンパ球のTLS内へ

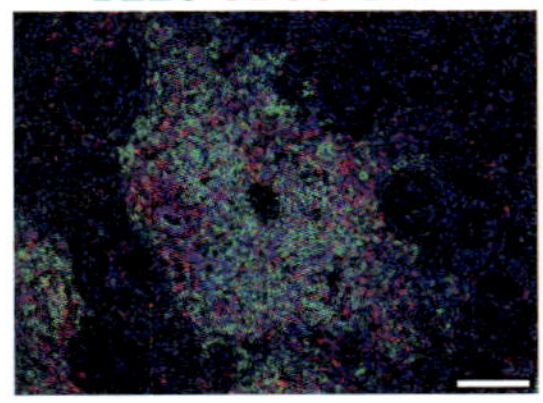

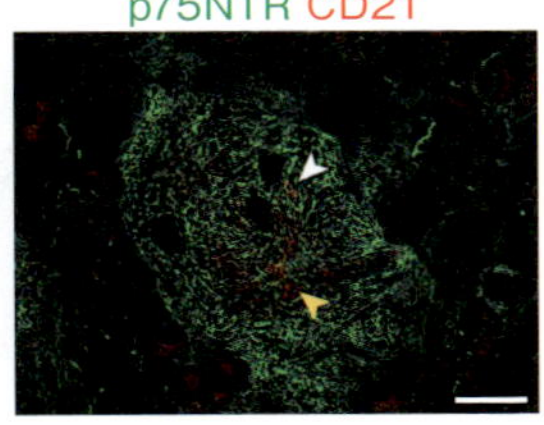

図1　腎TLSの構造
C57BL/6J，12カ月齢，雄マウスの腎虚血再灌流障害45日後の障害腎にTLSが形成されている．主にT細胞とB細胞の集簇からなり，間質にはp75NTR⁺線維芽細胞が存在する．p75NTR⁺線維芽細胞の一部はCD21を発現し(▷)，p75NTR⁻CD21⁺の濾胞樹状細胞（➤）に分化している．B220：B細胞マーカー，CD3ε：T細胞マーカー．スケールバー＝100 μm．

の流入を促進し，TLS形成・拡大において重要な役割を果たしている．血管内皮細胞においてNotchシグナルを遮断することで，内皮細胞がHEV様の形質を獲得し，腎臓，肝臓，肺などの多臓器にTLSが形成されると報告され，TLS形成における血管内皮細胞の重要性が示唆されている[5]．このようにTLSはさまざまな特殊な細胞種から形成される機能的構造体であり，単なる血球浸潤とは区別されるものである．

2 TLSの形成・成熟における多様な線維芽細胞の役割

TLSの形成・成熟過程において，線維芽細胞が重要な働きを担っている[6]．前述のように加齢マウスの障害腎のTLS内にはケモカイン，サイトカインを産生する特殊な線維芽細胞が存在するが，その起源については不明であった．神経堤細胞あるいはシュワン細胞をラベルするmyelin protein zero（P0）-Creマウスを用いた系譜追跡実験により，腎線維芽細胞が神経堤細胞由来であること[7]，TLS内の線維芽細胞が腎線維芽細胞由来であることが判明した[3]．TLS内の線維芽細胞には神経堤マーカーであるp75 neurotrophin receptor (p75NTR) が強発現することもその知見と一致する．また，TLS周辺部にレチナール脱水素酵素2（RALDH2）を発現しレチノイン酸を産生する線維芽細胞が存在すること，培養腎線維芽細胞がレチノイン酸の刺激によりp75NTR⁺線維芽細胞に形質変化することから，これらの線維芽細胞間の相互作用がTLS形成に寄与することが示唆された[3]．

さらに，TLS形成過程においては，免疫細胞による線維芽細胞のprimingが重要であるが，そのprimingを担う細胞種やサイトカインは背景疾患や臓器において多様である[8]．肺に形成されるTLSであるinducible bronchus-associated lymphoid tissue（iBALT）やexperimental autoimmune encephalomyelitis（EAE）モデルにおけるTLS形成においては，CD4⁺T細胞が産生するIL-17により，線維芽細胞が恒常性ケモカインを発現するよう形質変化を起こし，リンパ球の遊走を促進する[9][10]．また，唾液腺においては，T細胞，NK細胞，自然リンパ球が産生するIL-22が線維芽細胞のCXCL12，CXCL13発現を亢進させ，B細胞の集簇を促進し，TLS形成の駆動力となる[11]．

3 TLSの成熟度とその意義

TLSの成熟過程において線維芽細胞に顕著な変化が認められ，p75NTR⁺線維芽細胞の一部がp75NTR⁻CD21⁺の濾胞樹状細胞（follicular dendritic cell：FDC）に分化し，それを足場としてB細胞が活発に増殖する胚中心が形成される[12]．胚中心ではB細胞の体細胞超突然変異，親和性成熟が起こり，高親和性をもつ抗体を産生する形質細胞が分化する．TLSの成熟段階には一定の定義がなく，予後や活動性との関連などの臨床的意義の正確な評価の妨げとなっていた．そこでわれわれは独自に，加齢マウスの腎障害モデルやヒトの腎生検組織を用いて，TLSの成熟過程を3段階に定義した．増殖するT細胞，B細胞の集簇をstage Ⅰ，CD21⁺FDCを伴うものをstage Ⅱ，FDCを足場として胚中心の形成を認めるものをstage Ⅲと定義した（図2）．その定義を用いたところ，加齢マウスでは腎障害度が強いほどTLSの数が増加し，stageもより高度になることが明らかとなった[12]．ヒト高齢者においても慢性腎臓病（chronic kidney disease：CKD）[※1]患者の方が非CKD患者よりもTLSの数やstage Ⅱ以上に成熟している割合が多いことがわかり，TLSの数，成熟度が腎障害度のマーカーになると考えられた[12]．ま

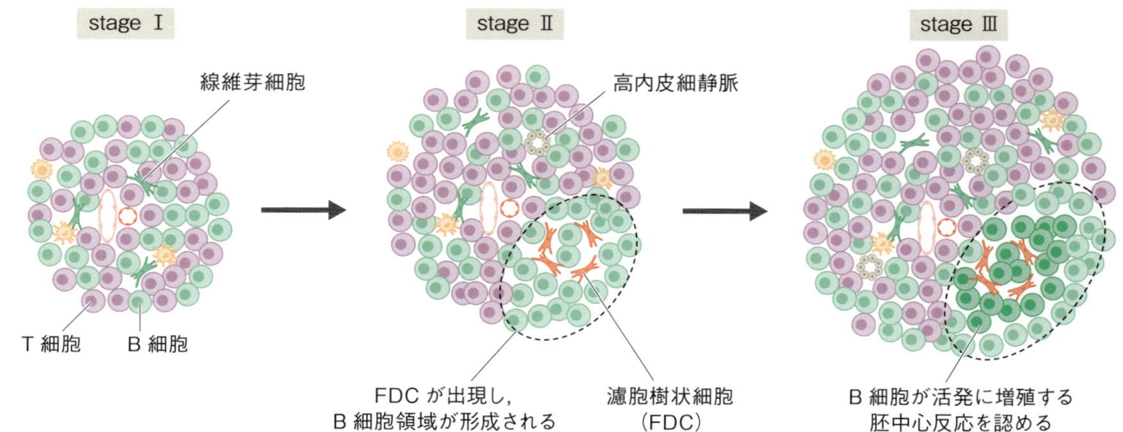

図2　TLSの成熟段階
増殖するT細胞B細胞の集簇をstage Ⅰ，濾胞樹状細胞（FDC）が出現したものをstage Ⅱ，FDCを足場に胚中心反応が認められるものをstage Ⅲと定義した．

た，われわれは腎移植後のプロトコール生検※2組織を経時的に解析し，移植1年後に拒絶を認めない場合にも，58％にTLSが形成されること，stage ⅡのTLSが19％に認められ，それら症例は5年後の長期的な腎予後が不良であることを見出した[13]．その他，複数種の悪性腫瘍において，FDCを有する成熟したTLSが存在する場合はそれ以外の場合と比較して，免疫チェックポイント阻害薬への反応や生命予後が良好であったと報告されている[14]．これらの知見から，TLSの成熟度は疾患の活動性や腎予後に影響していることが示唆されるが，その機序については不明であり，今後の研究課題である．

4 TLS形成・成熟における老化関連リンパ球の役割

TLS内部には主にT細胞，B細胞が高密度に集簇し，かつ活発に増殖していることから，これらのリンパ球の相互作用がTLS形成・成熟に重要であることが示唆される．われわれは，加齢マウスの腎障害モデルにおいて抗CD4モノクローナル抗体（GK1.5）の投与により，TLSの縮小と腎組織障害の軽減が認められたことから，$CD4^+$ T細胞がTLS形成と腎障害惹起に必要であることを見出した．TLS形成に対してより特異的な免疫細胞を同定するため，TLSが誘導された加齢マウス障害腎の免疫細胞を用いてsingle-cell RNA-sequencing（scRNA-seq）を行った結果，加齢に伴って全身性に増加する老化関連T（senescence-associated T：SA-T）細胞と加齢関連B細胞（age-associated B cell：ABC）がTLS内に限局して存在し，TLSの経時的拡大と同調して増加することがわかった[15]．SA-T細胞はCD153を発現する$PD\text{-}1^{high}$ $CD4^+$ memory T細胞であり，ABCは$T\text{-}bet^+$，$CD11b^+$，$CD11c^+$，$CD21^{low}$を特徴とするmemory B細胞であり，自己免疫疾患でも増加することが知られている．SA-T細胞はIL-21，IFNγを発現し，B細胞補助機能を有しており，一方，ABCはこれらのサイトカインによる刺激やTLR7刺激により誘導される．また，ligand-receptor解析により両リンパ球がCD153-CD30シグナルを介して相互作用することが予測された．加えて，CD153 knockout（KO）加齢マウスの腎障害モデルでは野生株と比較してTLS

※1　慢性腎臓病
腎機能が慢性的に低下する疾患であり，腎機能が正常の60％以下に低下した状態，あるいはタンパク尿が3カ月以上続く状態のこと．心血管障害のリスクとして重要な疾患である．

※2　プロトコール生検
腎移植後に拒絶反応が疑われない場合でも，定期的に行われる計画的な腎生検のこと．

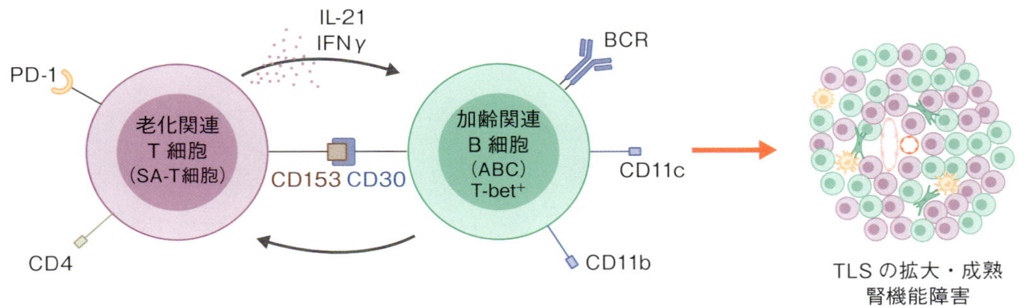

図3　TLS内の老化関連リンパ球間の細胞間相互作用
SA-T細胞とABCがCD153-CD30シグナルを介して相互作用する．このシグナルはSA-T細胞のIL-21，IFNγの発現を促進して，ABCをさらに誘導する刺激となる．これらの細胞間相互作用がTLSの拡大・成熟と腎機能障害に必要である．

が縮小し，腎機能障害の軽減と，ABC誘導に必要なIL-21の発現の減少，それに伴うABCの減少も認められた．CD30 KO加齢マウスの腎障害モデルでもTLSの縮小が認められた他，SA-T細胞の機能喪失が確認された．以上の結果から，SA-T細胞とABCのCD153-CD30シグナルを介した相互作用は，SA-T細胞のB細胞補助機能の発揮とABCの誘導，TLSの拡大，腎障害増悪に必須であることが明らかになった（**図3**）[15]．

ヒトの腎臓や肝臓に形成されるTLSにおいても$CD153^+$T細胞の存在が確認できているが，現時点でその細胞種に関する詳細は不明である[16]．関節リウマチ患者の滑膜組織の免疫細胞のscRNA-seqデータの再解析により，濾胞性ヘルパーT（follicular helper T：Tfh）細胞と末梢ヘルパーT（peripheral helper T：Tph）細胞にCD153（*TNFSF8*）が比較的高発現であること，ABCにCD30（*TNFRSF8*）が発現することが確認できた[15]．Tph細胞は$PD\text{-}1^{high}$ $CXCR5^-$ $CD4^+$T細胞で，IL-21，IFNγを発現しB細胞補助機能をもつという点でSA-T細胞と共通点を有する．一方，CXCL13を高発現し，B細胞集簇の駆動力となり，TLS形成初期において重要な役割を果たすと考えられる[17]．別グループの報告では関節リウマチの滑膜組織のscRNA-seqの結果，Tph細胞とABCの間に*IFN-IFNGR*，*LTA-TNFRSF14*，*BTLA-TNFRSF14*，*CXCL13-CXCR5*を介した相互作用が検出されており，ヒトにおいてこれらのリンパ球の相互作用がTLS形成に重要である可能性が示唆された[18]．しかし，これらの相互作用におけるCD153-CD30シグナルの関与については不明である．

5 TLSの病的意義について

TLSは悪性腫瘍，感染症，自己免疫疾患などさまざまな疾患や加齢臓器において形成され，その病的意義については背景疾患や臓器によっても異なっている[1]．加齢個体障害腎に形成されるTLSはTNFα，IFNγの過剰産生により，周囲の近位尿細管※3の修復を障害すると考えられる[4]．修復不全近位尿細管はVCAM1を発現し，さまざまなケモカイン，サイトカインを発現する炎症・接着形質を獲得し，かつ，線維化を促進するTGFβ2やPDGFファミリーを発現し，組織の炎症・線維化を増悪させる一因となる．また，橋本病（慢性甲状腺炎）患者の甲状腺に形成されるTLSにおいてIL-1β産生マクロファージが周囲の甲状腺上皮細胞のアポトーシスを誘導し，組織障害性を示すという報告があり，TLSの炎症性サイトカインの過剰産生を介した組織障害メカニズムが想定される[19]．また，TLSは自己免疫疾患では自己抗体の産生にかかわり病態を増悪させると示唆されている．一方，悪性腫瘍では，TLSは一般的に予後良好に関連するという報告が多い[20]．

※3　近位尿細管
腎臓のネフロンの一部であり，水・電解質・糖などの再吸収の大部分を司る重要な尿細管である．

腎細胞がんに形成されるTLS内で成熟した形質細胞が抗腫瘍抗体を産生し，抗体が結合した腫瘍細胞をアポトーシスに誘導することで，抗腫瘍効果を示すとする報告がある[21]．さらに，IgGが結合した腫瘍細胞が多いほど，免疫チェックポイント阻害薬への反応性が良好であり，予後が改善したと報告されている．一方で，TLS形成が予後不良に関連する悪性腫瘍もあり，TLSの病的意義についてはいまだに不明点が多く残されている．

おわりに

TLSはさまざまな疾患や臓器に形成され，病態形成や予後にもかかわる重要な病変として注目を集めている．しかし，現時点ではTLSの診断は病理組織学的評価に依存しており，特異的なバイオマーカーに乏しいことや適切な画像診断法がないことが，その臨床的意義の解明の妨げとなっている．また，TLSの形成機序について，動物実験では明らかになってきたことも多いが，ヒトではいまだに不明点が多く，治療法開発に向けて今後さらなる研究が望まれる．

文献

1）Sato Y, et al：Nat Rev Nephrol, 19：525-537, doi:10.1038/s41581-023-00706-z（2023）
2）Yoshikawa T, et al：Pediatr Nephrol, 38：1399-1409, doi:10.1007/s00467-022-05770-4（2023）
3）Sato Y, et al：JCI Insight, 1：e87680, doi:10.1172/jci.insight.87680（2016）
4）Yoshikawa T, et al：J Am Soc Nephrol, 34：1687-1708, doi:10.1681/ASN.0000000000000202（2023）
5）Fleig S, et al：Nat Commun, 13：2022, doi:10.1038/s41467-022-29701-x（2022）
6）Arai H, et al：Immunol Rev, 302：196-210, doi:10.1111/imr.12969（2021）
7）Asada N, et al：J Clin Invest, 121：3981-3990, doi:10.1172/JCI57301（2011）
8）Asam S, et al：Immunol Rev, 302：184-195, doi:10.1111/imr.12987（2021）
9）Peters A, et al：Immunity, 35：986-996, doi:10.1016/j.immuni.2011.10.015（2011）
10）Rangel-Moreno J, et al：Nat Immunol, 12：639-646, doi:10.1038/ni.2053（2011）
11）Barone F, et al：Proc Natl Acad Sci U S A, 112：11024-11029, doi:10.1073/pnas.1503315112（2015）
12）Sato Y, et al：Kidney Int, 98：448-463, doi:10.1016/j.kint.2020.02.023（2020）
13）Lee YH, et al：J Am Soc Nephrol, 33：186-200, doi:10.1681/ASN.2021050715（2022）
14）Vanhersecke L, et al：Nat Cancer, 2：794-802, doi:10.1038/s43018-021-00232-6（2021）
15）Sato Y, et al：J Clin Invest, 132：e146071, doi:10.1172/JCI146071（2022）

column　シングルセル解析の発展と可能性

本稿ではシングルセル解析を用いた報告を複数紹介しているが，近年その技術の進歩はめざましい．以前から，組織を破砕して抽出したRNAを網羅的に解析するbulk RNA-sequencingはよく用いられている，ヘテロな細胞集団が混合されてしまうという問題がある．scRNA-seqは組織を分散して得られた細胞について，1細胞ごとの遺伝子発現を網羅的に解析することができる画期的手法である．この技術により未知の性質をもつ細胞や細胞間相互作用が明らかになってきた．私自身は，マウスの障害腎臓を用いて核を抽出し，それをシングルセル解析に用いるsingle-nucleus RNA-seqという手法を用いることで，本稿で紹介したTLSを形成する多様な免疫細胞，線維芽細胞やそれと相互作用する修復不全近位尿細管の形質を解析することができた．この手法は組織分散の全行程をon iceで行うことができるため，scRNA-seqと比較してストレス反応遺伝子の発現亢進を抑制でき，かつ，線維芽細胞などの脆弱な細胞を検出しやすいというメリットがある．また，最近では，組織切片上で1細胞～数十細胞の範囲で網羅的に遺伝子発現を解析できるspatial transcriptomicsが登場し，局在情報が失われるscRNA-seqの弱点を補強している．さらに，シングルセル解析の手法はATAC-seq，TCR解析，BCR解析，タンパク質解析など多方面に拡張している．これらの技術を組合わせたマルチオミクス解析はさまざまな生命科学の疑問を解き明かす助けとなることが期待される．

（好川貴久）

16) Toriu N, et al：PLoS One, 20：e0311193, doi:10.1371/journal.pone.0311193（2025）
17) Ukita M, et al：JCI Insight, 7：e157215, doi:10.1172/jci.insight.157215（2022）
18) Dunlap G, et al：Nat Commun, 15：4991, doi:10.1038/s41467-024-49186-0（2024）
19) Zhang QY, et al：Nat Commun, 13：775, doi:10.1038/s41467-022-28120-2（2022）
20) Schumacher TN & Thommen DS：Science, 375：eabf9419, doi:10.1126/science.abf9419（2022）
21) Meylan M, et al：Immunity, 55：527-541.e5, doi:10.1016/j.immuni.2022.02.001（2022）

profile

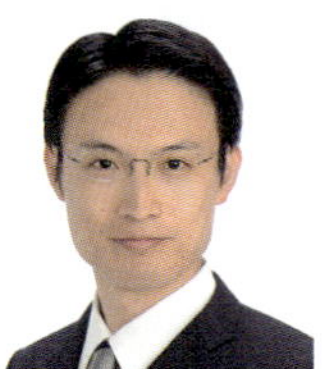

好川貴久：京都大学大学院医学研究科腎臓内科学，特定病院助教．2009年京都大学医学部卒業．天理よろづ相談所病院で初期臨床研修を行い，倉敷中央病院小児科，国立成育医療研究センター腎臓・リウマチ・膠原病科での勤務を経て，'17年に京都大学大学院医学研究科腎臓内科学に入学し，腎TLSに関する研究を行い，博士（医学）を取得．'23年より現職．

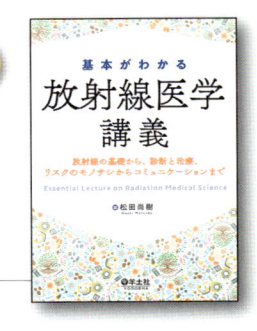

irAEにおける免疫応答と分子病理

Immune mechanistic action underlying anti-PD-（L）1 therapy-induced adverse events

DOI：10.18958/7721-00001-0001907-00

塚本博文

Hirotake Tsukamoto：京都大学大学院医学研究科附属がん免疫総合研究センターがん免疫治療臨床免疫学部門

がん治療の選択肢として確立された免疫チェックポイント阻害療法は，がんを攻撃する免疫応答を（再）活性化すると同時に，通常は抑制されている自己組織に対する免疫応答も活性化してしまうリスクがある．この治療に伴ういわゆる“副作用”である免疫関連有害事象（immune-related adverse events：irAE）は，自己免疫疾患様の正常自己臓器の傷害に起因するが，その原因となる免疫応答の本体，および発生機序はいまだ明らかでない．本稿ではirAEにおける免疫応答と，われわれの検討について概説する．

キーワード irAE（immune-related adverse events），PD-（L）1阻害療法，CD4$^+$T細胞，TLS（tertiary lymphoid structure）

はじめに

特異的な抗原を認識して活性化したT細胞は，その活性化を維持する共刺激分子，あるいは過剰な活性化を抑制するフィードバック機構として機能する複数の共抑制分子を発現する．これらの分子およびそのリガンドは免疫応答を規定するため，免疫チェックポイント分子とよばれている．そのなかでも特に研究が進み，がん免疫療法の標的として応用されているのが共抑制分子であるCTLA-4，PD-1，そのリガンドのPD-L1である．PD-1は，抗原提示細胞や末梢組織に発現するPD-L1，および樹状細胞やマクロファージ等に限局して発現するPD-L2と結合し，自己組織を認識するCD8$^+$あるいはCD4$^+$T細胞の活性化を抑制することが本来の役割である．しかし，がん細胞は免疫逃避機構の1つとしてPD-L1を高発現し，PD-1を発現するT細胞の活性化応答を抑制してしまう．一方，CTLA-4は活性化した腫瘍特異的T細胞に加えて，担がん個体で増加する制御性T細胞（regulatory T細胞：Treg）において高発現するため，CTLA-4を介したTregの活性化制御も抗腫瘍免疫応答増強の標的となる．これらCTLA-4とそのリガンドCD80/CD86，あるいはPD-1とPD-L1の相互作用を阻害する抗体を用いて免疫チェックポイントを制御し，T細胞機能が抑制された状態（疲弊）を改善するのが免疫チェックポイント阻害療法（immune checkpoint blockade：ICB）である（図1左）．

1 免疫チェックポイント阻害療法に伴う免疫関連有害事象：irAE

がん治療の選択肢として確立されたICBは，腫瘍特異的T細胞を（再）活性化する一方で，共抑制分子本来の，正常組織に対する免疫寛容※1を維持する機能を阻害するため，通常は抑制されている自己組織に反応する自己応答性T細胞も活性化し，自己組織を傷害してしまうリスクを有する．このICBに伴ういわゆる“副作用”は他のがん治療のそれとは異なり，自己免疫疾患様の免疫細胞の活性化に起因するため，免疫関連有害事象（immune-related adverse events：irAE）とよばれる（図1右）．代表的なirAEとして，発熱，間質性肺傷害，皮疹，大腸炎，甲状腺機能低下症，心筋炎，下垂体炎，膵炎，関節炎，肝・腎機能障害，末梢

※1 免疫寛容
自己組織，あるいは無害な外来異物に対する免疫応答を起こす細胞や因子が除去される，あるいは不応答になった状態であり，それを成立させるためのさまざまな機構が生体内には備わっている．一方，その破綻は自己免疫疾患やアレルギーの原因となる．

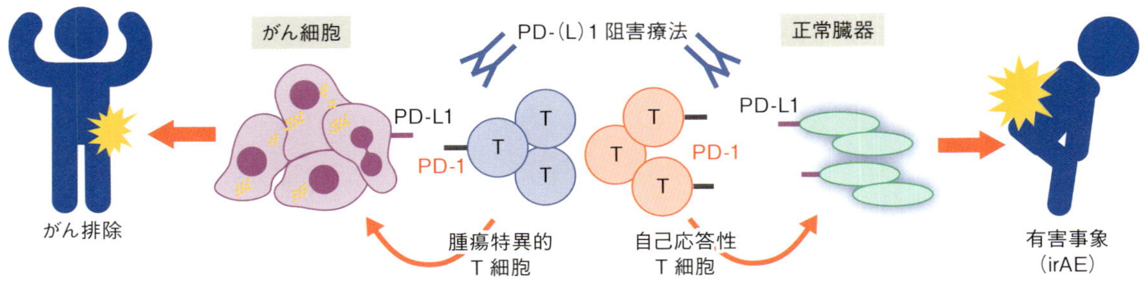

図1　免疫チェックポイント分子による抗腫瘍免疫応答と自己免疫応答の制御

腫瘍特異的T細胞と自己応答性T細胞はそれぞれ，樹状細胞などの抗原提示細胞，がん細胞，組織を形成する自己の細胞により提示された腫瘍関連抗原，あるいは自己抗原を認識し活性化する．その際，T細胞は過剰な活性化を抑制するCTLA-4やPD-1などの免疫チェックポイント分子を発現誘導する．これらの分子は，抗原提示細胞上のCD80/CD86，あるいはがん細胞や自己組織が発現するPD-L1/PD-L2と相互作用し，T細胞の活性を抑制する．免疫チェックポイントシグナルの阻害は，腫瘍特異的T細胞において，がんに対する免疫応答を増強させる一方，抑制されていた自己応答性T細胞の活性化をも誘導してしまい，自己組織の傷害（irAE）へと発展する．

神経障害，重症筋無力症などがあるが，それ以外にも症状は多岐にわたり全身のあらゆる臓器に表出する．抗がん剤や分子標的薬との複合免疫療法※2などICB治療レジメン（薬剤投与の順番や時間といったスケジュール）の違いにもよるが，軽度irAEを含めると治療を受けた患者の6割以上がirAEを経験し[1]，QOLを低下させるのみならず，重篤な場合は治療中断・永久中止を余儀なくされる．発症時期も一様でなく肺炎，心筋炎などで死に至るケースもあるため，それらを予測できる方法が求められている．さらに，インスリン依存性糖尿病，下垂体炎，腸炎など，PD-(L)1阻害療法とCTLA-4阻害療法の場合でirAE病型発症率がそれぞれ異なることから発症機序は複数あり，病型に応じたマネジメント戦略もまた多様にならざるをえないと予想される[2]．しかし，irAEの原因となる免疫応答の本体，および発生機序はいまだ明らかでない．irAEの臓器局所の免疫応答に関する知見は，irAE発症の予測，鑑別，マネジメント戦略の確立に貢献するはずだが，ヒト組織検体の入手の難しさ，病態の多様性，さらにそれらを補完する手段となりうるirAE動物実験モデル※3の少なさ，は病態解明の大きな障壁となっている．

※2　複合免疫療法
殺細胞性抗がん剤や分子標的薬のなかには，抗腫瘍免疫応答を活性化する薬剤も存在するため，ICBと併用した場合，治療奏功において相乗効果が認められる．一方，これらの併用療法はirAEの発症，重症度の増加も引き起こし，問題となっている．

※3　irAE動物実験モデル
特定遺伝子多型を背景にもつ糖尿病モデル，病原性T細胞移入，あるいは薬剤誘発性腸炎，自己抗原感作による関節炎などの自己免疫疾患モデルマウスに対してICBを施行し，その病態増悪が検討されてきたが，これらは自己免疫疾患の既往があるがん患者のモデルであり，*de novo*発症irAEを反映するとは言い難く，より多様なモデル構築が望まれる．

2　irAE発症にかかわる免疫応答

正常組織における免疫チェックポイント分子の発現はirAEの臓器特異性に影響し，PD-L1を発現する正常臓器がPD-（L）1阻害療法に伴いPD-1$^+$自己応答性T細胞の標的となる．一方，CTLA-4が阻害される場合，irAEの臓器特異性は活性化T細胞，およびTregの抗原特異性に依存するところが大きいと予想される．いずれの場合においても，T細胞による自己抗原の認識がirAE発症の契機となりさまざまな免疫応答，炎症応答が増幅される．翻って考えると，irAEはICBに反応しT細胞性免疫応答を惹起できる患者において発症するため，irAE発症患者集団は免疫賦活能（免疫を活発にする能力）を有するという見方もでき，治療効果が認められる患者が選択される（治療奏功率が高い）のは当然だと思われる（**図2A**下）．しかし，irAE発症率は治療効果が認められる患者の割合（全体

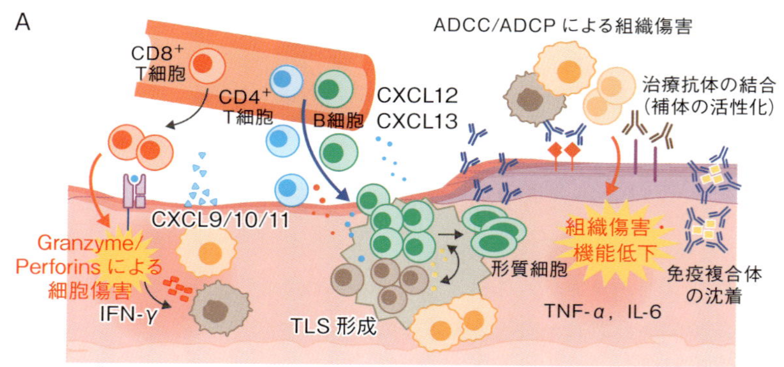

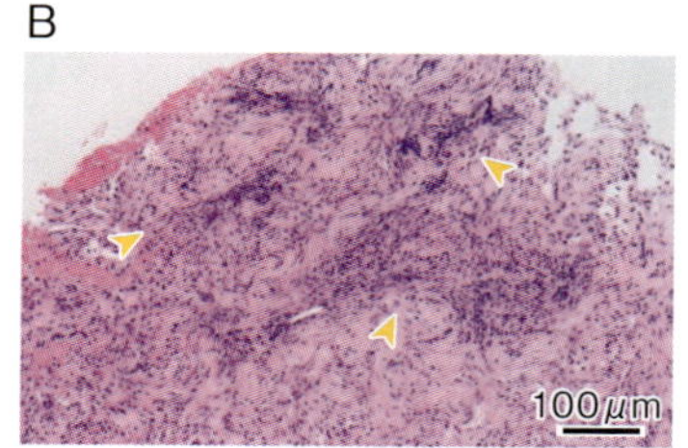

図2　免疫チェックポイント阻害に伴うirAE誘導性免疫応答
A）CXCL9/10/11 等によって腫瘍局所，irAE 臓器に遊走されたT細胞により細胞（組織）傷害が起こり，IFN-γ産生など免疫応答の増幅が起こる．また集積したT細胞，B細胞により形成されたTLS内で相互に活性化し抗体を分泌する形質細胞の分化が促進される．自己抗原に結合した抗体はNK細胞やマクロファージによるADCC/ADCPを誘導し，irAE組織の傷害を起こす．また下垂体に発現したCTLA-4が抗CTLA-4抗体と結合し，補体活性化による細胞傷害（CDC）を引き起こすirAEに特異的なメカニズムも存在する．B）ICBを受けた腎細胞がん患者に発症した肺臓炎におけるTLS様炎症細胞集積を示す（➤）．

の約35～40％）よりも高いことから，抗腫瘍効果を担う免疫応答はirAEを誘導する免疫応答と共通する部分もある一方，質的に異なる免疫応答が関与するirAEも存在すると考えられる．視床下部と下垂体組織に発現するCTLA-4に抗CTLA-4抗体が結合し，抗体を介した補体活性化，あるいはNK細胞による傷害マクロファージによる貪食*などにより起こる下垂体炎はその最たる例である（図2A）[3]．また，大腸炎や肝炎などいくつかのirAE病態でも局所の炎症応答を反映する形で，ICBにより血中TNF-α濃度の上昇が観察されるが，この応答は抗腫瘍効果とは相関しないと報告されている[4]．

一方，抗腫瘍免疫応答とirAE誘導性免疫応答が共通している例として，irAEを発症する患者では治療開始早期に臓器局所への免疫細胞の遊走を促すケモカインCXCL9/10/11の血清中濃度が上昇し[5][6]，これらはirAE臓器局所でも認められる[7]ことがあげられる．この場合，臓器局所で活性化されたCD8⁺T細胞やTh1細胞から産生されるIFN-γによりCXCL9/10/11の産生がさらに促進され，これらを介してT細胞の遊走をはじめ，免疫応答の増幅が起こり，病態が進行すると考えられる．つまり，これら因子の産生が高いirAE臓器傷害はT細胞による直接的な攻撃を介して起こることが示唆される（図2）[5]．そして，これらの因子はICBの治療応答性とも相関することが知られている[8]．

また，他稿で詳細に述べられているように，ICB奏功患者の腫瘍組織では異所性の三次リンパ様構造（tertiary lymphoid structure：TLS）が観察され，ICB奏功におけるT細胞応答[9]，さらにはB細胞応答を介した抗体産生[10]と相関するとの報告が多数なされている（**平岡の稿，二宮・冨樫の稿，金関の稿**）．このような構造体はirAE性肝炎，肺臓炎，腎障害などの各臓器でも認められ（図2B）[11][12]，irAEにおける抗腫瘍免疫応答との共通した応答を示唆するかもしれない．し

* 補体依存性細胞傷害活性，抗体依存性細胞傷害活性，抗体依存性細胞貪食活性：Complement dependent cytotoxicity（CDC），antibody-dependent cellar cytotoxicity（ADCC），antibody-dependent cellar phagocytosis（ADCP）とよばれ，それぞれ抗体に結合した補体，Fcγ受容体Ⅲaを介して活性化したNK細胞による液性因子，Fcγ受容体Ⅱaを介して活性化したマクロファージによる貪食により標的細胞が排除される．

かし，irAE組織検体の入手が困難なことや多様な病型のため，TLSの存在がirAEの発症，重篤化にどの程度寄与するのかは依然不明である．さらにT細胞，B細胞の集積，抗体産生能を有する形質細胞への分化，PNAd$^+$高内皮細静脈※4，CD21/23$^+$濾胞樹状細胞※5の存在などにより定義されるTLS（様構造体）であっても，その成熟度やそれに伴う機能はさまざまであり[13]，TLSが腫瘍局所で観察される患者においてirAE臓器のTLSが同一の誘導機構，機能を有するかは不明であり，TLSの存在のみを指標に両者の免疫応答が質的に同じであると結論づけることはできない．

感染免疫応答において提唱されるTLSの「局所免疫応答のプラットフォーム」としての本来の役割[14]を考慮すると，B細胞が多くを占めるTLSはその活性化・分化の足場として機能し，irAE臓器局所，腫瘍組織での強力な抗体産生を担っていると予想できる．この見解と合致して，一部のirAE患者では，典型的自己免疫疾患でみられる自己抗体（リウマトイド因子※6，抗核抗体，甲状腺機能異常の要因となる抗甲状腺ペルオキシダーゼ抗体や抗サイログロブリン抗体など既知の自己抗原に対する抗体）がしばしばみられ[15)〜17]，irAE発症のリスクを予測するマーカーとして活用されている．しかし，これら古典的自己抗体の存在がirAE発症，重症度と相関しない場合もあり，irAE患者の25％において，新たな自己抗体が出現することも報告されている[16) 17]．さらにがん細胞と自己組織が共有する抗原に反応するT細胞・B細胞が存在するという観察から[18]，すでに存在する自己反応性T細胞・B細胞などの基礎的な素因がICBにより再活性化される可能性に加えて，がん細胞破壊に伴い放出される自己抗原が自己反応性T細胞・B細胞を新たにプライミングするという*de novo*の自己抗体産生，irAE発症機序も予想される．古典的自己抗体も含め，自己抗体は単なるirAE発症の予測・鑑別マーカーとなるだけでなくirAEの病態形成にも寄与すると考えられるが，自己抗体産生に至る詳細な分子機序は明らかでない．そのため，TLS内で起こると予想されるT細胞に依存した自己反応性B細胞の活性化誘導もirAE発症における重要な因子として検討すべきである．これらを考慮して，irAE患者の予測，あるいはモニタリングにはより侵襲性の低い末梢血を用いたアプローチが望まれる一方，irAE患者末梢血中のT細胞・B細胞にて観察される現象が抗腫瘍免疫応答，irAE臓器局所の免疫反応のどちらを，どの程度反映するか[19]，についてもさらなる検討が必要である．

※4　高内皮細静脈
リンパ節などの二次リンパ組織，さらには炎症性疾患の局所にも形成されるリンパ球の動員（再循環）をサポートする特殊な細静脈．TLSにも観察され，T細胞に発現するCD62Lのリガンドとして機能する糖タンパク質，末梢リンパ節アドレッシン（PNAd）を発現する．

※5　濾胞樹状細胞
通常リンパ濾胞内胚中心に存在し，とらえた抗原をB細胞に対して効率的に提示をするための樹状を有し，B細胞の抗原受容体の親和性成熟（選択）を促す．また濾胞T（Tfh）細胞と協調して抗体を分泌する形質細胞の分化も誘導する．

※6　リウマトイド因子
自己のIgGに対する抗体の総称で，そのほとんどがFc部分に反応するIgM型の抗体である．自己免疫疾患である関節リウマチ，膠原病の診断に用いられるが，ICB治療前に陽性であるがん患者はirAE性関節リウマチを発症する頻度が高い．

3　irAEの発症機序を解析するための実験モデル

irAE発症にかかわる免疫応答の多くは，ヒトirAE臓器検体の病理学的解析，あるいは末梢血における免疫細胞の動態解析から推測されたものがほとんどである．近年われわれは，がん患者の多くが高齢であるという観点から，PD-(L)1阻害療法を施行した担がん“老齢”マウスにおける検討を行った．その結果，このマウスの肺，肝臓，腎臓においてB細胞，PD-1を発現するCD4$^+$T細胞を主な構成要素とするTLSが観察され，これらの臓器に抗体が沈着することを見出した．さらに，T細胞を除去するとB細胞の集積，irAE様の臓器の傷害，機能低下がおこらないことから，irAE発症にT細胞依存性抗体産生を介した臓器傷害が関与する可能性を提唱した（図3）[20]．実際6〜7カ月齢PD-1欠損マウスではirAE患者でもみられる腎障害，関節炎，心筋炎の症状を呈すが[21]，この報告と合致してICB治療を受けた若い担がんマウスの正常臓器では病理学的変化，機能不全が観察されず，irAEは再現されない[20]．

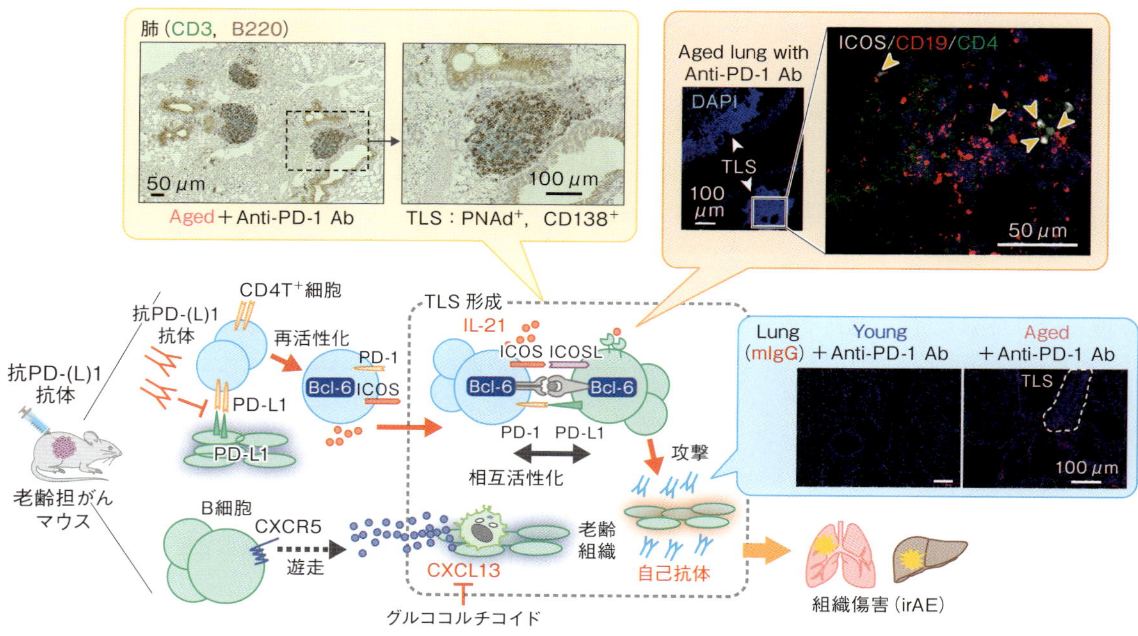

図3　老齢担がんマウスにおける免疫チェックポイント阻害に伴う臓器傷害

PD-(L) 1阻害療法により，PD-1⁺CD4⁺T細胞が活性化されるとともに，肺や肝臓などの臓器局所にてCXCL13の産生が誘導され，T細胞（緑），B細胞（茶）が臓器へ遊走される（左上）．遊走された自己応答性T細胞・B細胞は，TLSの内部でさらに相互作用し活性化する（右上➤）．これらの応答がTLS（右下白点線）における自己抗体（右下赤）の産生，老齢組織への沈着，さらに臓器傷害を引き起こす．またこれらの応答はグルココルチコイドにより抑制される．（画像は文献20より引用）

さらに，PD-1阻害療法に伴い老齢マウスでは，B細胞遊走因子（ケモカイン）であるCXCL13が腫瘍局所でなくirAE臓器にて強く誘導され，臓器局所における $CD4^+$ T細胞，B細胞の活性化を介した自己抗体産生，irAE様臓器傷害に大きく寄与することが示唆された．CXCL13の上昇はirAE患者の血中でも観察され，前述のCXCL10（**図2**）とも正の相関がみられた[5)6)]．これらの結果から，われわれの実験モデルで観察される現象とヒトirAE病態には共通の発症メカニズムの存在が示唆され，このirAE実験モデルは，ヒトでは困難な，irAE臓器傷害をもたらす免疫反応の*in vivo*での解析を可能にする有用なツールとなるとわれわれは考えている．

おわりに—irAEマネジメントの課題と展望

今後がん治療の治療効果増強を目的として放射線療法や化学療法，ICB同士の併用療法がさらに普及すると考えられる．しかしこれら併用療法はirAEの発症率上昇，重症化も引き起こすため，ますますirAEマネジメントは重要な課題となるはずである．これまで述べたようにirAEは単一の要因で起こるわけでなく，種々の免疫応答が同時多発的に誘導・増幅され，結果的に病態が形成される．そのため，irAEの予測，病型分類には，やはり単一のマーカー因子では不十分で，多くの患者を対象とした大規模コホートにて複数因子によるサブ解析が必要になると考えられる．そして，それらの解析過程でirAEのマネジメント戦略の標的も明らかになるはずである．一方，現在のirAEの対症療法として一般的なステロイドや免疫抑制剤による非特異的免疫抑制は，抗腫瘍免疫応答をも抑制してしまう可能性が大いに考えられる[22)23)]．これらのことから，今後はICBによる抗腫瘍効果とirAE誘導性免疫応答のバランス，質的違いを見極め，それらを応用することにより，抗腫瘍効果を損なわないirAEマネジメント戦略の開発を進めるべきである．

文献

1) Postow MA, et al：N Engl J Med, 378：158-168, doi:10.1056/NEJMra1703481（2018）
2) Suijkerbuijk KPM, et al：Nat Cancer, 5：557-571, doi:10.1038/s43018-024-00730-3（2024）
3) Iwama S, et al：Sci Transl Med, 6：230ra45, doi:10.1126/scitranslmed.3008002（2014）
4) Perez-Ruiz E, et al：Nature, 569：428-432, doi:10.1038/s41586-019-1162-y（2019）
5) Nuñez NG, et al：Med, 4：113-129.e7, doi:10.1016/j.medj.2022.12.007（2023）
6) Miura Y, et al：Microbiol Immunol, 67：345-354, doi:10.1111/1348-0421.13067（2023）
7) Singh S, et al：JCI Insight：e165108, doi:10.1172/jci.insight.165108（2022）
8) Chow MT, et al：Immunity, 50：1498-1512.e5, doi:10.1016/j.immuni.2019.04.010（2019）
9) Helmink BA, et al：Nature, 577：549-555, doi:10.1038/s41586-019-1922-8（2020）
10) Meylan M, et al：Immunity, 55：527-541.e5, doi:10.1016/j.immuni.2022.02.001（2022）
11) De Martin E, et al：JHEP Rep, 2：100170, doi:10.1016/j.jhepr.2020.100170（2020）
12) Singh S, et al：JCI Insight：e165108, doi:10.1172/jci.insight.165108（2022）
13) Kasikova L, et al：Nat Commun, 15：2528, doi:10.1038/s41467-024-46873-w（2024）
14) Moyron-Quiroz JE, et al：Nat Med, 10：927-934, doi:10.1038/nm1091（2004）
15) Toi Y, et al：JAMA Oncol, 5：376-383, doi:10.1001/jamaoncol.2018.5860（2019）
16) Chye A, et al：Front Oncol, 12：894015, doi:10.3389/fonc.2022.894015（2022）
17) Ghosh N, et al：J Immunother Cancer, 10：e004008, doi:10.1136/jitc-2021-004008（2022）
18) Berner F, et al：JAMA Oncol, 5：1043-1047, doi:10.1001/jamaoncol.2019.0402（2019）
19) Das R, et al：J Clin Invest, 128：715-720, doi:10.1172/JCI96798（2018）
20) Tsukamoto H, et al：Proc Natl Acad Sci U S A, 119：e2205378119, doi:10.1073/pnas.2205378119（2022）
21) Nishimura H, et al：Immunity, 11：141-151, doi:10.1016/s1074-7613(00)80089-8（1999）
22) Bai X, et al：Clin Cancer Res, 27：5993-6000, doi:10.1158/1078-0432.CCR-21-1283（2021）
23) Verheijden RJ, et al：NPJ Precis Oncol, 7：41, doi:10.1038/s41698-023-00380-1（2023）

profile

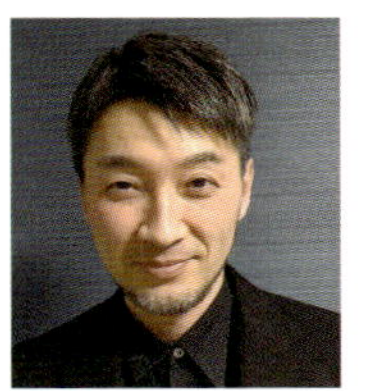

塚本博文：2006年熊本大学大学院博士課程修了，'06年より米国Trudeau研究所ポスドク，'09年より熊本大学大学院生命科学研究部免疫識別学分野助教，'16年より年同大学大学院免疫学講座講師，'21年より京都大学大学院医学研究科附属がん免疫総合研究センターに特定准教授として所属．担がん，また個体老化による免疫機能変化の分子メカニズムの解析を通じて，老齢マウスおよび臨床検体を用いて腫瘍免疫，感染症ワクチンの機能増強をめざし，基礎，前臨床研究を進めている．

column　たまたま携わったirAE研究

がん患者の高齢化が世界的に進行する現状において，ICBの効果と安全性に与える個体老化の影響は考慮されるべきである．しかし，ヒト集団のheterogeneityが前述の影響の実態解明を困難にさせている．そこで遺伝的背景が同一である老齢マウスを用いて抗腫瘍免疫応答の影響を検討しようと，腫瘍組織の病理解析をしていた．その際TLSをはじめとしたirAEの病理解析をする意図は全くなかったが，たまたまコントロールとして解析に加えた肺組織に異常な構造体を発見し「この構造体は何なのか」という単純な疑問が本irAE研究をはじめるきっかけとなった．文献情報を調べる過程で，肺傷害，重症筋無力症など特定のirAEの発生率が高齢がん患者で高い，というデータベース研究の報告を読んだときには非常に驚いたことを覚えている．明確な目的を設定し，それを達成しようとすることの重要性も実感しているが，本irAE研究は，小さいながらもこのような偶発的な出会い（serendipity）が研究生活の醍醐味だと感じる貴重な機会であった．この機会を与えてくれた環境，共同研究者に感謝したい．

（塚本博文）

がん免疫療法バイオマーカーとしてのTLS

Tertiary lymphoid structures as a nobel biomarker for cancer immunotherapy

DOI：10.18958/7721-00001-0001908-00

林 芳矩，牧野知紀，土岐祐一郎

Yoshinori Hayashi/Tomoki Makino/Yuichiro Doki：大阪大学大学院医学系研究科消化器外科学

三次リンパ様構造（tertiary lymphoid structures：TLS）は，炎症性微小環境に形成される異所性リンパ器官であり，近年がん免疫療法におけるバイオマーカーとしての臨床応用が期待されている．本稿では，TLSの免疫学的役割や臨床応用の可能性について，最新の研究成果を踏まえて解説する．特にTLSの密度や成熟度が予後や治療効果を予測する指標となることを紹介し，われわれの研究成果をもとに将来的展望を述べる．

キーワード がん免疫療法，腫瘍微小環境，免疫チェックポイント阻害剤，バイオマーカー

はじめに

三次リンパ様構造（tertiary lymphoid structures：TLS）は，慢性炎症下にある非造血組織に後天的に発生する異所性リンパ器官である．局所における宿主免疫応答の中心的な場としての機能を司り，悪性固形腫瘍の微小環境中のTLSの存在は，患者の予後や治療に影響を及ぼすことが明らかとなってきた．特に近年は免疫治療ががん治療戦略の中心になってきており，腫瘍微小環境における免疫細胞の役割がより重要視されるなかで，このTLSの基礎的な作用メカニズムと臨床データとのつながりが一層の関心を集めている．

本稿では，臨床的な観点からTLSの意義と役割を概説し，特にがん免疫療法〔免疫チェックポイント阻害剤治療（immune checkpoint inhibitor：ICI）〕に対するバイオマーカーとしての可能性について議論する．また，われわれが食道がんにおいて明らかにしたTLSの成熟に伴う構成細胞の変化やICI応答性との関連を紹介しつつ，TLSを用いた新たな治療戦略の将来展望についても考察する．

1 悪性腫瘍におけるTLSの臨床的変遷

悪性固形腫瘍の周囲組織に現れる特徴的な腫瘍浸潤免疫細胞クラスターの存在が良好な臨床転帰に関連することは，1990年代から2000年代にかけいくつかの腫瘍病理学的検討で徐々に報告されてきた．浸潤性大腸がんの隣接組織において，良好な患者予後や腫瘍の悪性度などと有意な相関を示すリンパ球凝集体が確認され，これは当初Crohn's-like lymphoid reaction（CLR）とよばれた[1)2)]．その後，他腫瘍組織でもCLRと同様の凝集パターンが存在し，B細胞とそれをとりまくT細胞の領域を有することがわかってきた．より複雑な組織学的評価が進むにつれ，この凝集体の一部は二次リンパ器官と同様の胚中心をもつ，高度に組織化された異所性リンパ器官であることが明らかとなった．2008年，他疾患（自己免疫疾患，炎症性疾患など）ですでに提唱されていた概念，すなわちTLSが悪性腫瘍においても発生し，非小細胞がんにおいてはじめて患者予後と関連することが報告された[3)]．以後は多くの悪性腫瘍でTLSが良好な予後の指標となることが示され[4)]，近年では免疫治療の拡大に伴い，TLSが疾患予後マーカーとしてだけでなく，ICIに対する応答性を予測するマーカーとなる可能性も見出されつつある[5)]．

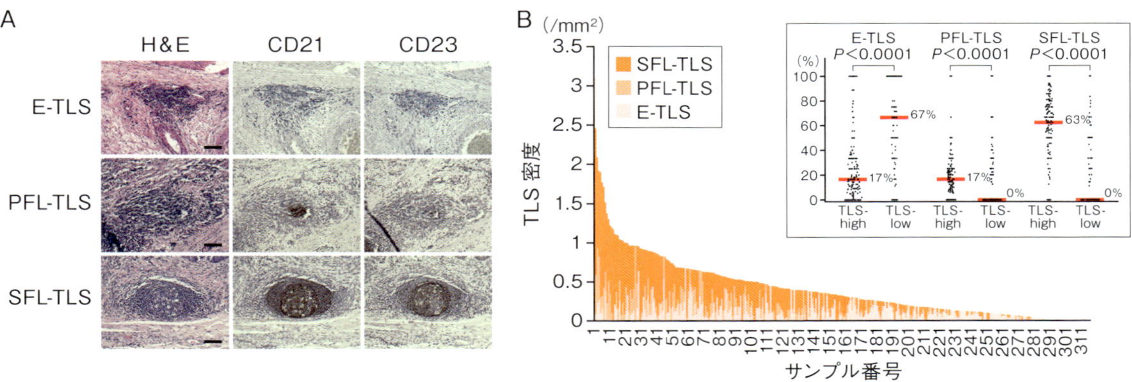

図1　成熟度別TLSの組織像と食道がんにおける発現分布
A）未成熟型（E-TLS），一次濾胞型（PFL-TLS），二次濾胞型（SFL-TLS）のH&E染色とCD21（濾胞樹状細胞マーカー）・CD23（胚中心マーカー）免疫組織化学染色の画像．B）術前無治療の外科的根治切除食道がん組織におけるTLSの発現密度と成熟度．TLS-high群では成熟したPFL-，SFL-TLSの割合が有意に高く，未成熟なE-TLSが低いことが示された．（Mann-Whittny U検定）．（文献9より引用）

2 臨床サンプルを用いたTLSの検出・定量手法

TLSは腫瘍内や腫瘍辺縁に観察されるため，基本的に組織サンプルを用いた検出を行うこととなる．最も簡便で長く行われてきた方法はヘマトキシリン・エオジン（H&E）染色による組織学的評価である．これは腫瘍組織周囲のリンパ球凝集体を実際に目視で確認するもので，TLSの局在と併せて胚中心などの組織構造を確認することで成熟性評価も行える一般的な方法である．他の方法としては特定のマーカーの免疫組織化学染色による評価があげられる．H&E染色だけでは判別できない個々の免疫細胞種（T細胞，B細胞，濾胞樹状細胞など）や脈管構造（高内皮細静脈など）を確認することで，より明確かつ詳細にTLSの評価を行うことができる（図1）．また，近年はマルチプレックス組織染色技術が出現し，さらに多彩なTLS周辺組織の評価が可能となった．この技術を用いて個々のTLSの性質を探索する試みも行われる一方で，TLSの染色マーカーにはいまだ画一的なコンセンサスがないため，染色パネルの作製には注意を要する．

さらに，近年のハイスループットシークエンシングの発展に伴い，病理学的手法と全く異なるアプローチとして増えているのが，患者組織サンプルの網羅的遺伝子発現解析によるTLSの定量である．TLSに関連する特徴的な遺伝子発現パターン（遺伝子シグネチャー）に基づいて，各サンプルのTLS発現や性質を定量的に推定し，実際の病理学的所見に代わるバイオマーカーとして用いる方法である．シングルセルRNAシークエンス技術や空間的トランスクリプトーム解析などの最新の手法を活用することで，単なるTLSの検出に留まらず，TLS内部や周囲環境で起こる未知の免疫サイクルのメカニズムを探索できる可能性も秘めている[6)]．他方，解析にはバイオインフォマティクスの技術と膨大なコストがかかることに加え，シークエンスデータの解析結果が正確にTLS発現を反映するかの検証はいまだ不十分であり，病理学的所見の方が存在診断としては勝るため，現時点では実臨床へそのまま実装することは現実的でなく，今後に期待するところである．

3 ICIバイオマーカーとしての現状と課題

TLSはICI治療に対する治療応答性や患者予後を予測しうることが多くの悪性腫瘍で示されてきた．表に近年のさまざまな悪性腫瘍のICI治療に対するTLS関連の臨床学的検討をまとめた．直近数年のみで多様な研究成果が報告されているが，多くの悪性腫瘍において，TLSの存在はICI治療に対する良好な予後や治療

表1　ICIバイオマーカーとしてのTLSに関するこれまでの臨床研究（腫瘍別）

腫瘍タイプ（症例数）	検出方法	アウトカム（予後）	アウトカム（治療反応）	ICI治療レジメン	文献
食道がん（34）	H&E, IHC, mIHC	PFS	RR	PD-1単剤	9
胃がん（19）	IHC	PFS	RR	PD-1単剤	10
胃がん（10）	IHC	NA	RR	PD-1単剤	11
胃がん（11）	H&E, IHC, mIHC	NA	RR	PD-1単剤	12
胆管がん（100）	H&E，IHC	OS（intratumoralTLS, positive/peritumoralTLS，negative）	NA	PD-1単剤	13
頭頸部がん（21）	H&E，IHC	NA	RR	PD-1＋VEGFR2併用	14
頭頸部がん（102）	RNA-seq	OS，PFS	NA	PD-1/PD-L1単剤	15
非小細胞肺がん（40）	H&E, IHC, RNA-seq	PFS	MPR	PD-1＋化学療法	16
非小細胞肺がん（20）	H&E	NA	RR	PD-1単剤	17
非小細胞肺がん（91）	IHC	NA	RR	PD-1単剤	18
非小細胞肺がん（106）	H&E，IHC	NA	RR	PD-1＋化学療法	19
非小細胞肺がん（80）	H&E	PFS	RR	PD-1/PD-L1＋化学療法	20
乳がん（34）	IHC	NA	RR	PD-1＋VEGFR2＋化学療法	21
悪性黒色腫（19）	IHC	NA	RR	PD-1単剤	22
悪性黒色腫（18）	H&E, IHC, mIHC	NA	RR	PD-1/CTLA-4単剤	23
悪性黒色腫（186）	RNA-seq	OS	NA	PD-1/CTLA-4単剤	24
軟部肉腫（30）	H&E	PFS	NPR，RR	PD-1単剤	7
腎細胞がん（274）	IHC	PFS	RR	PD-1単剤	25
腎細胞がん（230）	H&E，IHC	OS，PFS	RR	PD-1/PD-L1＋TKI併用	26
尿路上皮がん（26）	IHC，RNA-Seq	PFS	RR	PD-L1＋CTLA-4併用	27
尿路上皮がん（97）	IHC	PFS	RR	PD-1単剤	28
尿路上皮がん（24）	mIHC	NA	pCR	PD-1＋CTLA-4併用	29
尿路上皮がん，悪性黒色腫（298）	RNA-seq	OS	RR，DCR	PD-1/PD-L1単剤	30
膀胱がん（348）	H&E，RNA-seq	OS	RR	PD-1単剤	31
膀胱がん（168）	RNA-seq	NA	CRR	PD-1単剤	32
固形悪性腫瘍（139）	RNA-Seq	PFS	NA	PD-1，PD-L1，CTLA-4（単剤，併用）	33
固形悪性腫瘍（328）	H&E，IHC	NA	RR	PD-1/PD-L1単剤	34

CRR（complete response rate：完全奏効率），DCR（disease control rate：病勢コントロール率），H&E（hematoxylin eosin staining：ヘマトキシリン・エオジン染色），IHC（immunohistochemistry：免疫組織化学染色），mIHC（multiplex IHC：マルチプレックス免疫組織化学染色），MPR（major pathological response：病理学的奏効），NA（not applicable：該当なし），NPR（non-progression rate：無増悪率），OS（overall survival：全生存期間），pCR（pathological complete response：病理学的完全奏効），PFS（progression-free survival：無増悪生存期間），RNA-seq（RNA-sequencing：RNAシークエンス解析），RR（response rate：奏効率），TKI（tyrosine kinase inhibitor：チロシンキナーゼ阻害剤），VEGFR2（vascular endothelial growth factor receptor 2：血管内皮細胞増殖因子受容体2）．

効果と関連することが示されている．これらのなかには軟部肉腫のような一般にICIの効果が限定的といわれている腫瘍に対する報告[7]もあり，この腫瘍横断的な結果こそが，TLSが強力なバイオマーカーたりうる可能性を後押ししているように考えられる．ICIに対する既知の有名なバイオマーカー候補として，腫瘍浸潤リンパ球（tumor infiltrating lymphocyte：TIL）や腫瘍組織遺伝子変異総量（tumor mutation burden：TMB），また一部の抗PD-1抗体治療のコンパニオン診断に用いられるPD-L1発現率（tumor proportion score：TPS，combined positive score：CPS）があげられるが，これらもがん種によっては治療応答に一貫

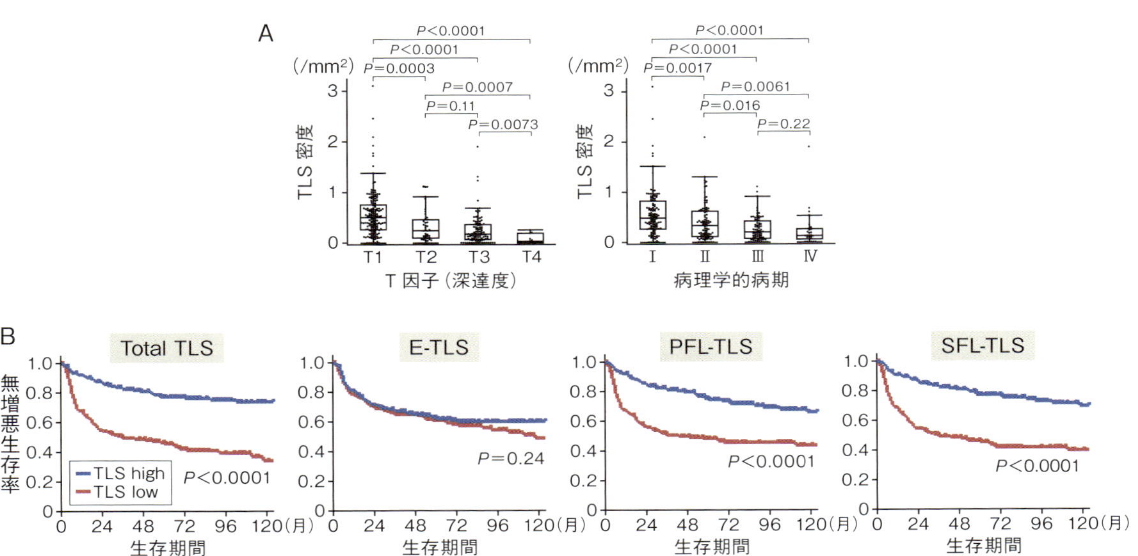

図2　食道がんにおけるTLS密度・成熟度と臨床病理学的因子・予後との関連
A）病理学的腫瘍深達度・病期の進行とともにTLS密度の低下を認めた．（Mann-Whitney U検定）．B）全TLSおよび各成熟度別TLS密度に基づく術後予後解析．TLS高密度は予後良好であることに加え，成熟したTLSほど予後の階層化が顕著になることが示された．（Log-rank検定）．（文献9より引用）

した関連がなく，普遍的なバイオマーカーとしてはいまだ確立されていない．興味深いことに，非小細胞肺がんなどのいくつかの悪性腫瘍では，TLSがこれらのTIL，TMB，PD-L1発現率とは独立して，かつより有意に抗PD-1/PD-L1抗体治療の奏効率や全生存期間（overall survival：OS），無増悪生存期間（progression-free survival：PFS）と関連したとの報告もあり，既存のバイオマーカーに代わる新たな予測マーカーとなる可能性が期待できる．一方，TLSにはいくつかの課題が存在する．1つは**2**で述べた通り，前提として検出には外科的切除や生検による組織サンプルを必要とするため，非侵襲的検査による治療前評価やフォローアップによる経時的評価が困難である場合が多い．また，がん種によりTLSの分布や周囲組織が異なるため，一元的なTLSの定義や検出方法，臨床的意義の見解の統一が困難である．一部の悪性腫瘍ではTLSの分布・発現によってその臨床的意義が異なる点も課題の1つであり，例えば肝細胞がんでは腫瘍内TLSが良好な予後と関連する一方，腫瘍辺縁TLSは再発や不良な予後と関連する傾向があったとする報告もある[8]．これらのTLS発現における腫瘍周囲での不均一性や臨床的意義の不一致性は，TLS内の潜在的な免疫抑制メカニズム（制御性免疫細胞の存在，抑制的サイトカインの分泌など）がかかわっている可能性があり，今後のトランスレーショナル研究に基づくさらなる知見の蓄積が臨床応用に向け必要であると考える．

4　食道がんにおけるTLSの役割と意義

前述の通りバイオマーカーとしてのTLSの臨床応用への可能性は高まっているが，悪性腫瘍によってその分布や意義は異なり，個別の研究の蓄積が必要である．われわれは，食道扁平上皮がんにおけるTLSの役割と意義を調べるため，2つのコホートからなる根治的手術切除サンプル350例（術前無治療コホート316例，術後再発ICI治療コホート34例）の解析を行った．

① 食道がんにおけるTLSの発現・分布・成熟性と臨床転帰

術前無治療サンプル316例を用いて食道がんにおけるTLSの形成密度，分布，成熟度を評価した．成熟度については形態的特徴とCD21，CD23の発現に基づき，未成熟型（E-TLS），一次濾胞型（PFL-TLS），およ

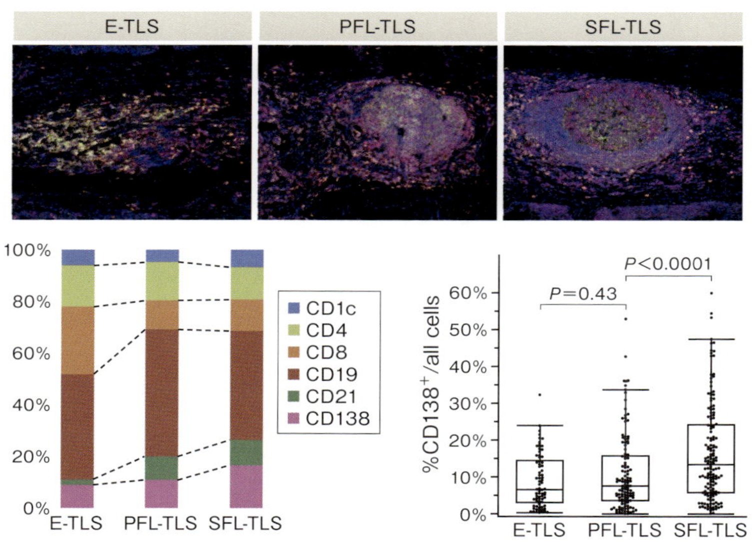

図3　食道がんにおける成熟度別TLSのマルチプレックス蛍光免疫染色組織像

未成熟型（E-TLS），一次濾胞型（PFL-TLS），二次濾胞型（SFL-TLS）を各マーカーにより多重染色し，画像解析ソフトを用いて構成細胞分析を行った．成熟したTLS，特にSFL-TLSにおいてCD138⁺細胞（形質細胞）が著しく増加しており，腫瘍特異的抗体の生成と体液性免疫の動員を介して腫瘍抑制へ寄与している可能性が示唆された．(Mann-Whitney U検定)．（文献9より引用）

び二次濾胞型（SFL-TLS）の3段階に分類した．TLSは主に腫瘍周囲に形成され，TLS密度が高い患者（TLS-high）群は低い患者（TLS-low）群と比較して成熟したTLSの割合が大きいことが確認された．また，腫瘍の進行度〔病理学的病期，T因子（深達度）〕が低いほどTLS密度が高いことが確認された（**図2A**）．

これらのTLSの発現・成熟性をもとに，TLSが患者の予後に与える影響を調べたところ，TLS-high群は有意に延長した予後（2年PFS：81.1 vs 48.9％，$P<0.0001$）を示した（**図2B**）．特に，成熟したTLSほどこの予後の層別化が顕著となり（2年PFS：E-TLS；65.2 vs 65.0％，$P=0.24$．PFL-TLS；79.9 vs. 50.0％，$P<0.0001$．SFL-TLS；81.1 vs. 48.8％，$P<0.0001$），胚中心を有するSFL-TLSが局所免疫を活性化させ腫瘍の進展を効果的に抑制している可能性が示唆され，TLSの成熟度が予後予測において重要であることが示された．

② TLS成熟度と構成細胞

マルチプレックス免疫蛍光染色による解析では，TLSの成熟度が進むにつれ，免疫細胞の構成比に変化がみられることが示された．すなわち，成熟したTLSほど構成細胞数と細胞種が豊富となり，特にPFL-TLSと比較してSFL-TLSではCD138⁺形質細胞の割合が顕著に増加することが確認された（7.5 vs 13.4％，$P<0.0001$）（**図3**）．形質細胞は主に抗体産生に関与することから，成熟TLSの胚中心内では体細胞超変異やクラススイッチといった抗体親和性成熟がさかんに行われ，腫瘍特異的抗体を生成する免疫系を動員することでより強力に腫瘍を抑制するという，TLSの成熟度と臨床データの関連を支持する機序が示唆された．

③ 食道がんICI治療における治療応答予測指標としてのTLS

術後再発に抗PD-1治療を行った34例に対して初回手術時の原発巣組織におけるTLS評価を行ったところ，ICI治療効果が高い症例ほどTLS密度が高く（responder割合：47.1 vs 5.9％，$P=0.0017$），また成熟TLSの割合が高い傾向を認めた．またTLS-high群は，ICI治療後の予後も有意に延長していた（median PFS；160 vs 52日，$P=0.0040$）（**図4**）．この結果は，TLSが転移・再発巣におけるICI治療応答性を治療前

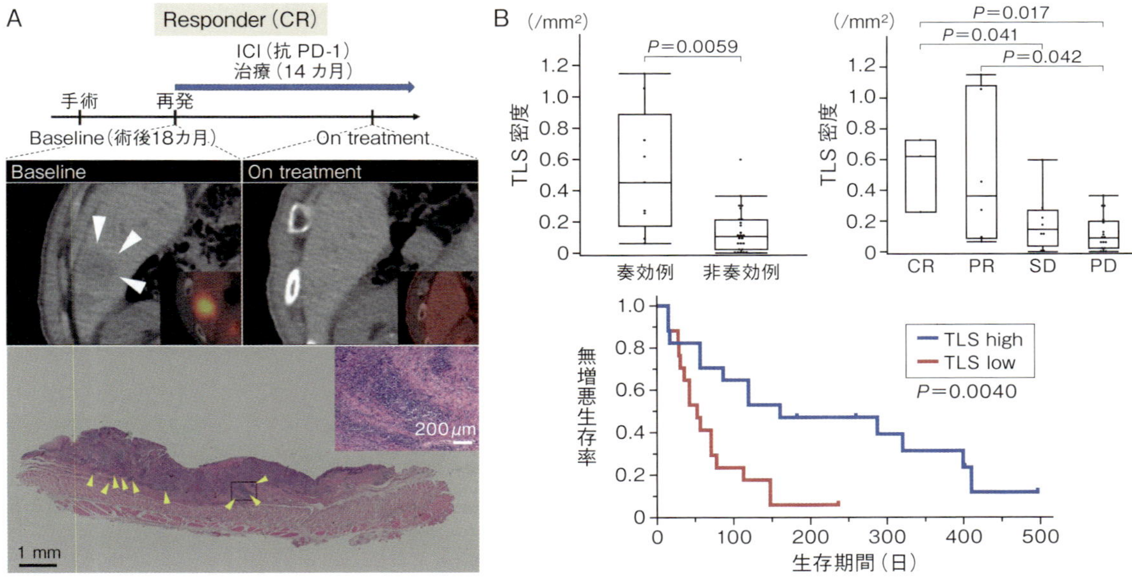

図4　食道がんにおけるTLS発現と抗PD-1治療応答性の関連
A) 術後肝転移再発に対して抗PD-1治療が奏効した一例の臨床所見．初回手術時原発巣組織において，TLSが腫瘍辺縁に散在する（矢印）．B) (初回手術時の切除標本における）原発巣TLS密度と，術後再発に対する抗PD-1治療の治療効果・予後との関連．奏効例（CR，PR）は非奏効例（SD，PD）と比較してTLS密度が高く，またTLS-high群は抗PD-1治療コホートにおいても良好な患者予後を予測しうることが確認された．(Log-rank検定)．(文献9より引用)

において予測しうることを示しており，食道がんにおける個別化医療の重要なバイオマーカーとなりうる可能性が示唆された．

5 TLSを活用したがん治療戦略の展望

リンパ組織新生の生物学的メカニズムやTLSを有する患者の転帰に一定の良好な影響を及ぼすことなどが明らかとなるにつれ，TLSの誘導を通じた将来のがん治療への期待が高まっている．最近の前臨床研究ではTLS形成を促進しうる因子として，CXCL13，CCL21，IL33などのケモカインやサイトカイン[35)36)]，それらの相互作用を介しリンパ組織新生のドライバーとなる一部のBリンパ球や間質細胞[37)38)]などが同定されており，これらを患者体内に局所注射および細胞移入することでTLSを誘導できる可能性が広がりつつある．また，一部のがんワクチンによるTLS発現のアジュバンド効果なども報告されている[39)]．

この治療的介入によるTLSの誘導に，前述したTLSをバイオマーカーとした患者プロファイリングを組合わせることで，既存のICI治療に抵抗性を示す患者に対しても免疫促進的な微小環境へと変化させることが将来可能となるかもしれない．TLSを用いた画期的な個別化医療を実現させることが，多様ながん治療戦略の未来を切り開く重要な方向性として，今後ますます注目されるであろう．

おわりに

TLSに関する臨床的知見は，この10年間で生物学的および腫瘍免疫学的な理解の進展とともに著しく向上した．本稿で紹介した遡及的研究は，TLSがICIの治療効果・予後を予測する有力なバイオマーカーとなりうることを示している．今後さらにTLSの有用性を確立するためには，多様な腫瘍タイプを対象とした前向き臨床試験による検証，また，先に述べたTLSが形成されない症例・がん種に対する新たな治療の構築が重要な課題である．これらの取り組みにより，TLSを中心としたテーラーメイド治療戦略がさらに発展し，患者の治療成績向上に寄与することを期待する．

文献

1）Graham DM & Appelman HD：Mod Pathol, 3：332-335, doi:undefined（1990）
2）Harrison JC, et al：Hum Pathol, 26：31-38, doi:10.1016/0046-8177(95)90111-6（1995）
3）Dieu-Nosjean MC, et al：J Clin Oncol, 26：4410-4417, doi:10.1200/JCO.2007.15.0284（2008）
4）Fridman WH, et al：Nat Rev Clin Oncol, 14：717-734, doi:10.1038/nrclinonc.2017.101（2017）
5）Lauss M, et al：Clin Cancer Res, 28：1751-1758, doi:10.1158/1078-0432.CCR-21-1130（2022）
6）Liu Y, et al：Nat Commun, 15：7713, doi:10.1038/s41467-024-52153-4（2024）
7）Italiano A, et al：Nat Med, 28：1199-1206, doi:10.1038/s41591-022-01821-3（2022）
8）Ding GY, et al：J Hepatol, 76：608-618, doi:10.1016/j.jhep.2021.10.030（2022）
9）Hayashi Y, et al：Br J Cancer, 128：2175-2185, doi:10.1038/s41416-023-02235-9（2023）
10）Mori T, et al：PLoS One, 17：e0262455, doi:10.1371/journal.pone.0262455（2022）
11）Mori T, et al：Cancer Sci, 112：1746-1757, doi:10.1111/cas.14888（2021）
12）Hu C, et al：Gastroenterology, 166：1069-1084, doi:10.1053/j.gastro.2023.10.022（2024）
13）Shang T, et al：Front Immunol, 14：1166497, doi:10.3389/fimmu.2023.1166497（2023）
14）Yuan L, et al：Nat Commun, 14：4893, doi:10.1038/s41467-023-40402-x（2023）
15）Liu Z, et al：Cancer Immunol Immunother, 72：1505-1521, doi:10.1007/s00262-022-03310-5（2023）
16）Sun X, et al：J Immunother Cancer, 10：e005531, doi:10.1136/jitc-2022-005531（2022）
17）Cottrell TR, et al：Ann Oncol, 29：1853-1860, doi:10.1093/annonc/mdy218（2018）
18）Hummelink K, et al：Clin Cancer Res, 28：4893-4906, doi:10.1158/1078-0432.CCR-22-0992（2022）
19）Xu F, et al：Thorac Cancer, 15：172-181, doi:10.1111/1759-7714.15175（2024）
20）Liu Y, et al：Hum Vaccin Immunother, 19：2285902, doi:10.1080/21645515.2023.2285902（2023）
21）Liu J, et al：Nat Commun, 13：3011, doi:10.1038/s41467-022-30569-0（2022）
22）Edmonds NL, et al：Melanoma Res, 32：440-450, doi:10.1097/CMR.0000000000000855（2022）
23）Helmink BA, et al：Nature, 577：549-555, doi:10.1038/s41586-019-1922-8（2020）
24）Cabrita R, et al：Nature, 577：561-565, doi:10.1038/s41586-019-1914-8（2020）
25）Carril-Ajuria L, et al：J Immunother Cancer, 10：e004885, doi:10.1136/jitc-2022-004885（2022）
26）Xu W, et al：MedComm (2020), 5：e461, doi:10.1002/mco2.461（2024）
27）Gao J, et al：Nat Med, 26：1845-1851, doi:10.1038/s41591-020-1086-y（2020）
28）Komura K, et al：Cancer Sci, 114：4622-4631, doi:10.1111/cas.15976（2023）
29）van Dijk N, et al：Nat Med, 26：1839-1844, doi:10.1038/s41591-020-1085-z（2020）
30）Li X, et al：Med Oncol, 39：43, doi:10.1007/s12032-021-01635-2（2022）
31）Groeneveld CS, et al：Eur J Cancer, 148：181-189, doi:10.1016/j.ejca.2021.01.036（2021）
32）Zhou L, et al：Oncoimmunology, 10：1915574, doi:10.1080/2162402X.2021.1915574（2021）
33）Wu Z, et al：Front Immunol, 13：865596, doi:10.3389/fimmu.2022.865596（2022）

column　TLSに見る人間社会―がんと闘う“組織”の力

がん免疫に関する研究を進めるなかで，私はしばしば人間の社会，殊に傷病と向き合う医療従事者の社会について考えさせられる．異なる機能（専門）をもつ多様な免疫細胞が互いに補い合いながら連携し，組織的にがんという厄介な敵と戦う姿は，まるで病院で働く各診療科・各部署の医師や看護師たちを見るようだ．このように捉えると，今回のテーマであるTLSは，まさに戦地に設けられたベースキャンプ，あるいは病院内で医師が集う医局のような存在である．現場に近いがゆえにさまざまな負荷にさらされ，教育と疲弊のターンオーバーをくり返しながら，人も情報も絶えず集積と発散をくり返す．そして，その激動のなかにも，組織としての確かな秩序が形成されていく．では，成熟したTLSはどのように形成されるのか．その内因性・外因性の誘導が，がんやその周囲環境にどのような影響を与えるのか．勤務医という１つの組織に属する身として，こうした研究はまるで人間観察や社会実験のようにも感じられる．自身の研究結果や新たに発表された研究報告を確認するたび，「自分の環境に対する解釈や正解がここにあるのでは」という禅問答のような感覚に陥りつつ，私は期待を込めて日々研究を続けている．（林　芳矩）

34) Vanhersecke L, et al：Nat Cancer, 2：794-802, doi:10.1038/s43018-021-00232-6（2021）
35) Delvecchio FR, et al：Cell Mol Gastroenterol Hepatol, 12：1543-1565, doi:10.1016/j.jcmgh.2021.06.023（2021）
36) Amisaki M, et al：Nature, doi:10.1038/s41586-024-08426-5（2025）
37) Rodriguez AB, et al：Cell Rep, 36：109422, doi:10.1016/j.celrep.2021.109422（2021）
38) Peske JD, et al：Adv Cancer Res, 128：263-307, doi:10.1016/bs.acr.2015.05.001（2015）
39) Lutz ER, et al：Cancer Immunol Res, 2：616-631, doi:10.1158/2326-6066.CIR-14-0027（2014）

profile

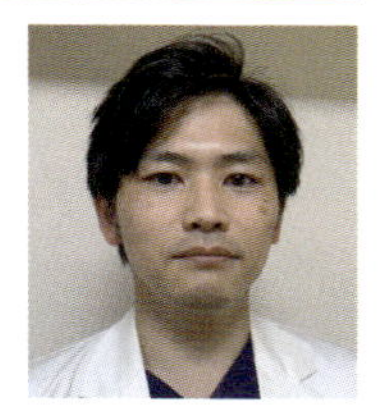

林　芳矩：2014年大阪大学医学部医学科卒業．消化器外科医として大阪急性期・総合医療センター，市立吹田市民病院にて臨床の研鑽を積んだ後，大阪大学大学院医学系研究科消化器外科学にて腫瘍免疫に関する研究を行う．'23年博士課程修了．現在は米国セントジョンズがん研究所に留学中．腫瘍免疫微小環境の変化に伴う免疫治療耐性機構の研究に取り組む．

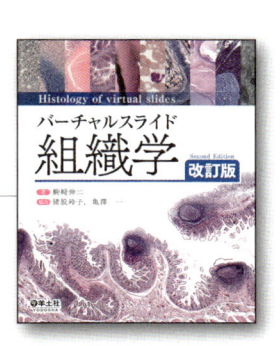

腫瘍局所の免疫サイクルに着目した新規がん免疫療法の開発

Development of cancer immunotherapies focusing on new cancer immununity cycle

DOI：10.18958/7721-00001-0001909-00

濵西潤三

Junzo Hamanishi：京都医療センター産科婦人科／京都大学大学院医学研究科婦人科学産科学

三次リンパ様構造（TLS）は，がんに対する免疫応答の場として注目されており，腫瘍組織にTLSを効率よく誘導することで，抗がん治療の向上が期待されている．特に，TLS内での抗腫瘍免疫を再活性化する基礎研究をもとに，免疫チェックポイント阻害薬や，免疫賦活化分子，化学療法や放射線治療などを最適に組合わせることにより，TLSを誘導する手法の開発や，TLS陽性がんに対する新たな複合治療の臨床試験も数多く進んでおり，新たながん治療開発が展開している．

キーワード　三次リンパ様構造，TLS，TLS陽性腫瘍，がん免疫サイクル，複合免疫療法

はじめに

がん組織に認める三次リンパ様構造（tertiary lymphoid structures：TLS）は，腫瘍に対する局所免疫が活性化し，抗腫瘍免疫応答が活発に行われている所見として，さまざまながん種で報告され，患者の予後やある種のがん治療の効果予測因子として注目されている．2013年にがん免疫サイクル（cancer-immunity-cycle：CIC）の7ステップの概念を提唱したMellman博士は，その10年後に，T細胞の腫瘍内浸潤とT細胞のがん認識の間に，TLSの概念を挿入し，新しいCICコンセプトとして提唱した[1]．実際，**林らの稿**のようにさまざまながん種において，TLSの免疫マーカーとしての重要性が解明されてきている．そしてTLSを腫瘍組織に誘導することができれば，腫瘍微小環境（TME）に効率的な抗腫瘍免疫応答を惹起することができると考えられている．そこで本稿では，がん組織にTLSを誘導する基礎的検討とともに，現在さまざまながん種に対して進行している，新しいがん治療法の臨床試験について概説する．

1 TLSを誘導するがん治療の開発

これまでに，TLSはさまざまながん治療によって腫瘍局所に誘導されることがわかっており，ほとんどの固形腫瘍において予後や薬効と関連している．そのため，個々の治療が，TLSの形成と機能に及ぼす影響を理解することが重要であり，さらにTLSの形成を誘導できる治療法がさかんに開発されつつある（**図，表**）[2)〜4)]．

2 サイトカインによるTLSの誘導

これまでの基礎・臨床研究から，TLS関連のサイトカインの外因性投与および内因性産生は，TLSの形成を効率的に誘導することが報告されており，そのなかで最も一般的なものは免疫促進型補助シグナル因子LIGHT（TNFSF14，CD258）とケモカインCXCL13である．LIGHTは，リンフォトキシンβ受容体（LTβR）と相互作用し，サイトカイン分泌および免疫細胞の動員を促進して，TLS形成を誘導する[5]．マウスLIGHTタンパク質を腫瘍血管に送達するLIGHT血管標的ペプチドは，TLS形成を誘導し，腫瘍血管分布を正常化することで腫瘍増殖を抑制し，さらにがんワクチン併用にてマウスの生存期間を延長した[6]．一方で，

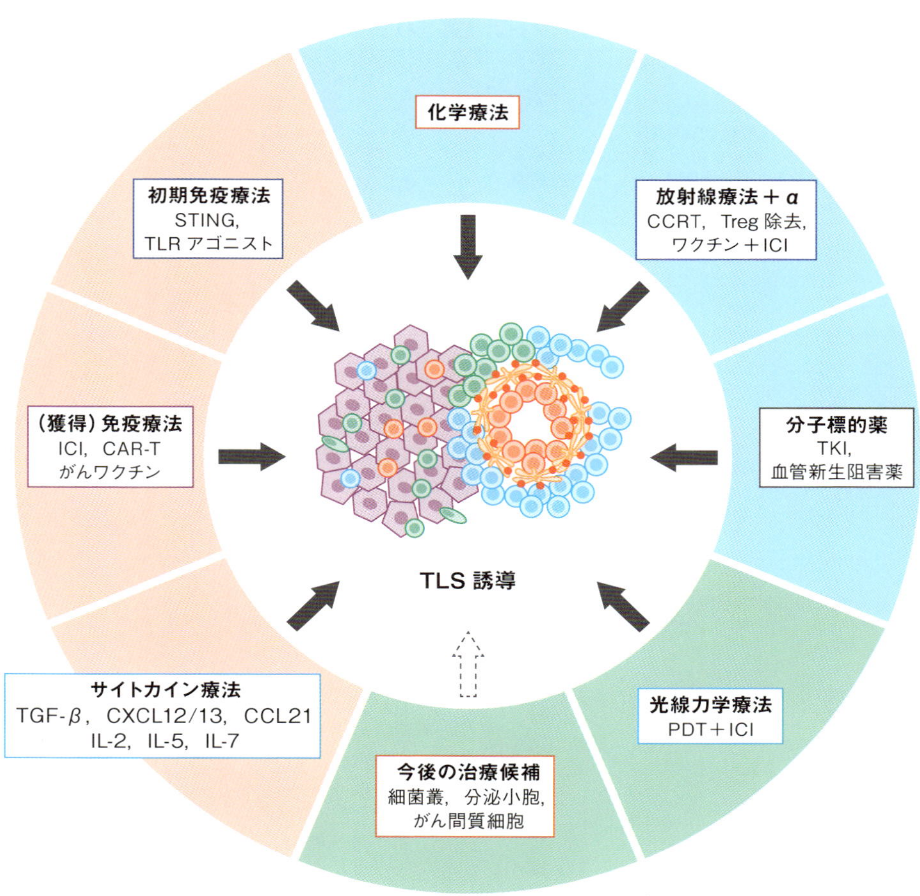

図　TLSを誘導するがん治療

STING，(stimulator of interferon gene)，TLR（Toll like receptor），CCRT（concurrent chemoradiation：化学放射線治療），Treg（regulatory T cell：制御性T細胞），TKI（tyrosine kinase inhibitor：チロシンキナーゼ阻害薬），PDT（photo dynamic therapy：光線力学療法），ICI（immune checkpoint inhibitor：免疫チェックポイント阻害薬），CAR-T（chimeric antigen receptor T cell：キメラ抗原受容体T細胞）．（文献2～4をもとに作成）

CXCL13はTLSの形成と成熟に重要な役割を果たしている．われわれは，ヒト卵巣がんのRNA ISH染色により，CXCL13は未熟状態では主に$CD4^+$T細胞から，成熟状態ではFDCから分泌されることを報告した．さらにマウス卵巣がんモデルに対して，組換えCXCL13の腹腔内注射を行うことでTLS形成が誘導され，マウスの生存時間が延長されることを見出した[7]．さらにCXCL13を含むLT$\alpha 1\beta 2$，CCL19，CCL21，CXCL12，可溶性RANKリガンドの追加投与によってTLS形成が促進した[8]．またマウス膵がんモデルにて，CXCL13とCCL21の同時腫瘍内注射を行うと，腫瘍局所におけるCCケモカイン受容体5（CCR5）発現B細胞およびCCR5/CCR7発現T細胞浸潤が増加し，TLS形成が誘導され，腫瘍増殖が低下した[9]．さらにIL-7やTGF-βは，卵巣がんモデルにおいて，濾胞性ヘルパーT（Tfh）細胞を誘導し，Tfh細胞の周囲でTLS形成が誘導された[10]．

また腫瘍溶解性アデノウイルスを介して送達されたIL-15によって，樹状細胞（DC）におけるSTING-TBK1-IRF3経路が活性化することにより，腫瘍血管の正常化とTLSの形成を促進した[11]．一方でマウスTNFαおよびmIL-2をコードする非複製アデノウイル

表　TLS陽性腫瘍における免疫チェックポイント阻害薬を検討する進行中の臨床試験

Trial	研究名	対象	薬物	アーム（群）とコホート（集団）	段階	NCT ID
CONGRATS	進行性または転移性軟部肉腫患者におけるニボルマブとレラトリマブの併用：概念実証ランダム化第Ⅱ相試験	成熟TLS陽性 軟部肉腫	抗PD1抗体 ニボルマブ	アームA：ニボルマブとレラトリマブ	Ⅱ	04095208
			抗LAG3抗体 レラトリマブ	アームB： ノボルマブ単独		
CAIRE	エピジェネティック療法と免疫療法を組み合わせてがんを克服する	INF-γシグネチャー陽性and/or TLS陽性乳がん	抗PD-L1抗体 デュルバルマブ	コホートC：INFγ陽性および/またはTLS陽性の転移性固形腫瘍患者	Ⅱ	04705818
			EZH2阻害剤 タゼメトスタット			
REGOMUNE	固形腫瘍におけるレゴラフェニブとアベルマブの併用療法の第Ⅰ/Ⅱ相試験	免疫シグネチャー（TLS陽性） 固形腫瘍 （軟部肉腫含む）	抗PD-L1抗体 アベルマブ	コホートI：免疫シグネチャー（TLS陽性）を有する固形腫瘍（軟部肉腫を含む）	Ⅰ/Ⅱ	03475953
			多標的TKI レゴラフェニブ			
SPARTO	小児および成人の難治性または再発性固形腫瘍に対するスパルタリズマブと低用量パゾパニブ	成熟TLS陽性 小児/成人 固形腫瘍	抗PD1抗体 スパルタリズマブ	小児コホート：成熟TLS陽性固形腫瘍	Ⅰ/Ⅱ	05210413
			多標的TKI パゾパニブ	成人コホート：成熟TLS陽性固形腫瘍		
TRUST	進行性肉腫患者の治療におけるビントラフスプアルファと塩酸ドキソルビシン	免疫活性サブタイプ（TLS陽性） 固形腫瘍（軟部肉腫含む）	抗PD-L1/TGFβ融合タンパク ビントラフスプアルファ	サブグループA：炎症性腫瘍を有する軟部肉腫（成熟TLS陽性）	Ⅱ	04874311
			化学療法 ドキソルビシン			
TORNADO	特定の肉腫患者に対する術前化学療法とレチファンリマブ	成熟TLS陽性 軟部肉腫	抗PD1抗体 レチファンリマブ	アームA：化学療法のみ	Ⅱ	04968106
			化学療法 イホスファミドおよびドキソルビシン	アームB：レチファンリマブと化学療法		
INFORM2	小児および青年高リスクの難治性悪性腫瘍に対するニボルマブとエンチノスタット	TLS陽性 悪性腫瘍	抗PD1抗体 ニボルマブ	グループE：TLS陽性高リスク難治性/再発性/進行性腫瘍	Ⅰ/Ⅱ	03838042
			HDAC阻害剤 エンチノスタット			
SYSKY-2023-1282-02	術前化学療法後のTLSを伴う非pCR TNBCに対するカペシタビンとカムレリズマブの併用に関する研究	TLS陽性 乳がん	抗PD1抗体 カムレリズマブ	アームA：カムレリズマブ+カペシタビン	Ⅲ	06313463
			化学療法 カペシタビン	アームB：プラセボ+カペシタビン		
EMPIRE	三次リンパ様組織を有する腫瘍におけるMDMDおよびPD1の標的化	TLS陽性 軟部肉腫	抗PD1抗体 エザベンリマブ	コホートA： 軟部肉腫	Ⅱ	06084689
		TLS陽性 固形腫瘍	MDM2-p53拮抗薬 ブリギマドリン	コホートB：固形腫瘍（NSCLC, TNBC, MSS-CRC, BTC）		
TAYLOR	成熟した三次リンパ様組織固形腫瘍患者におけるMEDI5752	成熟TLS陽性 固形腫瘍	抗PD1/CTLA4二重特異性抗体 ボルストミグ	コホートA：TLS陽性IO未治療固形腫瘍	Ⅱ	05888857
				コホートB：TLS陽性PD1/PDL1抗体既治療固形がん		
NeoSarc	TLS陽性選択切除可能STSにおけるペムブロリズマブ+/−オラパリブの評価とそれに続く補助ペムブロリズマブの評価研究	TLS陽性 未分化多形肉腫	抗PD1抗体 ペンブロリズマブ	コホート1：未分化多形肉腫	Ⅱ	06116578
		TLS陽性 脱分化脂肪肉腫	PARP阻害剤 オラパリブ	コホート2：脱分化脂肪肉腫		

BTC：胆道がん．CTLA4：細胞傷害性Tリンパ球関連タンパク質4．EZH2：zeste2ポリコーム抑制複合体2サブユニットのエンハンサー．HDAC：ヒストン脱アセチル化酵素．IO：免疫腫瘍薬．LAG3：リンパ球活性化遺伝子3．MSS-CRC：マイクロサテライト安定性大腸がん．NSCLC：非小細胞肺がん．PARP：ポリADPリボースポリメラーゼ．PD1：プログラム細胞死1．PD-L1：プログラム細胞死リガンド1．TKI：チロシンキナーゼ阻害剤．TLS：三次リンパ様構造．TNBC：トリプルネガティブ乳がん．（文献2～4をもとに作成）

スでは，TLSおよび胚中心（GC）形成に関連する遺伝子シグネチャーが優位となり，抗PD-L1/抗PD-1抵抗性頭頸部がんにおけるB細胞性反応を著しく増強した[12]．以上，さまざまなサイトカインがTLS誘導メカニズムに関与していることが報告されているが，現時点で即，臨床応用できるものは限られている．

3 化学療法，放射線治療とTLS

次に化学療法の抗腫瘍効果には，主にDNA合成と細胞分裂の阻害，アポトーシスの誘導などが知られており，さらに治療に伴う免疫原性細胞死（ICD）型と非ICD型に分類される[13]．これまでに，5-フルオロウラシル，オキサリプラチン，プラチナベース，ドキソルビシンなどの薬剤は，主にICDカテゴリーに属しており，特に大腸腺腫性ポリポーシス生殖細胞系列変異を有する患者の肝芽腫に対して，シスプラチン投与後に広範な腫瘍内TLSの形成を誘導することが報告されている[14]．またICD型化学療法を術前に受けた膵がん患者の腫瘍検体では，TLS内で$CD8^+$T細胞，$PNAd^+$高内皮細静脈（HEV），マクロファージ，$Ki\text{-}67^+$細胞の割合が高くなり，$PD\text{-}1^+$免疫抑制リンパ球が少なくなり，予後が良好であった[15]．またマウス黒色腫モデルでは，ドキソルビシン治療により$CD8^+$T細胞浸潤が増加し，B細胞とDCが活性化され，TLS形成が誘導された．さらに膵がん患者に対する放射線療法と化学療法の相乗的適用は，免疫応答を増強することが知られており，術前化学放射線療法（NACRT）はTMEの細胞構成に影響を与えると考えられている．TLS内の$CD8^+$T細胞，$PNAd^+$HEV，マクロファージ，および$Ki67^+$細胞の割合は，NACRT群でコントロール（手術）群に比して有意に増加し，患者の全生存期間が延長した[16]．以上から，これまでわれわれが行ってきた標準的な殺細胞性がん治療のなかにもTLSを誘導することで，免疫応答を誘導し，相乗的に抗がん効果を示していたものがあり，さらなる併用療法でより効果的ながん治療法を導くことができる可能性が示されている．

4 免疫療法とTLS

免疫チェックポイント阻害薬（ICI）を中心に，腫瘍溶解性ウイルス療法，キメラ抗原受容体T細胞（CAR-T）療法などの免疫療法のなかにはTLSを強力に誘導するものもある．特にヒト乳頭腫ウイルスHPV16E6/E7治療ワクチンを筋肉内注射した後，子宮頸がん患者の子宮頸部間質に多数のT細胞とB細胞が蓄積し，TLSが誘導される[17]．また膵管腺がんに対して，放射線照射とともに同種ワクチンを投与した後，膵臓がん患者の85％で腫瘍内TLSが形成され免疫抑制状態が改善された[18]．一方で，マウス神経膠腫モデルでは，CD40アゴニスト抗体を投与して$CD11b^+$B細胞依存的に全身送達することで髄膜付近でTLSを誘発することができた．このことから神経膠腫の免疫抑制性TMEを改善することが期待される[19]．B16-OVAマウスでは，抗PD-L1単独療法または抗CTLA-4と抗PD-1の併用療法のいずれかによる治療により，TLSの存在量とサイズが大幅に増加した．これらの結果よりTLS内のT細胞数が増加し，TLSの細胞構造の変化が誘発される可能性があることが判明した．特に，ICI治療を受けた後，TLSはより顕著な細胞領域と明暗領域のあるGCを有し，より成熟した段階のTLSが誘発されていることが示された[20][21]．一方で，甲状腺腫瘍患者の前臨床実験と単一細胞RNAシークエンシング（scRNA-seq）解析により，抗PD-1治療とVEGF/PDGFシグナルを標的とするファミチニブの併用によって，甲状腺腫瘍でTLSを効果的に誘導可能だと判明している[22]．

5 その他の潜在的な治療法とTLS

これまでに，一部のがん種で，光感受性物質と光源を組合わせ，酸素に依存した光線力学反応を誘導する光線力学療法（PDT）が進められてきた．皮膚扁平上皮がん（cSCC）におけるPDTの治療メカニズムには，主に免疫調節ならびにNF-κB，TLR，PI3K-Akt，TNF，およびMAPKシグナル伝達経路が関与している[23]．例としてアミノレブリン酸ベースのPDT（ALA-PDT）は，移植されたcSCCのマウスモデルにおいてPD-L1阻害の抗腫瘍効果を高め，ケモカインCCL2,

CCL8, CCL19, CCL21a, CCL21b, CXCL9, CXCL13の増加を誘導し，TLSの密度と成熟度を高めた[24]．

TLSの形成を誘導する他の刺激としては，今後，間質細胞移植，腸内微生物移植，皮膚感覚神経除去，エクソソーム由来小胞の注入などが次世代の増感治療として期待されている．

6 TLSを標的とした新たな臨床試験

これまでのがん種横断的な腫瘍のTLS分布とがん免疫治療効果との関係を加味した（免疫学的にHOTな腫瘍に対する）臨床試験が数多く進んでいる（**表**）．

特に軟部肉腫を含むさまざまなTLS陽性の肉腫や，TLS陽性の固形がんを対象に，ICI＋αの複合免疫療法によってその治療効果を評価する試験が複数同時に進行している[2)〜4)]．

おわりに

ICIを中心に，がんに対する複合免疫療法の時代となり，局所免疫誘導の指標と期待されるTLSに対して，ゲノム・エピゲノムを含むオミクス解析が進んでおり，複雑なその分布や機能が解明されつつあるとともにその多様性も指摘されている．そしてTLSを腫瘍に誘導する多くの治療開発が進みつつあり，新たな治療ブレイクスルーも期待されている．しかしながら一方で，TLS形成は，がん組織だけでなく，正常臓器に対する慢性炎症や自己免疫疾患にも認めることが知られており，疾患重症度と関連しているとされている[25]．これまでにICIやCAR-T療法を含むがん免疫治療による免疫関連有害事象（irAE）が生じることが知られているが，さらに過度の免疫活性を誘導した場合に，がん組織だけではなく正常臓器へのirAEの重症化が引き起こされる可能性も危惧されている（**塚本の稿**）[26]．そこで，TLS誘導を目的としたがん（免疫）治療の増強に際し，より慎重な副作用モニタリングとマネジメントを行うとともに，より腫瘍特異的なTLS誘導に資する研究開発が求められる．

文献

1）Mellman I, et al：Immunity, 56：2188-2205, doi:10.1016/j.immuni.2023.09.011（2023）
2）Teillaud JL, et al：Nat Rev Cancer, 24：629-646, doi:10.1038/s41568-024-00728-0（2024）
3）Zhao L, et al：Signal Transduct Target Ther, 9：225, doi:10.1038/s41392-024-01947-5（2024）
4）Chen Y, et al：Front Immunol, 15：1369626, doi:10.3389/fimmu.2024.1369626（2024）
5）Tang H, et al：Cancer Cell, 30：500, doi:10.1016/j.ccell.2016.08.011（2016）
6）Johansson-Percival A, et al：Nat Immunol, 18：1207-1217, doi:10.1038/ni.3836（2017）
7）Ukita M, et al：JCI Insight, 7：e157215, doi:10.1172/jci.insight.157215（2022）
8）Kobayashi Y & Watanabe T：Front Immunol, 7：316, doi:10.3389/fimmu.2016.00316（2016）
9）Wakasu S, et al：Cancer Immunol Immunother, 72：1823-1834, doi:10.1007/s00262-022-03353-8（2023）
10）Chaurio RA, et al：Immunity, 55：115-128.e9, doi:10.1016/j.immuni.2021.12.007（2022）
11）He T, et al：Oncoimmunology, 11：2093054, doi:10.1080/2162402X.2022.2093054（2022）
12）Clubb JHA, et al：Front Immunol, 13：794251, doi:10.3389/fimmu.2022.794251（2022）
13）Hänggi K & Ruffell B：Trends Cancer, 9：381-396, doi:10.1016/j.trecan.2023.02.001（2023）
14）Morcrette G, et al：Oncoimmunology, 8：e1583547, doi:10.1080/2162402X.2019.1583547（2019）
15）Kuwabara S, et al：Cancer Sci, 110：1853-1862, doi:10.1111/cas.14023（2019）
16）Lutz ER, et al：Cancer Immunol Res, 2：616-631, doi:10.1158/2326-6066.CIR-14-0027（2014）
17）Maldonado L, et al：Sci Transl Med, 6：221ra13, doi:10.1126/scitranslmed.3007323（2014）

column 医学は応用科学？

PD-1が同定されてから臨床応用まで約30年．私自身，ほんの少しがん免疫研究と臨床に従事するなかで，実験的には示せた治療理論が，臨床では奏効率（治療効果のあった患者さんの割合）xx％，生存率xx％と，100％になることはないことを痛感してきた．がんや宿主免疫多様性のためと言い訳したいが，これが医学研究の限界なのか，まだ未知のことが残っているのか……目の前のがん患者さんの病態を科学的に解明しようとする努力は怠らないようにしたい．（濵西潤三）

18）Lutz ER, et al：Cancer Immunol Res, 2：616-631, doi:10.1158/2326-6066.CIR-14-0027（2014）
19）van Hooren L, et al：Nat Commun, 12：4127, doi:10.1038/s41467-021-24347-7（2021）
20）He M, et al：J Immunother Cancer, 11：e005539, doi:10.1136/jitc-2022-005539（2023）
21）Rodriguez AB, et al：Cell Rep, 36：109422, doi:10.1016/j.celrep.2021.109422（2021）
22）Han PZ, et al：JCI Insight, 9：e173712, doi:10.1172/jci.insight.173712（2024）
23）Fang S, et al：Photodiagnosis Photodyn Ther, 39：102907, doi:10.1016/j.pdpdt.2022.102907（2022）
24）Zeng Q, et al：Oncoimmunology, 11：2061396, doi:10.1080/2162402X.2022.2061396（2022）
25）Zhao L, et al：Signal Transduct Target Ther, 9：225, doi:10.1038/s41392-024-01947-5（2024）
26）van Eijs MJM, et al：Cancer Immunol Immunother, 72：4049-4064, doi:10.1007/s00262-023-03541-0（2023）

profile

濵西潤三：1999年京都大学産科婦人科入局（藤井信吾教授），2009年京都大学大学院婦人科学・産科学学位取得，'12年同講師（小西郁生教授），'18年同准教授（万代昌紀教授），'25年より京都医療センター産科婦人科診療科長．

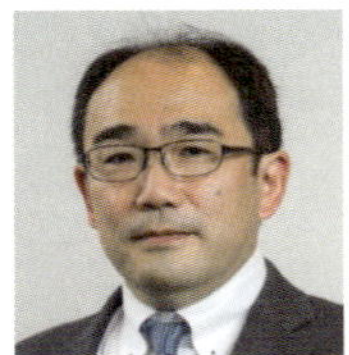

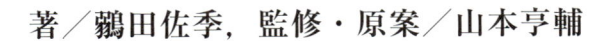

特集関連書籍のご案内

実験医学 2024年7月号　Vol.42 No.11

がん関連線維芽細胞 CAFの正体がみえてきた

腫瘍の進展を促進するのか？ 抑制するのか？
多様なCAFの姿を知り、新たな治療戦略へ

榎本　篤／企画

がん微小環境に増生し，腫瘍進展に対して正負さまざまな機能を発揮するCAF．各機能を担うのはどの細胞群か？ がん種や個人で異なる多様性をひも解き，治療へ／標的を拡げる低分子モダリティ「コバレントドラッグ」

B5判 131頁　2024年6月発行
定価 2,530円（本体 2,300円＋税10%）
ISBN 978-4-7581-2581-9

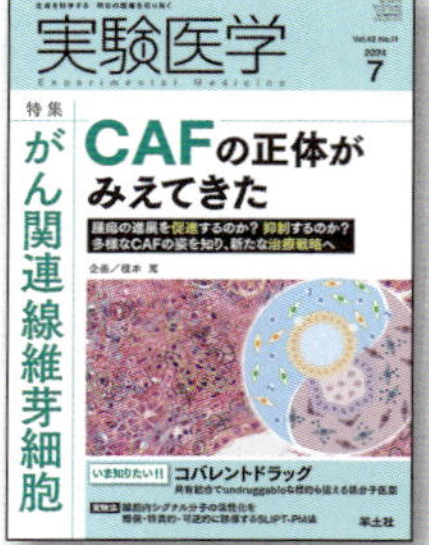

実験医学 2024年増刊号　Vol.42 No.10

良い炎症・悪い炎症から捉え直す がんと免疫

慢性感染、肥満、老化などによる慢性炎症を制御し、がんの予防と新規治療をめざす

西川博嘉／編

あらゆる「炎症」とがんの関係を，発がん・進展・治療の段階に沿って解説．基礎から臨床まで予防と治療をめざす先端研究を網羅した，研究者・医師におすすめの1冊．

B5判 195頁　2024年6月発行
定価 6,160円（本体 5,600円＋税10%）
ISBN 978-4-7581-0419-7

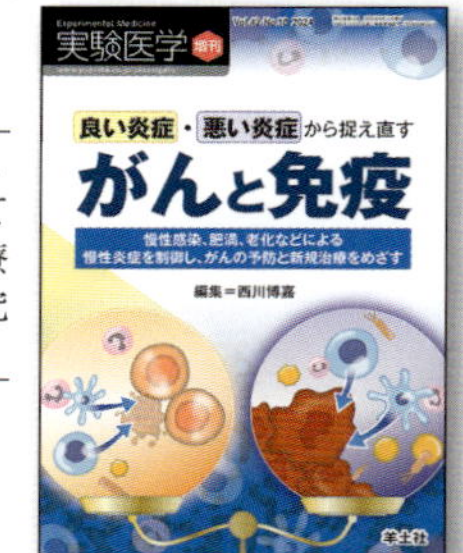

実験医学別冊

もっとよくわかる！ 腫瘍免疫学

発がん～がんの進展～治療
がん免疫応答の変遷がストーリーでわかる

西川博嘉／編

がんと免疫の関わりを「発がん」から「治療」まで時系列で追う学びやすい章立てにより，腫瘍免疫学が体系的にわかる入門書．免疫療法に携わる臨床医の方にもオススメ．

B5判 167頁　2023年3月発行
定価 5,500円（本体 5,000円＋税10%）
ISBN 978-4-7581-2212-2

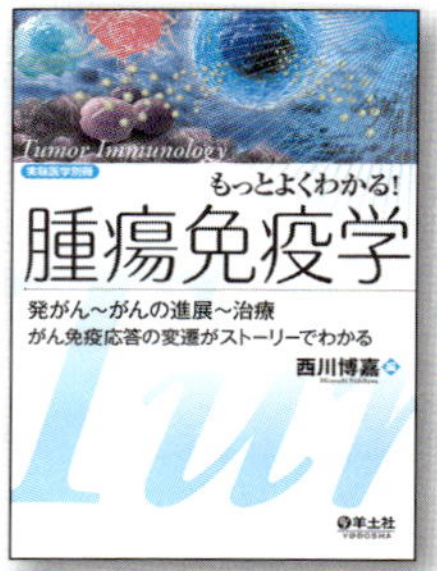

がん免疫ペディア

腫瘍免疫学・がん免疫療法の全てをまるごと理解！

吉村　清／編

複雑な分子の名称から臨床現場レベルまで，腫瘍免疫学・がん免疫療法を1冊で網羅！ 多忙な臨床医，研究者でも豊富なイラストですぐわかる「見えるキーワード事典」．

B5判 223頁　2022年3月発行
定価 6,930円（本体 6,300円＋税10%）
ISBN 978-4-7581-2119-4

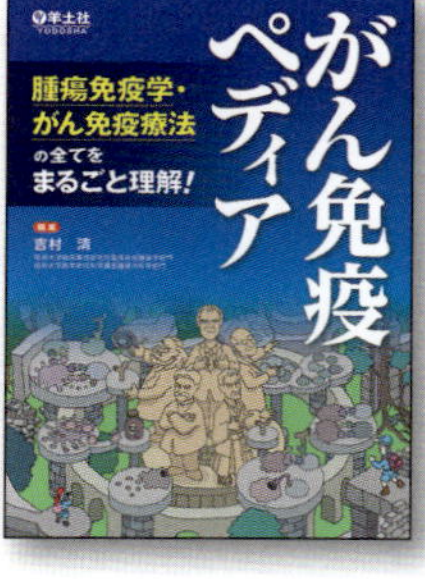

実験医学別冊　最強のステップUPシリーズ

ライトシート顕微鏡実践ガイド

組織透明化&ライブイメージング

臓器も個体も“まるごと”観る！オールインワン型からローコストDIY顕微鏡まで

洲﨑悦生／編

三次元病理診断や脳神経・発生などの研究分野で注目の「ライトシート顕微鏡」．組織透明化・ライブイメージングに必要なプロトコール・原理・技術を解説した初の実験書．

B5判 203頁　2023年12月発行
定価 9,900円（本体 9,000円＋税10%）
ISBN 978-4-7581-2268-9

正常画像と比べてわかる 病理アトラス 第3版

マクロとミクロの対応で捉える病態

下　正宗，長嶋洋治／編

全身の正常構造と病変を網羅した超アトラスがアップデート！「正常な組織とは？ 病変の特徴は？」「患者さんに病態をビジュアルで説明したい」そんなあなたに最適の1冊！

A5判 383頁　2024年2月発行
定価 5,500円（本体 5,000円＋税10%）
ISBN 978-4-7581-2408-9

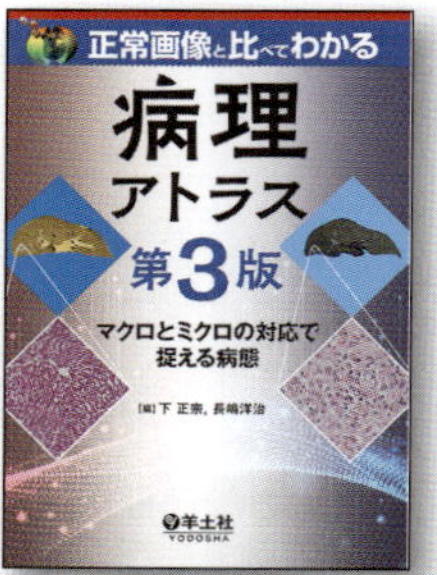

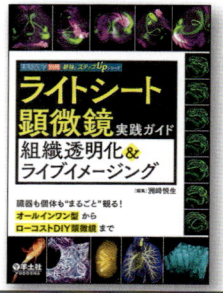

発行　羊土社 YODOSHA
〒101-0052　東京都千代田区神田小川町2-5-1　TEL 03(5282)1211　FAX 03(5282)1212
E-mail：eigyo@yodosha.co.jp
URL：www.yodosha.co.jp/

ご注文は最寄りの書店，または小社営業部まで

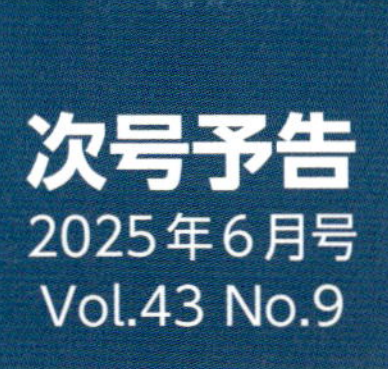

次号予告
2025年6月号
Vol.43 No.9

特集 1

鉄代謝とフェロトーシス 仮

編集／諸石寿朗（東京科学大学難治疾患研究所）

鉄は生命活動に必要な因子である一方，その過剰は細胞毒性を有します．2012年に鉄依存性の新たな細胞死の形態としてフェロトーシスが発見され，鉄毒性の明確なアウトカムが明らかとなりました．フェロトーシスでは，鉄毒性とレドックス制御のバランスの崩れにより膜の脂質過酸化が進行し，これが細胞死を引き起こします．このプロセスは，組織傷害や老化関連疾患，がんなどの病態に関与しており，これらの疾患の治療標的として注目されています．本特集では，鉄代謝とフェロトーシスのメカニズムを深く理解し，これらの疾患に対する新たな治療法の開発に繋がる可能性を探ります．（編者より）

特集 2

フローサイトメトリー革命 スペクトル方式で何が変わるのか？ 仮

編集／清田　純（理化学研究所），山本拓也（医薬基盤・健康・栄養研究所/大阪大学）

フローサイトメトリーはその基本測定原理がスペクトル型へと移行することにより，歴史的転換点を迎えている．本特集は，スペクトル型とは何なのか？ そのメリットは？ 何が新しくできるようになるのか？ などを中心にフローサイトメトリーで起こっている革命的転換について解説する．（編者より）

連載

クローズアップ実験法 オルガネラランドスケープ解析 仮

小山-本田郁子，栗川義峻，水島　昇（東京大学大学院医学系研究科）

さらにその後の特集は…

7月号「RNA修飾と疾患／創薬バイオベンチャー（仮）」
8月号「これからの細胞外小胞学／RNAウイルスハンティング（仮）」

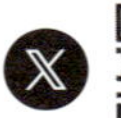

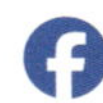

※予告内容は変更されることがあります．今後の最新情報は小社HP，メールマガジンおよび各種SNSにてご確認いただけます．

News & Hot Paper Digest

トピックス

腸のダメージ修復はタンパク質しだい？
栄養とDNA修復応答をつなぐしくみ

自分で栄養をつくり出せない私たち動物にとって，外部からの栄養摂取は不可欠だ．なかでもアミノ酸を供給するタンパク質の不足が細胞や臓器の機能低下を招くことは想像に難くない．腸は栄養の吸収や外敵からの防御に重要な臓器であり，炎症性腸疾患（IBD）はその機能を損なうことで生活の質の低下を引き起こす難病である．しかし，タンパク質摂取がIBD病態にどのように関与するのかについては明らかになっていなかった．

最近，タンパク質の不足がDNA損傷応答（DDR）を抑制するメカニズムが明らかにされた（**Ming H, et al：Nat Metab, 7：120-136, 2025**）．まず著者らはDSS誘発大腸炎モデルマウスの結腸において，低タンパク質食がDNA損傷の指標であるγH2A.Xを増加させることを発見した．また，薬剤によるDNA損傷マウスでは，DDRを担うタンパク質ataxia telangiectasia and Rad3-related protein（ATR）の活性化が抑制された．培養細胞を用いた解析から，アミノ酸の低下がnuclear fragile X mental retardation-interacting protein 1（NUFIP1）という核内タンパク質を減少させ，それがDDRを抑制する重要な要因であることを見出した．マウスの腸におけるNUFIP1のノックアウトは炎症や細胞死（ネクロプトーシス）を誘導し，さらにIBD患者の腸でもNUFIP1が減少していた．このことから，NUFIP1は腸の恒常性維持に重要な役割を果たしている可能性が示唆された．

NUFIP1には2つのリン酸化部位が存在し，そのうち1つに非リン酸化変異を導入すると活性を失うことから，リン酸化による活性調節が必要であるらしい．活性化したNUFIP1は損傷により一本鎖となったDNAを覆うreplication protein A（RPA）と相互作用し，ATR－ATR-interacting protein（ATR-IP）複合体を損傷部位にリクルートする（**図1**）．こうしてNUFIP1は，アミノ酸の多寡に応じてDNA

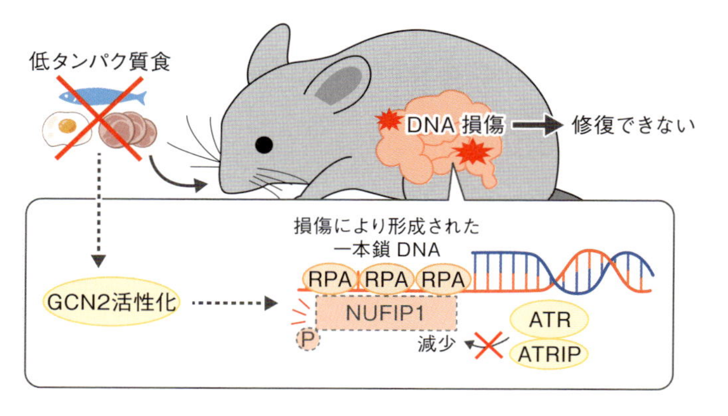

図1　低タンパク質食はDNA損傷応答を抑制する

修復機構を調節する役割を担っているようだ．今後，この発見をもとにしたIBDの新規治療戦略の開発が期待される．なお，NUFIP1の減少には，アミノ酸欠乏に応答して活性化するキナーゼgeneral control nonderepressible 2（GCN2）が関与することはわかったが，アミノ酸の存在下でNUFIP1がリン酸化されるメカニズムの詳細は未解明である．

怪我や手術後にタンパク質摂取が推奨されるように，細胞修復や組織再生の際にはその材料となるタンパク質を十分に摂ることが肝要だ．一方で，タンパク質の摂食制限が寿命延長に寄与しうることも有名な事実である．これらを踏まえると，われわれにとって適切なタンパク質摂取量を考えるときには，疾患や組織損傷の有無を考慮する必要がありそうだ．

（理化学研究所
生命機能科学研究センター
大井綾乃，小幡史明）

DOI：10.18958/7721-00004-0001910-00

トピックス

オンデマンドのゲノム設計に向けた第一歩
汎用AIモデルの構築

膨大で多様なデータを学習した大規模な汎用AIモデルは基盤モデルとよばれ，さまざまな分野で構築と利用が進められている．例えば，人口に膾炙したChatGPTは，膨大なテキストデータを事前学習した基盤モデルGenerative Pre-trained Transformer（GPT）を応用したサービスである．昨今，生命科学の分野でも，核酸やアミノ酸配列の膨大なデータを学習した種々の基盤モデルが続々と開発されている．

それらのなかでも最大規模のモデルEvo 2に関するプレプリントが，最近公開された（Brixi G, et al：bioRxiv, doi:10.1101/2025.02.18.638918, 2025）．Evo 2は，これまでに解読されたヒトを含む真核生物，真正細菌，古細菌という生物界の3ドメインの生物の膨大な核酸配列を学習した，最大400億パラメータをもつ大規模AIモデルである．Evo 2の開発にも参加した米国のArc InstituteとStanford大学の研究者等は，原核生物とファージのゲノム配列を学習した70億パラメータをもつEvo 1（Evo）を昨年発表し，新たなCRISPR-Cas（ガイドRNAとDNA切断酵素）の設計に応用しており（Nguyen E, et al：Science, 386：eado9336, 2024），Evo 2はこの拡張，後継版にあたる．

Evo 2では，StripedHyena 2とよばれる，考慮する範囲に応じた3種類の畳み込み（とハードウェアに最適化されたアルゴリズムの設計）とアテンションを組合わせた，深層学習の新たなアーキテクチャが採用されている．これにより，最適化されたTransformerと比較して，最大約2倍の学習の高速化と，100万トークンのコンテキストウィンドウの実現を達成し，9兆塩基対を超える配列データでの学習を可能にしている．

開発者等はEvo 2を用いて点変異に対する尤度（モデルでデータが生成される確率）の変化を観察し，開始，終止コドンでの変異に対する尤度の大きな変化や，コドンのゆらぎ（wobble）位置における変異の尤度への影響の低さなどを報告している．これは，配列データのみを学習したEvo 2が，生物に共通するゲノムの「構造」を学習している可能性を示唆している．そして，変異体の網羅的な生成手法であるDeep Mutational Scanning（DMS）によるタンパク質やncRNAに対する変異効果の測定結果と尤度の変化との照らしあわせによって，Evo 2で計算される尤度の変化に基づいた変異の影響予測が可能であることを示している．また，スパースオートエンコーダーを用いて，Evo 2がエキソン-イントロン境界や転写因子結合部位などの特徴を捉えていることを明らかにした．そしてさらには，Evo 2による，ヒトのミトコンドリアゲノム，真正細菌の小型ゲノム，出芽酵母の染色体配列の生成を試みている．

このように多くの課題への応用が期待されるEvo 2のパラメータやコード，学習データなどは公開されており，今後のさまざまな検証を通し，その有効性や精度などがより明らかとなるであろう．そして，新たな開発などと相まって，人工的な新規ゲノム設計に向けた第一歩としてEvoシリーズが記憶される日が来るのかもしれない．

（産業技術総合研究所
富井健太郎）

DOI：10.18958/7721-00004-0001911-00

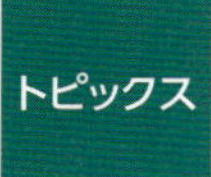

「飲む低酸素」―ミトコンドリア病の新規治療戦略

酸素は生体維持に不可欠である．そのため，低酸素環境は，細胞にとって致命的な事態であり，さまざまな低酸素適応機構が備わっている．一方で，過剰な酸素は，活性酸素の発生を介して毒性を示す．このような特性から生体中では全身に酸素を運搬する赤血球中のヘモグロビンが，末梢組織の酸素需要に応じて，pHや代謝の変動を通じて酸素との親和性を調節することで，酸素恒常性を維持している．

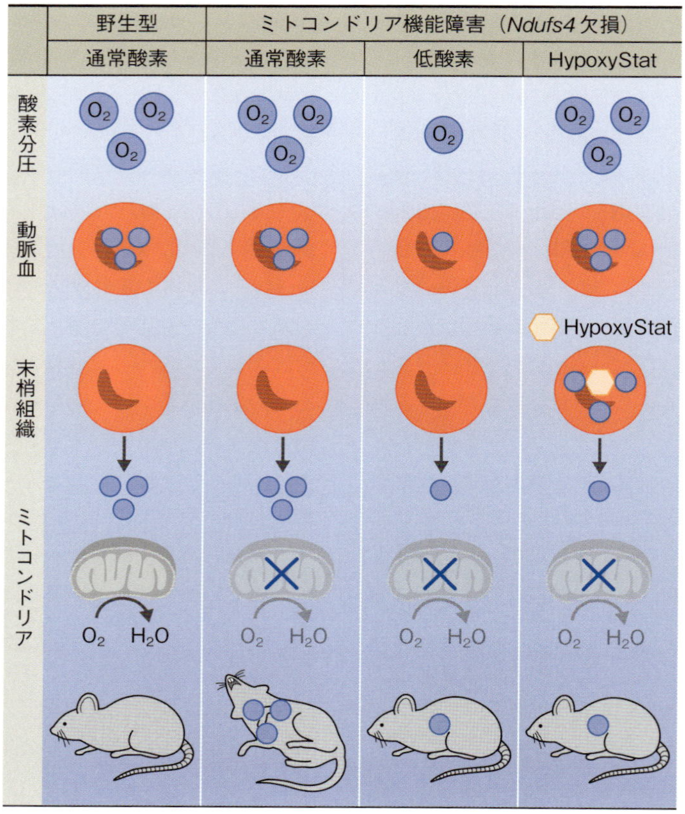

細胞内に取り込まれた酸素分子は，ミトコンドリアでの酸化的リン酸化によるATP産生に利用される．しかし，リー症候群などのミトコンドリア病では，ATP産生能の低下や活性酸素種の過剰発生により細胞損傷が生じる．従来，これらの疾患に対して，ミトコンドリアの機能改善，あるいはミトコンドリアに依存しない嫌気性ATP産生や抗酸化能の活性化が治療戦略として有効であると考えられてきた．

ところが，Ishaらはリー症候群モデルマウス（*Ndufs1*欠損マウス）において，末梢の酸素分圧が高く，通常のマウスでは毒性を示さない55％酸素濃度下で著しい致死性を認めたことから，高酸素状態がミトコンドリア病の主な病因であると考えた（Jain IH, et al：Cell Metab, 30：824-832.e3, 2019）．また，低酸素曝露や一酸化炭素吸引，瀉血が病態の改善および生存率の向上に寄与することをマウスで確認し，ミトコンドリア病に対する画期的な治療法として低酸素療法を提案した（Jain IH, et al：Science, 352：54-61, 2016）．短期間または間欠的な低酸素療法による改善効果は限定的であることが確認されており，長期的な介入が必要とされている．しかし，低酸素室への長時間の拘

図2　低酸素によるミトコンドリア病改善の機序
ミトコンドリア病では，細胞の酸素利用不全による末梢酸素濃度上昇が，酸化ストレスを介して細胞障害を引き起こす．今回，薬理的にヘモグロビンの酸素結合親和性を上昇させ，末梢の酸素環境を正常化することで，*Ndufs4*欠損マウスのミトコンドリア病病態が改善された．Blume SY, et al：Cell, doi:10.1016/j.cell.2025.01.029, 2025より引用．

束や低酸素マスクの装着は，日常生活に大きな負担を強いるため，実臨床への応用を阻む要因となっている．

今回，Ishaらはリー症候群治療薬として，ヘモグロビンの酸素親和性を向上させることで末梢組織に低酸素状態をつくり出す経口薬「HypoxyStat」を開発した（**図2**, Blume SY, et al：Cell, doi:10.1016/j.cell.2025.01.029, 2025）．鎌状赤血球症の治療薬であるHbS重合阻害薬ボクセロトールも同様にヘモグロビンの酸素親和性を上昇させるが，HypoxyStatは半減期が121時間（ボクセロトールの7.5倍）であり，ヘモグロビン占有率も29.3％（ボクセロトールの4.5倍）と顕著な優位性を示している．実際，HypoxyStatはリー症候群モデルマウスにおいて奏効し，神経変性を改善した．「飲む低酸素」として，ミトコンドリア病に限らず，低酸素による治療アプローチが有効なさまざまな疾病への応用が期待される．その一方で，低酸素誘導性の赤血球造血などの低酸素応答機構の過剰活性化による弊害も懸念されるため，厳重な管理が求められるであろう．

（東北大学大学院医学系研究科
酸素医学分野　中井　琢）

DOI：10.18958/7721-00004-0001912-00

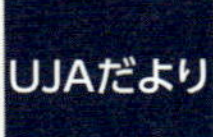

研究者のスタートアップ起業を支える

研究成果を社会に還元することは，研究者にとって重要な役割の1つです．そんななか近年，研究者のキャリアパスにおいて，起業が重要な選択肢の1つとして注目されています．起業をすると，多様な人的資本や物的資金の調達手段を得るだけでなく，アイデアを社会実装する過程で，実社会からフィードバックを受ける機会が生まれます．アカデミアのなかで見過ごされがちな実用的な研究課題の解決につながり，応用研究にとどまらない，革新的なイノベーションの創出につながることが期待されます．さらに，研究者自身の社会実装を視野に入れた事業視点が求められるため，実社会のニーズに即した研究のトレーニングの場ともなります．欧米では，研究者がスタートアップを立ち上げ，資金調達する動きが活発ですが，日本はまだ十分に浸透していません．これは日本にプレーヤーが少なく，企業，投資家，研究機関，支援機関（政府・アクセラレーターなど）が連携して成長を促す環境（エコシステム）が整っていないことが要因の1つと考えられます．

この問題を解決するために，海

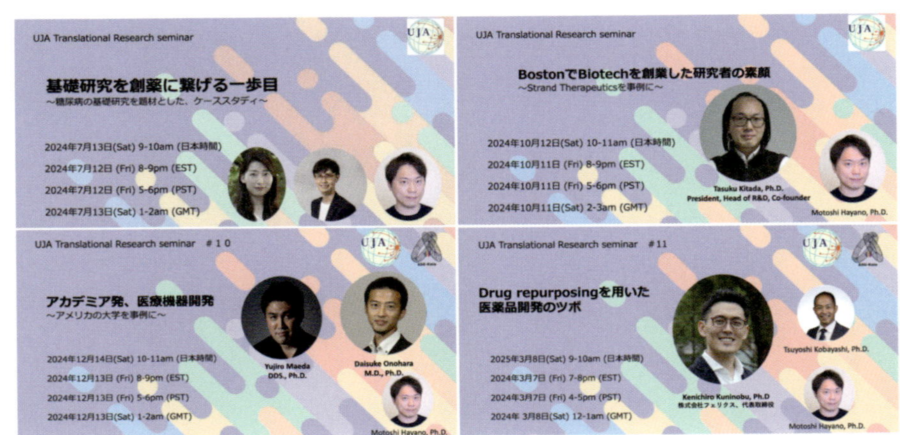

図3　過去開催したトランスレーションリサーチセミナーの実例
https://www.uja-info.org/translationalresearchseminar

外日本人研究者ネットワーク（UJA）のなかで活動を行うUJAトランスレーション部では，日本人研究者が社会実装について学べるエコシステムの構築をめざしています．UJAは国内外の日本人研究者をコネクトし，互いのキャリアを高め合うことで，日本の科学技術が発展することをめざしています．そこに登録されている志ある約6,000名のメンバーの国内外のネットワークを活用し，学術研究の成果を社会実装へと展開することを使命として，以下の活動を推進しています．

- トランスレーションリサーチセミナーの開催（**図3**）
  研究者，起業家，ベンチャーキャピタルなど，さまざまな立場の専門家を招き，研究成果の社会実装について学ぶ場を提供しています．
- 起業・民間就職サポート
  起業経験者や民間起業で働く方々のネットワークを活用し，情報共有や活動をサポートします．
- アカデミアと実業界・スタートアップ支援事業団体との連携促進
  研究者と企業・支援団体の協力を促し，コラボレーションを促進します．現在，エコシステムにかかわるさまざまな職種の方々の交流の場の構築に取り組んでいます．
- 新たな研究シーズの発掘促進
  UJA論文賞の受賞論文や，UJA会員の方々の研究成果から，社会実装につながる可能性のある研究を選定し，その将来性を示すとともに，起業への展開をサポートします．

UJAトランスレーション部は，起業を通して，研究と社会の間に新たなシナジーを生み，両者がさらに発展することをめざして活動しています．

私たちの活動にご興味のある方は，ぜひUJAウェブサイトからコンタクトいただければ幸いです．

（UJA/順天堂大学　金井晶子，
UJA/Memorial Sloan Kettering Cancer Center　丹野修宏）

DOI：10.18958/7721-00004-0001913-00

UJA（United Japanese researchers Around the world，海外日本人研究者ネットワーク，uja-info.org）は，日本人研究者の留学やキャリアパスの情報提供，研究者同士のネットワーク構築などをサポートする，研究者自身による団体です．本NHPDコーナーにおいては，不定期に「UJAだより」として，活動紹介や海外生活に有用な情報をご提供いただきます．

特集 2

簡便化と高速化が進むシングルセルRNA-seq技術

編集／笹川洋平

概論

1細胞トランスクリプトーム解析はこれからどうなるのか？

Advances in single-cell RNA-seq technology and future directions

DOI：10.18958/7721-00036-0001914-00

笹川洋平

Yohei Sasagawa：東京科学大学総合研究院難治疾患研究所バイオデータ科学研究部門ゲノム機能情報分野

1細胞トランスクリプトーム解析は，個々の細胞がもつ遺伝子発現情報を網羅的に取得することで，事前知識に依存せずに細胞型（cell-type）を同定し，各細胞の機能や状態の推定を可能にする技術である．細胞型の同定には，膨大な数の細胞を効率的に解析できるハイスループット性能が不可欠であり，また，細胞の機能推定には遺伝子発現定量の感度や精度が重要な要素となる．本稿では，1細胞RNAシークエンス（1細胞RNA-seq）の実験技術をたどりつつ，残された課題やその動向，トピックスについて概観する．

1細胞トランスクリプトーム解析技術小史

1細胞トランスクリプトーム解析の歴史を振り返ると，2001年にマイクロアレイを用いた解析の発表にはじまる[1)]．その後，2009年に次世代シークエンサーを利用した1細胞RNA-seqがはじめて報告され，同発表からはすでに15年以上経過している[2)]．黎明期の1細胞RNA-seqは，解析可能な細胞数も定量性能も非常に限定的であり，わずか数個～数十個の細胞しか解析できず，得られるデータの再現性や信頼性には多くの課題があった．しかし，以降の技術革新により，当時では考えられなかったほどの精度とスループットが実現され，1細胞RNA-seq解析は急速に進歩してきた．

実験技術の側面に目を向けると，1細胞が保有するRNA量が非常に微量であるため，1細胞RNA-seqにはmRNAからのcDNA増幅が不可欠である．このcDNA増幅法自体は，1細胞マイクロアレイが登場する以前から確立されていた技術を基盤としており，その後の精緻化や新たな増幅手法の提案により，感度・定量性能ともに劇的に改善されている[3)]．また，初期

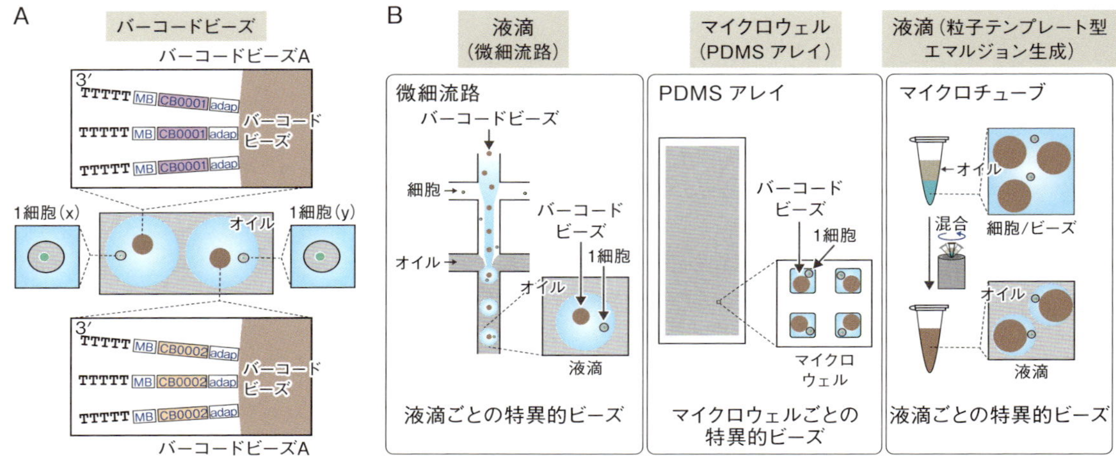

図　バーコードビーズによるcell-barcoding技術を用いた1細胞RNA-seqの分類と概要

A）バーコードビーズによるcell-barcoding技術と，それを応用した1細胞RNA-Seqの手法を模式的に示している．バーコードビーズの表面には，mRNAと結合するoligo-dT配列やcell-barcode配列を含む逆転写プライマーが多数結合している．ユニークなcell-barcodeをもつバーコードビーズと細胞を一対一で遭遇・隔離することで，1細胞レベルの遺伝子発現解析を可能にする．B）バーコードビーズを用いた1細胞RNA-Seqの代表的な3つの分類を示している．1つ目は，微細流路を用いた液滴ベースの手法で，細胞とバーコードビーズを液滴内に確率的に封入する．2つ目は，細胞とビーズを微細な穴（マイクロウェル）に閉じ込める．3つ目は，粒子テンプレート型エマルジョン生成手法で，バーコードビーズのサイズに適した液滴を形成し，ミキサーによる混合で細胞とビーズを液滴に封入する．

の技術ではガラスキャピラリーなどを用いた手作業による採取のためごく限られた数の細胞しか扱えなかった．近年のセルソーターや微細流路を活用したサンプリング技術の精緻化と，1細胞由来cDNAごとに異なるバーコード配列を付与するcell-barcoding技術の発展により，数十万〜数百万という桁違いの細胞数の解析も可能になった．このように重要な技術ポイントが複数あるなかで，最も重要なものをあえて1つあげるなら，2015年に発表されたcombinatorial indexing法を用いたバーコードビーズ合成技術と，その1細胞RNA-seqへの応用だろう[4)5)]．同技術では，ビーズ表面にバーコード配列をもった逆転写プライマーを合成し，ビーズごとに異なるバーコード配列を付与できる．バーコード付きビーズは大量に合成でき，大量の1細胞と遭遇させることで，ハイスループットな解析が実現された．後述する手法の多くも，バーコードビーズが活用されている（図）．

残された課題と技術開発のゆくすえ

こうした背景と技術革新の積み重ねにより，現在では1細胞RNA-seqは安定したデータを取得できる成熟した技術となっている．実際，技術開発は個々の研究室による試行錯誤から，今日では各メーカーが提供するプラットフォームへと移行し，いわばブラックボックス化が進んでいる状況である．技術的・リソース的な成熟があってこそ，膨大な数の細胞のトランスクリプトーム解析が実現し，世界各地の研究者がデータを排出・共有しながら細胞型の網羅的同定や新たな生物学的知見の発見に成功している．その代表的な国際プロジェクトの一例として，Human Cell Atlasが挙げられる[6)]．また，現在の1細胞RNA-seq市場は約44.2億ドルに上り，今後は年10％以上の成長が見込まれている[7)]．プロダクト・ライフサイクルの観点からは，成長期を経て成熟期へと移行しつつある．

これらの背景と技術革新に加え，残った実験上の課題や今後の動向にも注目する必要がある．1細胞RNA-seq技術は，検出感度や細胞処理能力に加え，ユーザ

表　1細胞RNA-seqを簡便化・高速化する技術の一覧

種類	オリジナルの手法の名前	文献	原理	利用可能性（市販品の名前）
細胞分離後の細胞残屑・死細胞・細胞塊の除去や，特定細胞の分取	μFACS, VACS, Gigasort	14 15 16 17	微細流路内での振り分け	Sony Cell Isolation System CGX10 MACSQuant Tyto Cell sorter WOLF G2 cell sorter Highway1 GigaSort
	none	none	磁気ビーズなどを含む試薬での分離	Dead Cell Removal Kit Debris Removal Solution EasySep Dead Cell Removal (Annexin V) Kit, etc
	magnetic levitation	18	造影剤を使用した磁気浮揚技術	LeviCell 1.0 system
	Fluorescence Activated Cell Sorting, FACS	many…	フローサイトメトリーによる細胞分離および細胞飛翔	BD FACSDiscover S8 Cell Sorter CytoFLEX SRT Cell Sorter MA900 Attune Flow Cytometer, etc
細胞分離装置・手法	none	none	酵素および物理的な破砕（踏みつけ方式）	Via extractor
	none	19	酵素および物理的な破砕（機械的ホモジナイズ）	gentleMACS Dissociator DSC-410 Single Cell Suspension Dissociator PythoN Junior
	none	none	酵素および物理的な破砕（?）	Singulator 100
装置レス／装置フリーな1細胞RNA-seq	PIP-seq	20	粒子テンプレート型エマルジョン生成	Illumina Single Cell 3′RNA Prep（旧：Fluent PIPseq V 3′Single Cell RNA Kit）
	seq-well, seq-well S3	21 22	マイクロウェル	HIVE CLX scRNA-Seq GEXSCOPE Single Cell RNA Library Kit
	SPLiT-seq, sci-RNA-seq3	23 24	combinatorial cellular indexing法	ScaleBio Single Cell RNA Sequencing Kit QuantumScale Single Cell RNA Kit Evercode Whole Transcriptome v2
	RevGel-seq	25	可逆性ハイドロゲル技術	Asteria single-cell RNA-seq kit（※販売停止）
	Single cell RNAseq using Kinetic Confinement	26	Solution-phase indexing by kinetic confinement	SimpleCell 3′Gene Expression
	none	27	ポータブル微細流路	DNBelab C4 Pocket Single-Cell Lab

ビリティー向上のため全体のワークフローのシームレス化や高速化が重要になると予想される．1細胞RNA-seq解析全体の高速化が進むなら，再生医療における細胞治療製品のオンデマンドな品質チェックや，臨床検体を対象とした1細胞レベルの迅速な診断といった応用も，現実味を帯びてくるであろう．そのためには，個々のステップの簡素化・自動化や工程同士の連結によるシームレス化が重要となる．以下に最新の動向を紹介したい．

近年，従来の専用装置に依存しない，装置フリーまたは装置レスな特徴をもつ簡便な1細胞RNA-seq法が次々と報告されており，製品化も進んでいる（表）．これらの手法は，例えば，油相とバーコードビーズと細胞を単に撹拌するだけで1細胞分離を達成するPIP-seqや，マイクロウェルを利用してポータブルに実験を行えるseq-wellなどがあげられる．これらは，必要な操作手技が非常に簡便でありかつ安価であるため，気軽に実験を行うことができ，実験工程の省力化にも成功している．一方で，SPLiT-seqのように細胞内で複数回にわたりcDNAにインデックス配列を付与する方法は，装置への依存が少ないものの，手動で行うには若干複雑であり，むしろ分注機などと連携させて自動化させるほうが，そのスケーラビリティの高さを活かせる．また，液滴やマイクロウェルの代わりにゲルや粘性の高い溶液を利用した手法も提案されている．これらは特別な装置を必要としないため技術の導入コストが低く，簡便で工程数が少ないことから実験のオペレーションコストを抑えることができる．そのため，1細胞RNA-seq全体の実験工程の省力化に寄与するものとして，今後の発展が期待される．定量的な性能については，微細流路を使った手法と比べると劣る傾向があるが，改善していく傾向にある[8]．**山口らの稿**では，こうした装置レス手法の具体例として，さらなる発展の方向性を示している．

さらに，1細胞RNA-seqにおけるサンプル前処理，特に1細胞分離の工程は，労力もかかりまた全体の解析性能に大きく影響する．細胞単離の工程において，細胞のストレス応答が誘導される問題が指摘されており，近年では好冷性プロテアーゼや阻害剤の利用など，細胞へのダメージを最小限に抑える工夫が進められている[9][10]．また表に示すように，細胞分離装置の開発は，メーカーが主導しており，1細胞分離の自動化が可能になっている．これらは，ユーザーの省力化・短時間の細胞分離・再現性の改善への寄与が期待できる．また，1細胞化した細胞集団には，必ず細胞残屑や死細胞ならびにdoublet cellなどの細胞凝集塊が混入するため，これらの除去は1細胞RNA-seqのデータ品質を保つうえできわめて重要であり，セルソーターや微細流路，専用試薬を用いた除去が強く推奨されており広く実施されている．しかし，多くの1細胞RNA-seq法では，一度除去工程を行った後，バッファー交換や遠心分離といった煩雑な追加工程が必要となる．この2工程からなる前処理により，細胞がさらなるストレスを受け，結果として死細胞が増加する問題が生じる．一方，セルソーターを用いてPCRプレートに1細胞を直接サンプリングする方法では，フローサイトメトリーによって目的細胞が迅速に識別・分離され，4℃の条件下で即座にサンプリングされるため，サンプリング中に細胞状態が変化するリスクがきわめて低い．こうした直接サンプリングによる1細胞RNA-seq法は，前述の2工程に伴う品質劣化の影響を回避し，細胞の品質を高めるメリットがある[11]．しかし，セルソーターで1細胞をPCRプレートに飛翔させる技術は非常に難易度が高く，利用できるユーザーは限られているのが現状である．そのため，理想的な細胞集団の前処理には，細胞状態を保つために，低温条件での稼働も可能で，細胞へのダメージを抑えて高速に分離するしくみも必要である．なおかつその後の1細胞RNA-seqで要求する任意のバッファーでの分離に対応できる柔軟なシステムであることも必要である．こうした理想を実現するための技術として，松本らが提案する新たな手法（**松本らの稿**）が，大いに貢献すると期待される．さらに，シークエンスライブラリDNAが高速に作製できても，その後のシークエンス解析やデータ解析がボトルネックとなれば，全体のプロセスの高速化は実現しない．近年では，DRAGENのようなクラウドベースでのデータ解析に対応したプラットフォームが登場し，シークエンサーから得られた配列の即時データ解析が可能になってきている[12]．クラウド解析環境とシークエンサーの連携が，今後の1細胞RNA-seq解析の高速化に貢献していくだろう．

おわりに

これまでの1細胞RNA-seq技術の発展は，主に検出感度や細胞処理能力の向上に焦点があてられてきたが，今後はこれに加えてユーザビリティの向上やワークフロー全体のシームレス化・高速化が重要になってくるだろう．これにより，1細胞RNA-seq解析は，定量PCR解析のように手軽で身近な一般化された技術となり，基礎研究から医療応用までさらに広範な分野の多くのユーザーに浸透し，さらなる応用展開に寄与すると期待される．

文献

1）Eberwine J, et al：J Neurosci, 21：8310-8314, doi:10.1523/JNEUROSCI.21-21-08310.2001（2001）
2）Tang F, et al：Nat Methods, 6：377-382, doi:10.1038/nmeth.1315（2009）
3）Mereu E, et al：Nat Biotechnol, 38：747-755, doi:10.1038/s41587-020-0469-4（2020）
4）Macosko EZ, et al：Cell, 161：1202-1214, doi:10.1016/j.cell.2015.05.002（2015）
5）Klein AM, et al：Cell, 161：1187-1201, doi:10.1016/j.cell.2015.04.044（2015）
6）Nature：The Human Cell Atlas: towards a first draft atlas. https://www.nature.com/collections/jccbbdahji

7）Wise guy reports：single cell rna sequencing market. https://www.wiseguyreports.com/reports/single-cell-rna-sequencing-market
8）Simone MD, et al：bioRxiv, doi:10.1101/2024.06.18.599579（2024）
9）Adam M, et al：Development, 144：3625-3632, doi:10.1242/dev.151142（2017）
10）Marsh SE, et al：Nat Neurosci, 25：306-316, doi:10.1038/s41593-022-01022-8（2022）
11）Sasagawa Y, et al：Genome Biol, 19：29, doi:10.1186/s13059-018-1407-3（2018）
12）Behera S, et al：bioRxiv, doi:10.1101/2024.01.02.573821（2024）
13）Sasagawa Y：figshare, doi:10.6084/m9.figshare.7519454.v2（2018）
14）Matsumoto M, et al：Mol Ther Methods Clin Dev, 30：367-376, doi:10.1016/j.omtm.2023.07.012（2023）
15）Chen CH, et al：Biomed Microdevices, 11：1223-1231, doi:10.1007/s10544-009-9341-5（2009）
16）Zhukov AA, et al：Micromachines (Basel), 12：389, doi:10.3390/mi12040389（2021）
17）Hulspas R, et al：Cytotherapy, 16：1384-1389, doi:10.1016/j.jcyt.2014.05.016（2014）
18）Durmus NG, et al：Proc Natl Acad Sci U S A, 112：E3661-E3668, doi:10.1073/pnas.1509250112（2015）
19）Adam M, et al：Development, 144：3625-3632, doi:10.1242/dev.151142（2017）
20）Clark IC, et al：Nat Biotechnol, 41：1557-1566, doi:10.1038/s41587-023-01685-z（2023）
21）Gierahn TM, et al：Nat Methods, 14：395-398, doi:10.1038/nmeth.4179（2017）
22）Hughes TK, et al：Immunity, 53：878-894.e7, doi:10.1016/j.immuni.2020.09.015（2020）
23）Rosenberg AB, et al：Science, 360：176-182, doi:10.1126/science.aam8999（2018）
24）Cao J, et al：Nature, 566：496-502, doi:10.1038/s41586-019-0969-x（2019）
25）Komatsu J, et al：Sci Rep, 13：4866, doi:10.1038/s41598-023-31915-y（2023）
26）Marafini P, et al：bioRxiv, doi:10.1101/2024.11.01.621570（2024）
27）MGITech：DNBelab C4 Pocket Single-Cell Lab, https://jp.mgi-tech.com/products/solution/3/

profile

笹川洋平：2021年4月から東京医科歯科大学（現東京科学大学）総合研究院難治疾患研究所バイオデータ科学研究部門ゲノム機能情報分野の准教授として勤務．ゲノム科学における，1細胞RNA-seqなどを含む実験技術の開発と，これらの技術開発に携わる人材の育成に注力．現在，長鎖cDNAシークエンスや空間トランスクリプトームなど，幅広い用途で利用できる分子生物学反応の開発に取り組んでいます．

選択的ドロップレット化技術と1細胞RNA-seqへの応用

Selective encapsulation technology for single cell RNA-seq

DOI：10.18958/7721-00036-0001915-00

松本真寛，笹川洋平，二階堂 愛

Masahiro Matsumoto[1)]/Yohei Sasagawa[2)]/Itoshi Nikaido[2)]：ソニー株式会社技術開発研究所アプリケーション技術開発部門ライフサイエンステクノロジー研究開発部[1)]/東京科学大学難治疾患研究所バイオデータ科学部門ゲノム機能情報分野[2)]

1細胞RNAシークエンス（1細胞RNA-seq）を実施する場合，1細胞化，対象細胞分取，バッファー交換および細胞濃度調整などの工程が必要である．その際セルソーターなどを用いた対象細胞分取や遠心工程による細胞濃度調整などが実施されるが，複数装置を使った工程は，細胞ロスや細胞生存率低下などを生じる可能性がある．本稿では，マイクロ流路チップを用いた細胞分取技術およびそれを転用した選択的ドロップレット化技術に焦点を当て，細胞分取や濃度調整など1細胞RNA-seq用の細胞準備に必要な工程を効率よく実施できる特徴を解説する．

キーワード　1細胞RNA-seq，マイクロ流路型細胞分取，選択的ドロップレット化

はじめに

1細胞RNA-seqは，細胞集団における個々の細胞の遺伝子発現を測定することを可能とし，細胞解析において重要な技術となっている[1)]．近年では，マイクロウェルやドロップレットを用いた高スループットな1細胞RNA-seq技術が開発され，その解析細胞数も10^4～10^5 cellsと増加している[2)]．そんななか高品質な1細胞RNA-seqデータの取得には，生存率が高い細胞集団の使用，細胞デブリおよびダブレットなどの凝集塊の除去などが求められている．本稿では，マイクロ流路内で高速に細胞分取する技術およびそれを転用した選択的ドロップレット化技術について解説し，本技術を用いた1細胞RNA-seqの精度と速度向上に関して述べる．

1 マイクロ流路型細胞分取および選択的ドロップレット化技術

マイクロ流路チップ内で細胞分取を実施する手法は，分取後細胞の生存率を高く維持することが示されており，1細胞RNA-seq用の高品質な細胞を得るのに適する[3)4)]．われわれが開発したマイクロ流路型細胞分取技術においても，遺伝子改変T細胞を用いた検証により，分取後細胞の生存率が高く維持され，増殖性や傷害性といった細胞がもつ機能が維持されることが示されている[5)]．マイクロ流路を用いた細胞分取は，流れ方向を変えるフロースイッチング手法が主流であるが，本技術では光学検出に基づいて対象細胞を判定し，コレクションチャンバー内に対象細胞を引き込んで分取する（図1）．

マイクロ流路チップには，フローフォーカシング部，光学検出部，ソート部が設けられている（図2）．フローフォーカシング部で，サンプル流はシース流に囲まれて層流が形成され，細胞が流路内の光学検出部を流れる．光学検出部は，488 nmおよび637 nmの励起レーザーによる前方散乱光，後方散乱光および蛍光を検出する機能を有するため，細胞サイズや密度，蛍光抗体による対象細胞の特定が可能となる．光学性能は，通常のセルソーターと同等であり，複数の蛍光標識抗体を用いた細胞タイプ特定が可能である[5)]．ソート部は，コレクションチャンバー，ゲート流路および廃液流路で構成される．ゲート流は2分岐しており，上流への流れによって細胞がコレクションチャンバーに入り込むのを防ぎ，下流への流れによってコレクション

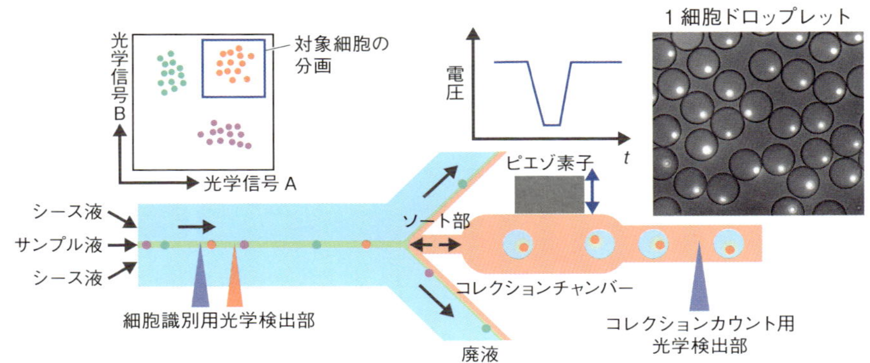

図1　マイクロ流路型細胞分取および選択的ドロップレット化技術の概要
光学検出部で特定された対象細胞はコレクションチャンバー内に分取される．光学検出部では散乱光および蛍光が検出される．画像はCalcein AMで染色したヒト末梢血単核細胞を選択的ドロップレット化して撮影した画像．（文献6をもとに作成）

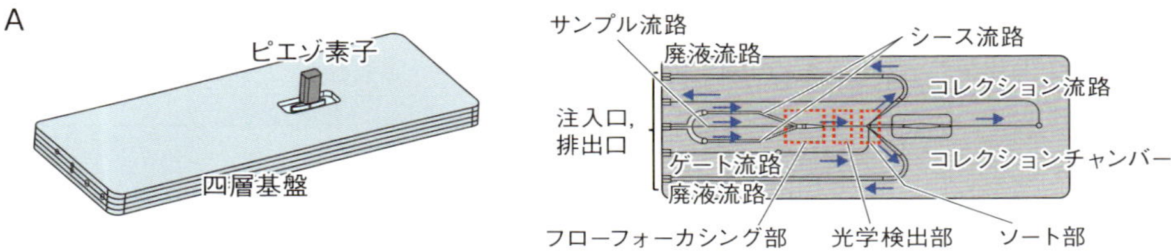

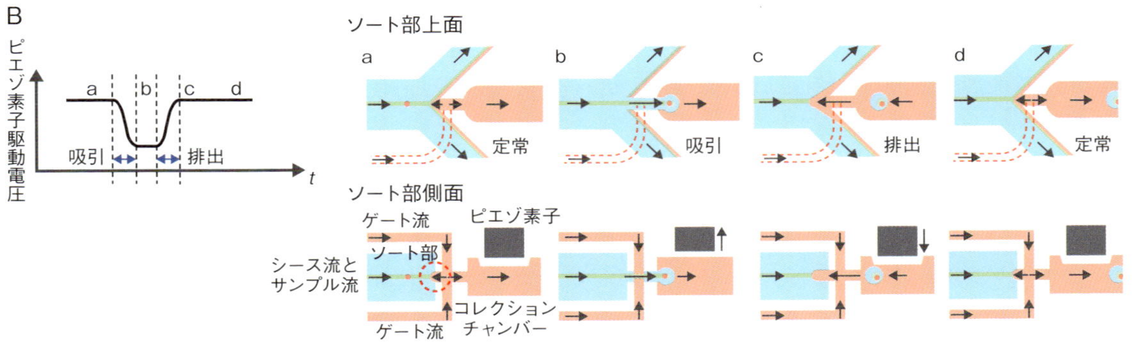

図2　マイクロ流路チップおよび細胞分取原理
フローフォーカシング部，光学検出部，ソート部で構成される4層構造マイクロ流路チップ（A）．コレクションチャンバーに接するピエゾ素子の駆動波形および分取原理（B）．フローフォーカシング部でシース流に囲まれたサンプル流は層流を形成して光学検出部を流れる．2分岐して上流側に流れるゲート流が，サンプル流がコレクションチャンバーに入り込むのを防ぐ．光学検出部で分取対象と判定された細胞がソート部付近に到達後，ピエゾ素子を駆動して負圧を発生させることで，コレクションチャンバー内に細胞を分取する．分取された細胞は，2分岐して下流側に生じるゲート流でコレクション流路に回収される．（文献6より引用）

チャンバーに入った対象細胞をコレクション流路へ流し出す．光学検出部で特定された対象細胞がソート部付近に到達後，コレクションチャンバーと接するピエゾ素子の駆動によりコレクションチャンバー内に負圧を生じさせることで，対象細胞を引き込んで分取する．コレクションチャンバーに分取された細胞は，ゲート流溶液に回収される．ゲート流には，分取後の用途に応じた溶液を使うことができ，BSAが添加されたPBS

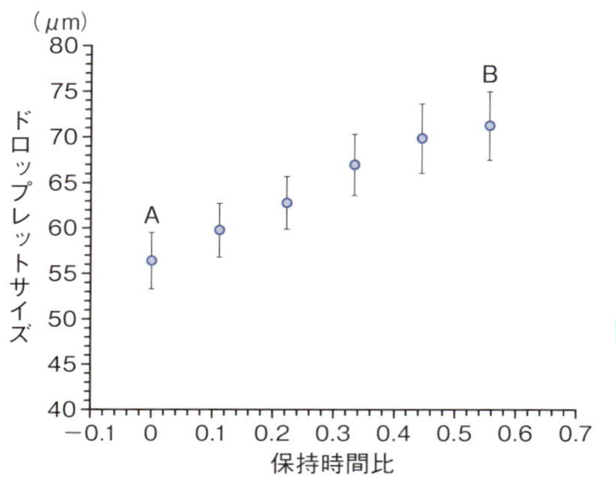

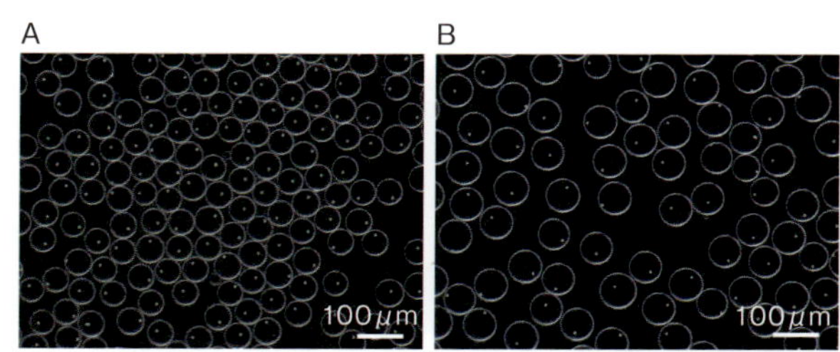

図3　ピエゾ素子保持時間比（保持時間/トータル駆動時間）に応じたドロップレットサイズ

ピエゾ素子の駆動波形において，保持時間を変えることで，ドロップレットサイズを変更できる．画像は直径10 μmビーズを選択的ドロップレット化して撮影した画像．（文献6より引用）

を用いて後段の解析に進むこともできれば，培地を用いて分取後すぐにインキュベーターに入れて培養をすることもできる．ゲート流にオイルを用いると，Water-in-Oilドロップレットを生成できる．ゲート流に水系溶液を用いた場合の細胞分取速度は～7,000 cells/sであり，例えば，2×10^7 cells/mLに調整された細胞集団に10～40％の1細胞RNA-seq対象細胞がいる場合，10分間の送液で約1,700 μLの回収溶液中に，約5.4×10^5～2.2×10^6 cellsが回収され，その濃度は約3.2×10^5～1.3×10^6 cells/mLとなる[5]．一方で，ゲート流にオイルを用いた場合のドロップレット化速度は～2,900 cells/sである[6]．対象細胞のドロップレット化は，光学検出シグナルに応じて実施されるため，生成されたドロップレットには98％以上の割合で1細胞が入る[6]．ドロップレットサイズは，ピエゾ素子の駆動条件を変えることで，平均直径56 μm（92 pL）から71 μm（187 pL）まで可変である（図3）．例えば，1 cell/100 pLのドロップレット化を実施した場合，10^6個の細胞をドロップレット化して回収すると，10^6 cells/100 μL（10^7 cells/mL）となる．一般的に細胞分取前に調整する細胞濃度は，10^5～10^7 cells/mLであることを考慮すると，本技術では投入した細胞が1～100倍濃縮された状態で回収されることを意味する．ポアソン分布に基づく1細胞ドロップレット化手法では，光学検出部がないため選択的ドロップレット化機能は有さず，細胞を含まない空のドロップレットが約60～80％生成される[7)8]．一方，本技術では光学検出および検出シグナルに応じた選択的ドロップレット化機能を有し，空のドロップレットがほぼ生成されないことから，より濃度の高い状態での回収が可能となる．なお，マイクロ流路チップおよび接続するチューブはすべて容易に交換可能であるため，患者検体等を用いた場合においても，コンタミネーションを排除できる．

2 選択的ドロップレット化技術を用いた1細胞RNA-seqのシームレス化

1細胞RNA-seqでは，対象細胞集団を1細胞化する必要がある．各種1細胞RNA-seq手法により，1細胞化効率の向上，マイクロ流路内での詰まり防止およびマルチプレット率の低下などを目的とした，推奨される生細胞率（＞85％）や細胞濃度（10^5～10^7 cells/mL）等がある[9)～12]．セルストレイナーを用いた細胞塊の除去や1細胞化はある程度は可能ではあるが，細胞デブリやダブレット等の除去には効率が悪く，これらの除去をする場合，また，解析対象細胞がある場合は，セルソーターを用いることが好ましい．セルソーターでは，散乱光，蛍光標識抗体および死細胞染色試薬などを用いて，対象細胞，細胞デブリ，ダブレット，細胞塊および死細胞の検出が可能であり，1細胞化された対象細胞集団を分取できる．通常，セルソーターで分取された細胞集団は，バッファー等で希釈された状態で回収されるため，遠心濃縮工程等を経て10^5～10^7 cells/mLに調整され，後段の1細胞RNA-seq工程へ進む（図4）．これら複数工程を複数機器を用いて実施する場合，細胞ロスや細胞生存率の低下などが生じる可

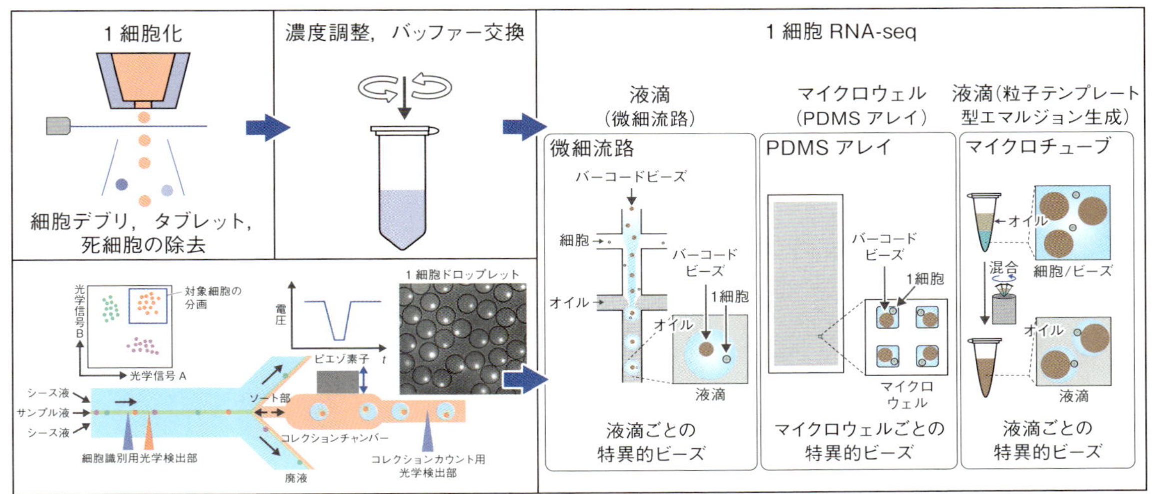

図4　マイクロ流路型細胞分取および選択的ドロップレット化技術を用いた1細胞RNA-seq前処理のシームレス化

マイクロ流路型細胞分取および選択的ドロップレット化技術を用いて，散乱光，蛍光標識抗体および死細胞染色試薬などにより，対象細胞，細胞デブリ，ダブレット，細胞塊および死細胞を検出し，1細胞化された対象細胞集団を分取する．分取した細胞は，遠心濃縮工程などを経ずに，各種1細胞RNA-seq法に供することが可能であり，1細胞RNA-seqの高効率化に貢献する．右の1細胞RNA-seqの詳細は概論を参照．（文献6，13をもとに作成）

能性がある．しかし，前述したマイクロ流路型細胞分取および選択的ドロップレット化技術を用いると，光学検出機能により分取対象と特定された1細胞集団を分取でき，分取された細胞集団は10^6～10^7 cells/mL濃度で回収されるため，遠心濃縮工程を経ずに，細胞分取から後段の1細胞RNA-seq工程へと進むことが可能となる（図4）．さらに本技術では，細胞分取時のピエゾ素子駆動回数を設定できるため，分取細胞数の設定も可能である．分取後細胞の生存率も高いことから，高品質な1細胞RNA-seqデータ取得に貢献すると考えられる．

おわりに

1細胞RNA-seq法の普及に伴って，個々の細胞の特徴が解明されてきている．しかしながら，1細胞RNA-seqを実施するためには，1細胞化，細胞分取，濃度調整などを含めた前処理工程が必須である．本稿で解説したマイクロ流路内で高速に細胞分取する技術およびそれを転用した選択的ドロップレット化技術を用いることで，対象細胞分取，死細胞やダブレットの除去，細胞濃度調整などがシームレスに実施できることを示した．また本技術で得られる分取後細胞の生存率が高いことから，高品質な1細胞RNA-seqデータの取得に貢献すると考えられる．本技術が，1細胞RNA-seqのさらなる発展に寄与することを期待したい．最後に，本技術の1細胞RNA-seqへの応用は，ソニー株式会社と東京科学大学との包括連携における共同研究に基づいており，本分野における産学連携の重要性も強調したい．

文献

1）Wu X, et al：Biomark Res, 12：110, doi:10.1186/s40364-024-00643-4（2024）
2）Svensson V, et al：Database (Oxford), 2020：baaa073, doi:10.1093/database/baaa073（2020）
3）Jagnandan N & Morachis J：Biomicrofluidics, 16：034106, doi:10.1063/5.0092358（2022）
4）De Jonghe J, et al：Nat Commun, 14：4788, doi:10.1038/s41467-023-40322-w（2023）
5）Matsumoto M, et al：Mol Ther Methods Clin Dev, 30：367-376, doi:10.1016/j.omtm.2023.07.012（2023）
6）Nakamura M, et al：Lab Chip, 24：2958-2967, doi:10.1039/d4lc00037d（2024）
7）Liu D, et al：Front Bioeng Biotechnol, 11：1281375, doi:10.3389/fbioe.2023.1281375（2023）

8）Liu H, et al：Micromachines (Basel), 11：94, doi:10.3390/mi11010094（2020）
9）Clark IC, et al：Nat Biotechnol, 41：1557-1566, doi:10.1038/s41587-023-01685-z（2023）
10）Komatsu J, et al：Sci Rep, 13：4866, doi:10.1038/s41598-023-31915-y（2023）
11）10x Genomics：Cell Preparation for Single Cell Protocols. https://cdn.10xgenomics.com/image/upload/v1686678481/support-documents/CG00053_Handbook_CellPreparation_SingleCellProtocols_Rev_D.pdf
12）BDbiosciences：BD Rhapsody™ Single-Cell Analysis System Instrument User Guide. https://www.bdbiosciences.com/content/dam/bdb/marketing-documents/BD-Rhapsody-Single-Cell-Analysis-System-Instrument-User-Guide.pdf
13）Sasagawa Y：figshare, https://doi.org/10.6084/m9.figshare.7519454.v2（2018）

profile

松本真寛：東北大学大学院工学研究科修士課程修了．2007年ソニー株式会社（現ソニーグループ株式会社）に入社後，ライフサイエンス系の研究開発において，分子検出および細胞解析技術の研究開発に従事．'16～'17年，カロリンスカ研究所SciLife Labにて客員研究員として，細胞解析技術に関する研究に従事．

シングルセルRNA解析の障壁を突破するPIPseq Vの革新

The innovation of PIPseq V: breaking barriers in single-cell RNA analysis

DOI：10.18958/7721-00036-0001916-00

山口和晃，仲　健太，Robert Meltzer

Kazuaki Yamaguchi[1]/Kenta Naka[1]/Robert Meltzer[2]　：イルミナ株式会社[1]/Illumina, Inc.[2]

現在広く採用されているシングルセルRNA-Seq技術には，専用装置の高額な初期費用や消耗品コストの負担，複雑なプロトコールを実施する技術者の熟練度，拡張性の制限などの課題があり，普及を妨げる障壁となっている．Illumina Single Cell 3′ RNA Prepは，これらの課題を克服した「アクセスしやすいシングルセルRNA-Seq技術」である．シンプルで拡張性の高いワークフローにより，より多くのラボで高性能なシングルセルRNA-seq技術の利用を可能にする．本稿では基盤技術であるPIPseqについて概説し，その後，PIPseq Vで実現された改良点，特に定量性能の向上について述べる．

キーワード　シングルセルRNA-Seq，PIPseq，ドロップレット，Illumina Single Cell 3′ RNA Prep

はじめに

シングルセルRNA-Seq技術は，個々の細胞における遺伝子発現解析を行うための強力な手法として，近年急速に発展し，多くの研究分野で広く利用されている．シングルセル解析において現在主流となっているのは，ドロップレット（液滴）ベースの技術であり，これにより数千から数百万の細胞を同時に解析することが可能となった．代表的な手法としては，10x Genomics社Chromium，Drop-SeqとinDropなどがあり，いずれもマイクロ流路デバイスのような専用装置を必要とする[1]．一方，本稿で紹介するIllumina Single Cell 3′ RNA Prep（ISCP）は，ドロップレットベースの技術でありながら，特別な装置を必要とせず，より簡便な方法で同様の解析を実現する点が大きな特徴である．これらの手法の比較を表に示す．表では，cDNAカバレッジ，適用可能なサンプルの種類，細胞サイズ制限，コストなどの要素を比較し，各技術の特徴や限界を視覚的に示している．本稿では，ドロップレットベースのシングルセルRNA-Seq技術に焦点を当て，ISCPの基盤技術であるPIPseq™[2)3)]について詳述する．さらに，ISCPが採用する最新のケミストリーバージョンであるPIPseq Vにおける改良点，特に定量性能の向上がISCPを活用したシングルセル解析の発展に与える影響について考察する．

1 PIPseq技術概要

PIPseq（particle-templated instant partition sequencing）は，シングルセルRNA-seqを効率的に行うために開発された革新的な技術である．この技術では，個々の細胞を独立した液滴に封入し，遺伝子発現解析を実施する．技術の核心をなすのは，粒子テンプレート型エマルジョン生成（particle-templated emulsification：PTE）というプロセスである．PIPseqでは，バーコード付きハイドロゲル粒子を使用し，細胞と試薬を封入した均一な液滴を生成すること（テンプレート化）によって，高精度な遺伝子発現解析を実現する．この技術の最大の利点は，特別な装置や流路設計を必要とせず，ボルテックスミキサーを用いて並列的に均一な液滴を生成できる点にある．これにより，装置の稼働時間やシステムのサイズに依存することなく，大規模なシングルセル解析が容易に実現できるだけでなく，技術の導入が簡便でコスト効率も高い．さ

表　ドロップレットベースシングルセル解析手法の比較

	ISCP/PIPseq	inDrop	Drop-Seq
シングルセル化手法	ボルテックス	マイクロ流路デバイス	マイクロ流路デバイス
ビーズ材質	ハイドロゲル製	ハイドロゲル製	レジン製
cDNAカバレッジ	3′	3′	3′
cDNA増幅法	テンプレートスイッチングPCR	*in vitro* Transcription	テンプレートスイッチングPCR
細胞核の使用	凍結組織で検証済み	—	変法であるDroNc-Seqを利用する必要がある[5]
固定サンプル	DSPメタノール固定による細胞・細胞核が使用可能	—	メタノール固定もしくはDSPメタノール固定により一部の細胞サンプルが使用可能[6) 7]
細胞サイズの制限	60 μm（PIP径は80 μm）	60 μm（流路径）[8]	—
1実験あたりに必要な細胞数	≧5,000	≧2,000[9]	—
解析可能な細胞数	2,000～100,000 /100～1,000,000[3]	1,000～10,000[10]	1,000～10,000[10]
細胞捕捉率	80％（NIH 3T3とHEK 293細胞の混合物） 79％（PBMC） 79％（マウス脳核）	75％[9]	12.8％（NIH 3T3とHEK 293細胞の混合物）[11]
マルチプレット率	5％未満（NIH 3T3とHEK 293細胞の混合物，細胞捕捉率80％のとき）	約4％（マウスES細胞とK562細胞との混合物）[8]	0.36～11.3％（NIH 3T3とHEK 293細胞の混合物）[11]
コスト	＋	＋＋＋[1]	＋＋[1]
サンプル処理時間	15時間	24時間[12]	10時間[12]

ISCPは他の手法と比較して，解析可能な細胞数の範囲が広いこと，細胞捕捉率が高いこと，またコストが低いことが特徴である．ISCPの「解析可能な細胞数」は上段が製品仕様値，下段が検証値．

らに，PIPseqは液滴の安定性や均一性に優れ，スケーラビリティと柔軟性を兼ね備えた強力な技術である．従来のマイクロ流路デバイスを使用する手法では，細胞が流路を通過する際に物理的なストレスを受ける可能性があり，これが細胞の生存率や遺伝子発現に悪影響を与えることがある．また，細胞の希釈や流路の制限により，均一な液滴生成が困難となり，特に神経細胞のように軸索や樹状突起をもつ細胞では，流路の詰まりや液滴形成不良が生じることもある．PIPseq技術を採用したISCPは，解析可能な細胞数に応じてT2キット（2,000細胞），T10キット（10,000細胞），T20キット（20,000細胞），T100キット（100,000細胞）の4段階から選択でき，試薬の無駄を最小限に抑えつつ，コスト効率的に複数サンプルの同時処理および段階的な個別処理が可能である．

2 PIPseqケミストリー

この項では初期のPIPseqを大幅に改良した，最新のPIPseq Vケミストリー[4]を採用したISCPでのシングルセル解析ワークフローを紹介する（図1）．

① ライブラリー調製

1) 細胞懸濁液の調製

ISCPは生細胞および組織に最適化されているが，オプションとして核抽出法やDSPメタノール固定サンプルにも対応している．

2) PIPにおける細胞捕捉とエマルジョン形成

専用のボルテックスミキサーで細胞または核懸濁液をハイドロゲル粒子とオイルとともに混合し，水相と油相を迅速に乳化させることで，細胞を含む均一なエマルジョンを並列的に生成する．

3) 溶解とmRNA捕捉

溶解試薬を用いてエマルジョン内の細胞を化学的に

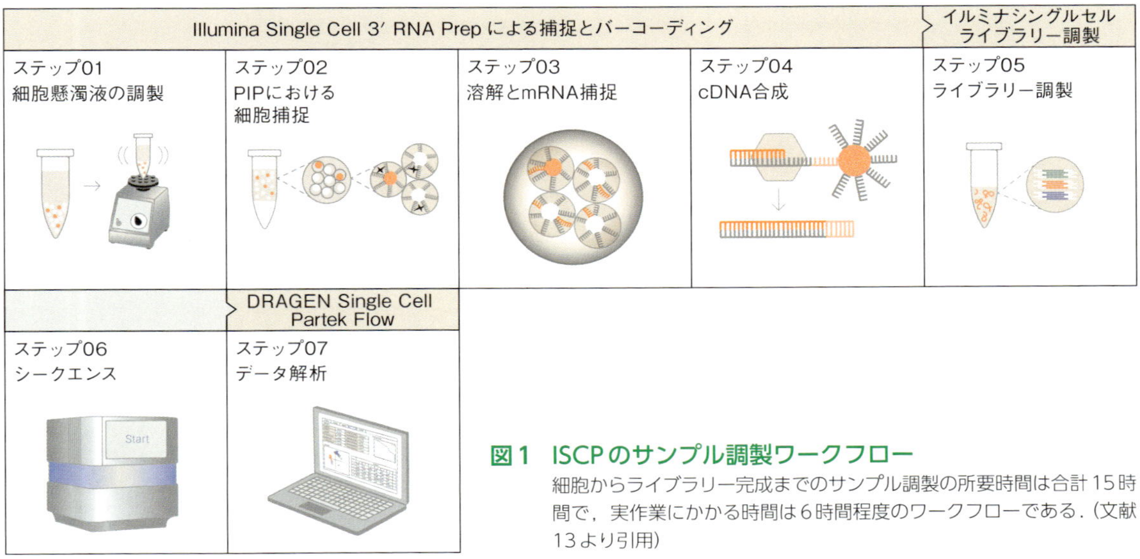

Illumina Single Cell 3′ RNA Prep による捕捉とバーコーディング

イルミナシングルセルライブラリー調製

ステップ01 細胞懸濁液の調製

ステップ02 PIPにおける細胞捕捉

ステップ03 溶解とmRNA捕捉

ステップ04 cDNA合成

ステップ05 ライブラリー調製

DRAGEN Single Cell Partek Flow

ステップ06 シークエンス

Start

ステップ07 データ解析

図1　ISCPのサンプル調製ワークフロー

細胞からライブラリー完成までのサンプル調製の所要時間は合計15時間で，実作業にかかる時間は6時間程度のワークフローである．（文献13より引用）

溶解し，放出されたmRNAがビーズ表面に被覆されたpoly（T）配列で捕捉される．捕捉されたmRNAは，エマルジョン内で最大96時間安定に保存可能である．

4) cDNA合成

エマルジョンを破壊して洗浄した後，捕捉されたmRNAから逆転写を介して個々の細胞ごとのcDNAを生成し，5サイクルに限定したPCRで増幅してcDNAライブラリーを作製する．

5) ライブラリー調製

cDNAライブラリーを酵素でランダムに断片化し，後述するintrinsic molecular identifier（IMI）[4]を生成した後，標準的なライブラリー調製プロセスを経て，シークエンスライブラリーに調製する．ライブラリーには10塩基ずつのデュアルサンプルインデックス配列に加え，細胞バーコード配列および後述するbinning index（BI）が含まれる（図2A）．

② シークエンシング

調製されたライブラリーは，イルミナ社のすべての次世代シークエンサー（NGS）プラットフォームで解析可能である．細胞あたりのリード数を20,000リード以上とする場合，T2キットで少数サンプルを解析するならMiSeq™ i100 Plusシステムを用いてきわめて迅速に解析することもできる．ただし，T2～T20キットで処理したライブラリーの解析には，NextSeq™ 1000/2000システム以上が推奨される．一方，T100キットで処理したライブラリーの解析には，NovaSeq™ 6000システムまたはNovaSeq Xシリーズの使用が推奨される．Read 1では45サイクル以上のリード長で個々のPIPを識別するための細胞バーコード配列および3塩基のBI配列をシークエンスし，Read 2では72サイクル以上のリード長でcDNA配列をシークエンスするとともに，リード先頭の12塩基はIMIとして分子カウントの情報として利用される．

③ データ解析

シークエンスデータの二次解析には，コマンドライン不要のDRAGEN™ Single Cellパイプラインが必要となる．視覚化および三次解析には，Partek™ Flowソフトウェアを用いることができる．

1) 二次解析

DRAGEN Single Cell RNA（v4.4以上）は，シングルセルRNA-Seqデータセットをリードから細胞ごとの遺伝子発現マトリクスまで解析する．イルミナ社のクラウドプラットフォーム（BaseSpace™ Sequence HubもしくはIllumina Connected Analytics），もしくはDRAGENオンサイトサーバーで利用することができる．RNA-Seqアラインメントと遺伝子へのマッチング，細胞バーコード割り当ておよびunique molecular identifier（UMI）のエラー修正，UMIカウントに基づ

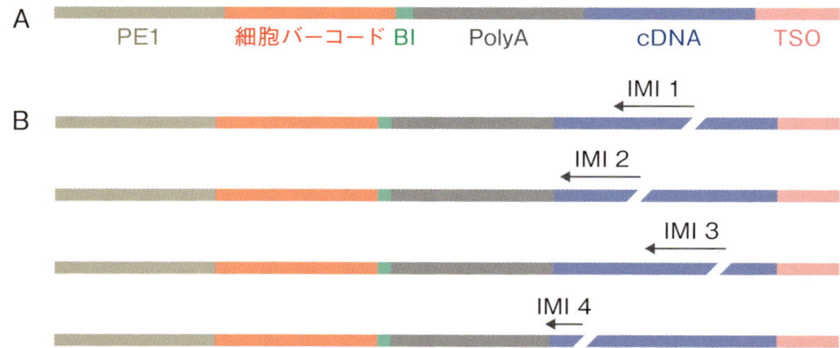

図2 PIPseqケミストリーにおけるフラグメンテーションプロセス
A）全転写産物増幅後のcDNA分子構造．5サイクルの全転写産物増幅によって，完全長cDNAが増幅される．PE1はシークエンシングプライマー結合サイト，BIはbinning index，TSOはtemplate switch oligoをそれぞれ示す．B）ランダムな酵素断片化によるIMIの生成．全転写物増幅5サイクルで増幅された産物を，ランダムに断片化することで，1つの分子に由来する最大15個の異なるIMIが作成される．（文献14をもとに作成）

く遺伝子発現量測定，遺伝子発現マトリクス出力などの処理を行う．ただし，ISCPのデータを解析する場合はUMIではなく，後述のBIとIMIを利用する独自の方法でカウントされる．

2）三次解析

Partek Flowソフトウェアは，カウントマトリクスやSeuratオブジェクトなどのインプットファイルを取り込み，論文用の作図（t-SNE，UMAP，PCA，ヒートマップ，ボルケーノプロット，バブルマップ，KEGGパスウェイ，*in situ*発現画像など），群間での発現差解析，GO解析や軌跡解析，パスウェイ解析，マルチオミクス解析および表現型データの集約などを実施する．

3 PIPseq Vにおける定量性能の向上と新しい発現定量方法の提案

PIPseq Vは，1世代前のPIPseq 4.0 Plusと比較して1細胞あたりの遺伝子および転写物検出感度が大幅に向上している[4]．これは特に低発現の遺伝子において顕著である．これにより，トランスクリプト分布の広範囲にわたる正確な分子カウントが可能となった．この感度向上は，下記のようなISCPワークフロー全体の改良によるものである．

1) ミセル型分子輸送を用いた溶解試薬の導入により，細胞および核の溶解が改善され，従来のプロテアーゼによる細胞溶解と比較して，各細胞からのmRNAの放出がより均一かつ効率的に行われる．
2) mRNAからcDNAへの逆転写変換の工程において，試薬，酵素，および反応条件が最適化され，3′側で捕捉されるmRNAの回収率が最大化されている．
3) 後述するIMIベースのワークフローを導入し，cDNA増幅のサイクル数を制限することで，細胞の種類や数に関係なくライブラリー調製のプロトコールを標準化している．これにより，PCR依存のバイアスの発生を最小限に抑えるとともに，従来のPIPseqや他のシングルセル解析法にみられたランダムバーコード配列への分子の捕捉を低減している．

① Intrinsic molecular identifier

PIPseq Vアッセイで新しいトランスクリプト定量法として採用したIMIは，従来のUMIに依存せず，正確な分子カウントを可能にするものである．IMIはPCR産物のランダムな断片化によって生成され，シークエンスデータから特定した断片化位置情報をもとに分子を一意に識別し，カウントするもので，UMIのような外来配列を使用しないことからintrinsic（内在性）と名付けられている（図2B）[4]．

② Binning index

さらに，BIとよばれる手法を採用している．得られるデータにはサンプルの性質やシークエンス量など実験間のばらつきによって分子数の変動が生じる．それらを補正するためPIPseqビーズ上の細胞バーコード配列には3塩基のBI配列を導入している．具体的にはDRAGEN Single Cellでリードマッピング後，細胞バーコード配列，および遺伝子IDによって振り分けられたリードに対してIMIを識別する．その後3塩基長のBIを用いてグループ化し，各BI内で重複するIMIを除去する．グループ化したリード数とPCRサイクル数を限定することで予想される分子数とをもとに算出した補正係数を適用し，カウントマトリクスを出力する．つまりこの方法では，実験ごとに生じるデータ特性に基づいて柔軟にグループを分けることで，正確な分子カウントを可能にする．PBMC，HEK 293T・NIH 3T3，およびマウス脳核を使用したUMIベースの手法との比較実験において細胞タイプ間の発現パターンは非常に類似し，発現変動の大きい上位2,000個の遺伝子は高い相関関係を示した（$R \geq 0.99$）．さらに，PBMCにおいて細胞ポピュレーション間で発現変動を示した多くの遺伝子（abs. log2 FC ＞1.5，adjusted $p < 0.01$）は共通していた．一方で，リードマッピング率や検出された遺伝子数にわずかな違いがみられた（1.3～6％）．このようにIMIとBIを組合わせることで，従来のUMIベースの手法と同等の生物学的情報を提供しつつ，UMIに由来するトランスクリプト捕捉バイアスの削減やデータ解析効率の向上を実現している．この技術は，シングルセル解析における分子カウントの新たな標準となる可能性がある．

4 応用範囲の拡大

ISCPは，高いアクセス性と拡張性により，シングルセルRNA解析の応用範囲を大きく拡大する．最小限の初期投資のみで導入可能であるため，従来の，マイクロ流路デバイスがなくシングルセルの分離が困難なケースでも，その場で迅速に処理が可能となる．また，従来の技術と比較してランニングコストが抑えられ，ワークフローも簡便であるため，研究経験を問わず多くのラボで導入しやすい．さらに，マイクロ流路デバイス技術では捕捉が困難であった細胞種にまで解析対象を広げることもできる．

おわりに

NGSの登場以来，シークエンスコストの低下，ワークフローの簡便化，市販ツールの充実により，解析技術は一般化し，その応用範囲も広がってきた．これと同様に，シングルセルRNA解析技術も一般化および普及の段階に入りつつある．導入および実施の障壁が低いキットの登場により，臨床応用を見据えた多様な場面でのシングルセルRNA解析の活用が加速すると考えられる．

文献

1） Zhang X, et al：Mol Cell, 73：130-142.e5, doi:10.1016/j.molcel.2018.10.020（2019）
2） Hatori MN, et al：Anal Chem, 90：9813-9820, doi:10.1021/acs.analchem.8b01759（2018）
3） Clark IC, et al：Nat Biotechnol, 41：1557-1566, doi:10.1038/s41587-023-01685-z（2023）
4） Fontanez KM, et al：bioRxiv, doi:10.1101/2024.10.04.616561（2024）
5） Habib N, et al：Nat Methods, 14：955-958, doi:10.1038/nmeth.4407（2017）
6） Alles J, et al：BMC Biol, 15：44, doi:10.1186/s12915-017-0383-5（2017）
7） Gutiérrez-Franco A, et al：Commun Biol, 6：634, doi:10.1038/s42003-023-05022-7（2023）
8） Klein AM, et al：Cell, 161：1187-1201, doi:10.1016/j.cell.2015.04.044（2015）
9） Zilionis R, et al：Nat Protoc, 12：44-73, doi:10.1038/nprot.2016.154（2017）
10） Choi JR, et al：Cells, 9：1130, doi:10.3390/cells9051130（2020）
11） Macosko EZ, et al：Cell, 161：1202-1214, doi:10.1016/j.cell.2015.05.002（2015）
12） Ding J, et al：Nat Biotechnol, 38：737-746, doi:10.1038/s41587-020-0465-8（2020）
13） illumina：Illumina Single Cell 3′ RNA Prep. https://jp.illumina.com/content/dam/illumina/gcs/assembled-assets/marketing-literature/iillumina-single-cell-rna-prep-data-sheet-m-gl-03195/illumina-sc-rna-prep-data-sheet-m-gl-03195-jpn.pdf
14） Fontanez KM, et al：bioRxiv, doi:10.1101/2024.10.04.616561（2024）

profile

山口和晃：イルミナ株式会社フィールドアプリケーションサイエンティスト．2022年から現職にてNGSおよびマイクロアレイの導入支援やカスタマーサポート業務に従事．前職では，理化学研究所分子配列比較解析チームにて，軟骨魚類マルチオミクス解析プロジェクト（Squalomix）に7年間携わっていた．

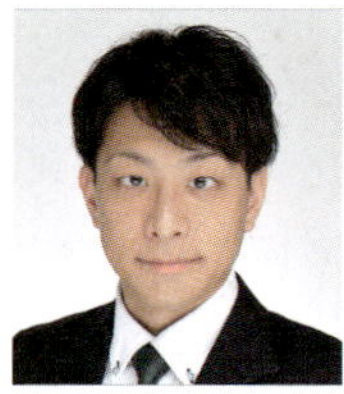

仲　健太：イルミナ株式会社シニアスペシャリスト．イルミナ株式会社の細胞生物学，アグリゲノミクス分野の技術営業．2015年からイルミナ株式会社フィールドアプリケーションサイエンティストとして9年間従事．'24年より現職．

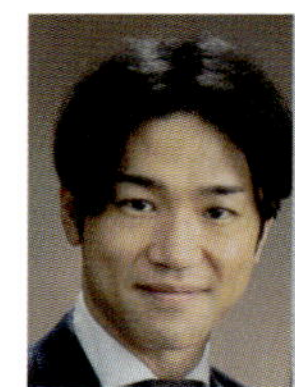

Robert Meltzer：Associate Principal Scientist, Illumina, Inc. Fluent BioSciences社の共同創業者．2007年以降，U.S. Genomics，Pathogenetix，Bio-Rad Laboratoriesにおいて，ゲノム解析技術の開発に従事．テキサスA&M大学で生物医学工学，ベイラー医科大学で分子生物物理学の学位を取得．

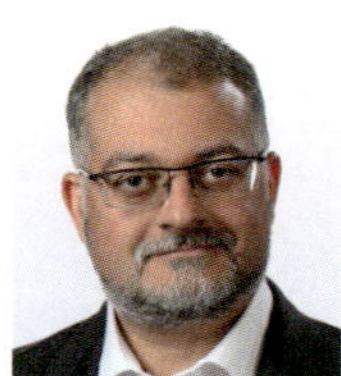

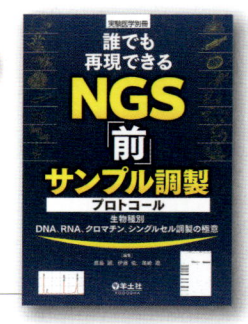

Nakai R, et al : Nat Metab, 6 : 1886-1896, 2024

細胞間ミトコンドリア移送が関与する治療はマウスモデルでLeigh症候群の病勢と致死率を抑制する

横田貴史，中井りつこ

細胞間ミトコンドリア移送は近年発見された，ドナーの細胞がレシピエントの細胞や組織にミトコンドリアを供給する現象である．健全なミトコンドリアの移送によって，細胞内のエネルギー代謝の異常を是正する治療方法への応用が注目されている．本研究では，致死的なミトコンドリア病の代表的病型Leigh症候群に対し，マウスモデルで造血細胞移植や精製ミトコンドリアを用いた治療が有効である可能性を示した．

1970年代に臨床現場に導入されて以来，骨髄移植は血液がんに対する根治療法として発展し，現在では安定して供給できる治療法となった．さらにライソゾーム病やペルオキシソーム病のような遺伝性代謝疾患にも効果を示してきた．その作用機序として，移植された血液・免疫系の細胞が疾患組織に侵入して機能することや，移植細胞が産生する物質が組織に到達して病態を改善することが推測されている．この推測上の作用機序をもとに，遺伝性代謝疾患に対する骨髄移植は，効果が期待できる疾患にほぼ限定して行われてきた．そのため，同じ遺伝性難病であるミトコンドリア病に対する骨髄移植・造血幹細胞移植に関する情報は限られている．

Leigh症候群は，進行性の神経・運動失調を特徴とする原発性ミトコンドリア病である．根本的な治療法はなく，罹患した患児の多くが3歳までに死亡する．この疾患には，ミトコンドリア遺伝子および核内遺伝子の両方にわたる100種類以上の原因遺伝子が報告されているが[1]，そのすべてがミトコンドリアの酸素呼吸において中心的な役割を担う電子伝達系に影響を及ぼす．その原因遺伝子の1つは，呼吸鎖複合体Ⅰの構成に必要な核内遺伝子*NDUFS4*である．*Ndufs4*の機能喪失変異をもつマウスは，ヒトLeigh症候群の特徴を反映する[2]．われわれはミトコンドリアが免疫細胞の分化・成熟に重要な役割を担うという知見[3,4]から，Leigh症候群の病態に免疫異常が関与していると考えた．また，近年正常血液細胞から病的神経細胞へのミトコンドリア移送が起こることが報告され，注目されつつあった[5]．そこで*Ndufs4*欠損マウスをモデルとして用い，正常マウスの骨髄を移植することで，死亡率の低下と生存期間の延長が得られるのかを検討した．

正常骨髄細胞の移植はLeigh症候群マウスの生存期間と病勢を改善する

まず予備検討として，生後5週齢の*Ndufs4*欠損マウスに致死量の放射線を全身照射したのち正常骨髄細胞を静脈注射で移植し，生存期間を評価した．われわれの飼育環境での*Ndufs4*欠損マウスの生存期間は生後

Mitochondria transfer-based therapies reduce the morbidity and mortality of Leigh syndrome

Takafumi Yokota[1)3)]/Ritsuko Nakai[1)~3)] : Department of Hematology, Osaka International Cancer Institute[1)]/Department of Hematology, Sakai City Medical Center[2)]/Department of Hematology and Oncology, Graduate School of Medicine, Osaka University[3)] (大阪国際がんセンター血液内科[1)]/堺市立総合医療センター血液内科[2)]/大阪大学大学院医学系研究科血液・腫瘍内科[3)])

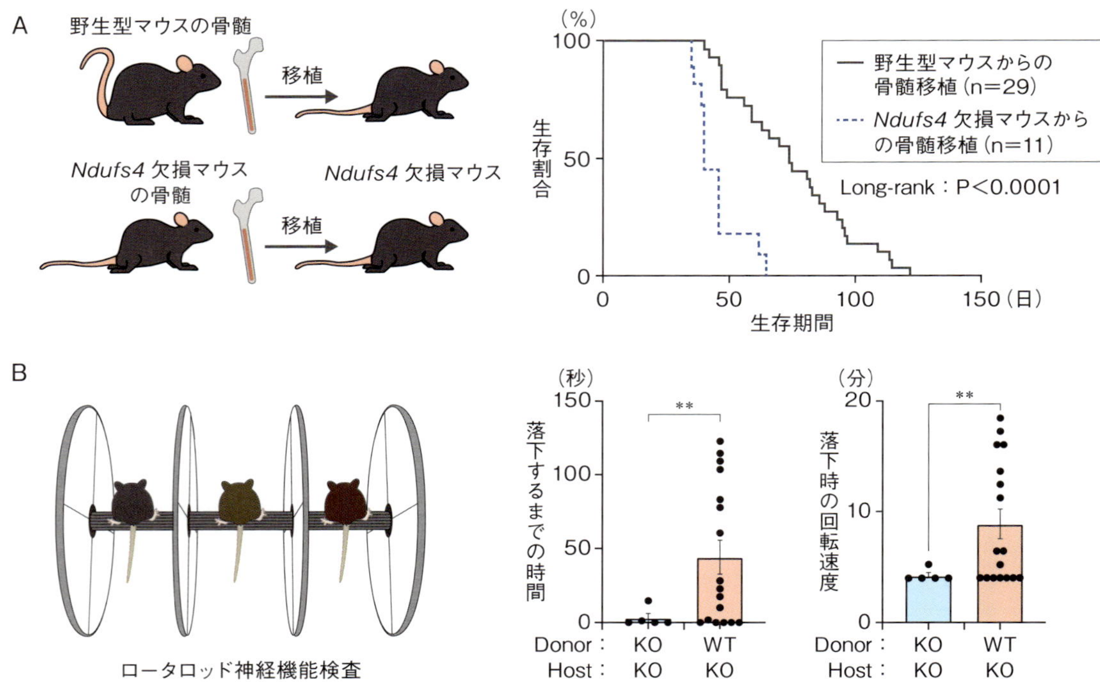

図1　Leigh症候群モデルマウスに対する骨髄移植の効果

A) *Ndufs4*欠損マウスに野生型または*Ndufs4*欠損マウスの骨髄細胞を移植し，生存期間を評価した．B) 回転する棒の上にマウスを乗せる神経機能検査（ロータロッド神経機能検査）で，野生型マウスから骨髄移植を受けた疾病マウスは，スチューデントt検定で有意に長く回転棒上にとどまることができ（**P<0.01），より速い回転速度にも耐えることができた．（グラフは主論文より引用）

51〜67日（中央値58日）であったが，骨髄移植を受けたマウスでは59〜95日（中央値75日）まで延長した．さらに予想しなかったことであるが，移植を受けたマウスに神経・運動失調の改善が認められた．

そこで放射線全身照射と骨髄細胞の静脈注射の影響を除外するために，野生型マウスまたは*Ndufs4*欠損マウスを骨髄ドナーとして，放射線照射後の*Ndufs4*欠損マウスへの移植を行い，生存期間と神経・運動機能を比較する検討を行った（**図1A**）．その結果，*Ndufs4*欠損マウスからの骨髄移植では生存期間中央値が40日であったのに対し，野生型マウスからの骨髄移植では生存期間中央値が74日であった．ロータロッド神経機能検査では，*Ndufs4*欠損マウスから移植を受けた個体は回転棒上でバランスを保つことができず，ほとんどすぐに落下してしまったが，野生型マウスからの移植を受けた個体では，平均して1分間回転棒上にとどまることができ，より速い回転速度にも耐えることができた（**図1B**）．

正常骨髄の移植はLeigh症候群マウスの病的組織に健常なミトコンドリアを供給する

野生型マウスからの骨髄移植を受けた*Ndufs4*欠損マウスにおいて，生存期間のみならず運動失調の改善が得られたことは，宿主細胞のミトコンドリア機能を改善させる何らかの機序が存在することを示唆していた．そこで，ミトコンドリア移送の有無を調べるため，ミトコンドリアを蛍光標識したmito-Dendra2（mtD2）レポーターマウス[6]を用いた移植実験を行った．移植2週間後にフローサイトメトリーで末梢血中のミトコンドリアを調べた結果，約4％がmtD2陽性であり，定量的には血液1 mLあたり約3.5×10^5個のドナー由来ミトコンドリアが認められた．各組織を解析したところ，血液・脾臓・肝臓ではレシピエント由来の免疫細胞の15〜20％がmtD2陽性であった．脾臓では，レシピエント由来の上皮細胞・内皮細胞・間質細胞の大部分がmtD2陽性であった．これらの結果から，正常ドナー由来の骨髄細胞は，Leigh症候群マウスの組織・

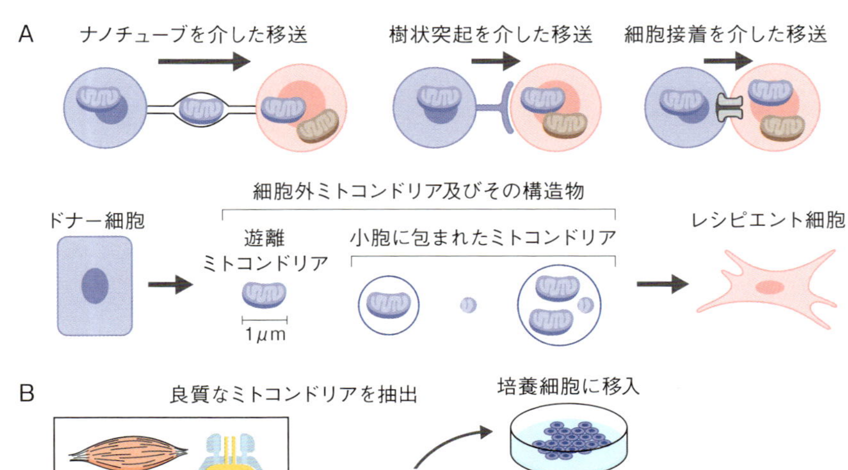

図2 細胞間ミトコンドリア移送の種類と臨床応用
A）接触依存性（上段）および非依存性（下段）の細胞間ミトコンドリア移送．B）細胞や組織から抽出したミトコンドリアの臨床応用．

細胞に対して健康なミトコンドリアの供給源となることが示された．

単離した健常ミトコンドリアの投与もLeigh症候群マウスの生存期間と病勢を改善する

骨髄移植は放射線照射などの前治療を必要とするため，ヒトのミトコンドリア病治療へと展開するうえで障壁がある．そこで移植を行わずにミトコンドリアを移送する方法を検討した．健常mtD2マウスの肝臓からミトコンドリアを単離し，放射線照射なしで*Ndufs4*欠損マウスに週1〜2回腹腔内注射した．注目すべきことに，ミトコンドリアを投与したマウスの生存期間中央値は対照群の68日と比較して84日となり，精製ミトコンドリア投与が生存期間を延長することが示された．また，ミトコンドリアを投与したマウスの多くに毛皮の再生が観察された．ロータロッド神経機能検査でも有意な改善が観察された．

ヒトミトコンドリアはマウス細胞内で内因性ミトコンドリアと融合できると報告されていた[7]．そこで臨床応用に向けて，ヒトミトコンドリアの移植が*Ndufs4*欠損マウスの生存率の上昇につながるかどうかを検証した．われわれは共同研究者からHeLa細胞由来のヒトミトコンドリア複合体Q（MRC-Q；LUCA Science社製）を入手した．これはミトコンドリアが濃縮された無細胞製品で，凍結保存が可能である．3週齢の*Ndufs4*欠損マウスに50 μgのMRC-Qを週1回計4週間静脈内投与して解析した結果，ヒトミトコンドリアDNAが多くの組織で検出された．さらにMRC-Q投与群は対照群に比べて生存期間が有意に改善し，毛皮の再生も認められた．MRC-Q投与を受けた*Ndufs4*欠損マウスは，ワイヤーにぶら下がる能力が増加し，直立反射が速くなったほか，尾で吊るされたときの安定性と姿勢が改善し，低い高さからケージの敷物に放したときに四肢で着地できるようになった．これらの結果から，静脈内投与されたヒトミトコンドリアはさまざまな組織に取り込まれ，*Ndufs4*欠損マウスの病勢と死亡率を改善することが示唆された．

おわりに―結果の解釈と今後の課題

今回われわれは，ヒトLeigh症候群のモデルマウスを用いて，正常骨髄細胞の移植および精製ミトコンドリアの投与により運動・神経障害が改善され，生存期間が延長することを示した．しかしながらそのメカニズムにおいて，多くの疑問点が残されている．1つ目は，移植後の*Ndufs4*欠損マウスの症状改善は一時的で，生存期間は延長するものの最終的に生後100日未満でほとんどが死亡してしまうという事実である（野生型は60日ほど）．2つ目は，ミトコンドリア投与後の*Ndufs4*欠損マウスの解析で，ドナー由来のミトコンドリアDNAは脳組織には微量な取り込みしか検出されず，さらには取り込まれたDNAも数日後には検出できなくなったことである．これらは，移入したミトコンドリアが神経機能と生存率を改善するという解釈に関して，本質的な疑問を投げかけるものであった．

最近論文報告された内容であるが，移植されたミトコンドリアがレシピエントの細胞内でマイトファジーを誘発し，ミトコンドリアの新生を促進するメカニズムが示唆されている[8]．われわれの実験においても，マイトファジーの促進によって損傷したミトコンドリアの蓄積が抑制され，ミトコンドリア新生が促進されたことで，細胞全体の代謝機能が一時的に改善したのかもしれない．また，ミトコンドリア由来の分子が抗酸化酵素の発現を誘導し，活性酸素の消去によって細胞損傷を抑制した可能性もある[9]．ミトコンドリア移送に基づいた治療は，ミトコンドリア異常による疾病に対して有望なものであり，現在世界的な取り組みがはじまっている[10]．その機序は一元的に説明されうるものではなく，今後臨床応用に向けてさらなる探究と技術改良が必要である（図2）．

文献

1）McCormick EM, et al：Ann Neurol, 94：696-712, doi:10.1002/ana.26716（2023）

2）Kruse SE, et al：Cell Metab, 7：312-320, doi:10.1016/j.cmet.2008.02.004（2008）

3）Buck MD, et al：Cell, 166：63-76, doi:10.1016/j.cell.2016.05.035（2016）

4）Luchsinger LL, et al：Nature, 529：528-531, doi:10.1038/nature16500（2016）

5）van der Vlist M, et al：Neuron, 110：613-626.e9, doi:10.1016/j.neuron.2021.11.020（2022）

6）Pham AH, et al：Genesis, 50：833-843, doi:10.1002/dvg.22050（2012）

7）Yoon YG, et al：Mitochondrion, 7：223-229, doi:10.1016/j.mito.2006.11.022（2007）

8）Lin RZ, et al：Nature, 629：660-668, doi:10.1038/s41586-024-07340-0（2024）

9）Crewe C, et al：Cell Metab, 33：1853-1868.e11, doi:10.1016/j.cmet.2021.08.002（2021）

10）Brestoff JR, et al：Nat Metab, 7：53-67, doi:10.1038/s42255-024-01200-x（2025）

本記事のDOI：10.18958/7721-00003-0001917-00

● 著者プロフィール ●

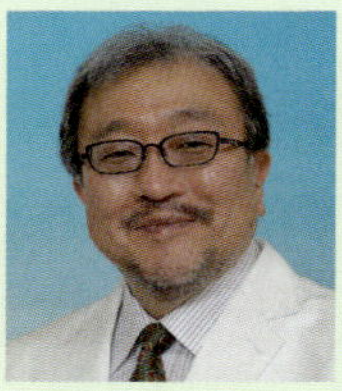

横田貴史：1991年鳥取大学医学部医学科卒業．約5年間の臨床修行後，学位研究を開始し2000年大阪大学にて医学博士取得．'00～'04年米国留学，'04～'22年大阪大学勤務を経て，現在大阪国際がんセンター血液内科主任部長・大阪大学医学部連携大学院腫瘍医学講座招聘教授．血液がんの患者さんの診療を行いながら，学位研究時からのテーマである「造血幹細胞の発生・増殖・分化調節機構の解明」を軸に研究を継続．最近の注力事項は，いまだ予後不良な急性白血病の克服に貢献できる研究への展開と，血液内科領域の若手医師・研究者の育成．

責任著者のつぶやき

2018年3月，ミトコンドリア病の克服をめざす一般社団法人こいのぼりの篠原智昭・菅沼正司の両氏より，共同研究依頼をいただいたことから今回の研究がスタートしました．血液内科医として骨髄移植に長らく従事し，造血幹細胞が他系統の細胞に転換する説に否定論文を書いてきた私にとって，造血細胞移植で致死的なミトコンドリア病を治療しようという発想は，正直に申し上げて荒唐無稽でした．お二人の熱意に打たれ，「まあ試しにやってみるか」とはじめた研究です．自分の目の前で起こっていること（移植したLeigh脳症マウスが餌をよく食べ，体毛が復活！）が信じられず，研究を引き継いでくれた超ハードワーキング大学院生・中井りつこさんのビデオ動画付き再現データにも半信半疑．ワシントン大学でも同様の結果が得られていることを知り，ようやく論文にする決心がついたという次第．見渡してみると，私たちの論文が出版された頃から，ミトコンドリアの組織・細胞間移送に関する論文が，次々とトップジャーナルに掲載されている現状です．自身の先見性のなさと鈍感さに嘆息しながら，今回の研究を通じていろいろな出会いをいただけましたことを，心より感謝しています．（横田貴史）

Kanatani S, et al：Science, 386：907-915, 2024

全脳の空間的な遺伝子転写解析を単一細胞レベルで実現する技術

金谷繁明

近年，組織透明化技術の進展により，大型組織全体を丸ごと観察することが可能となった．しかし，従来の技術では主にタンパク質の観察に限られ，RNAの観察は困難であった．本研究では，マウス全脳のような大型組織において，RNA発現を単一細胞レベルで簡便かつ迅速に観察可能とする技術「TRISCO」を開発した．

Ribonucleic acid（RNA）はDNAから転写されるタンパク質合成の指令書であり，細胞の状態や種類，分化，活動を反映する重要な分子である．脳機能を深く理解するためにはRNA解析が不可欠であるが，従来の組織透明化技術では，観察可能な分子が主にタンパク質に限定されていた．

三次元でのRNA観察の先駆的技術として，EDC-CLARITY法が報告されている[1]．この手法は，組織をアクリルアミドゲルに包埋してゲルと架橋することで組織を保持し，脱脂と屈折率調整により組織を透明化するCLARITY技術[2]に，RNAを固定するEDC処理を加えRNAの保持を向上させた技術である．さらにRNAの標識には*in situ* hybridization chain reaction（*in situ* HCR：isHCR）[3,4]が用いられている．isHCRでは，まずRNAにイニシエーター配列をもつDNAプローブをハイブリダイズさせ，その後，この配列に特異的に反応する2種類のDNAヘアピンを加えることで，ヘアピン同士が連鎖的にハイブリダイゼーションを起こし，シグナルを増幅してRNAを効率的に可視化する．このEDC-CLARITY法により，厚い脳切片における三次元的なRNA観察が可能となったが，全脳への適用はまだ実現されていない．

われわれは以前，isHCRと3DISCO法（脱水・脱脂・有機溶媒を用いた透明化技術）を組合わせた「DIIFCO法」を開発し，がん組織で三次元的なRNA観察を実現した[5]．しかし，このDIIFCO法をマウス脳に適用した際，シグナル強度の低下，組織の透明化の不完全さ，さらに深部RNAの標識不足といった複数の課題が明らかになった．

このため，マウス脳のRNAを丸ごと三次元で観察するためには，マウス全脳に最適化されたRNA標識手法と透明化技術の開発が必要であった．

高い組織透明度と蛍光標識DNAによるRNA標識の維持を両立させる技術

本研究では，DIIFCO法をマウス全脳に適用した際に生じた課題を改善するため，さまざまな手法を試行した．当初の課題は，組織の透明度不足とシグナル強度不足であった．まず，既存の透明化手法であるCUBIC法[6]やEDC-CLARITY法を取り入れることを試みたが，中性でないpHの溶液や強力な界面活性剤がRNAの分解や消失を促進し，課題の解決には至ら

Whole-brain spatial transcriptional analysis at cellular resolution

Shigeaki Kanatani：Department of Medical Biochemistry and Biophysics, Karolinska Institutet（カロリンスカ研究所医学生化学生物物理学部）

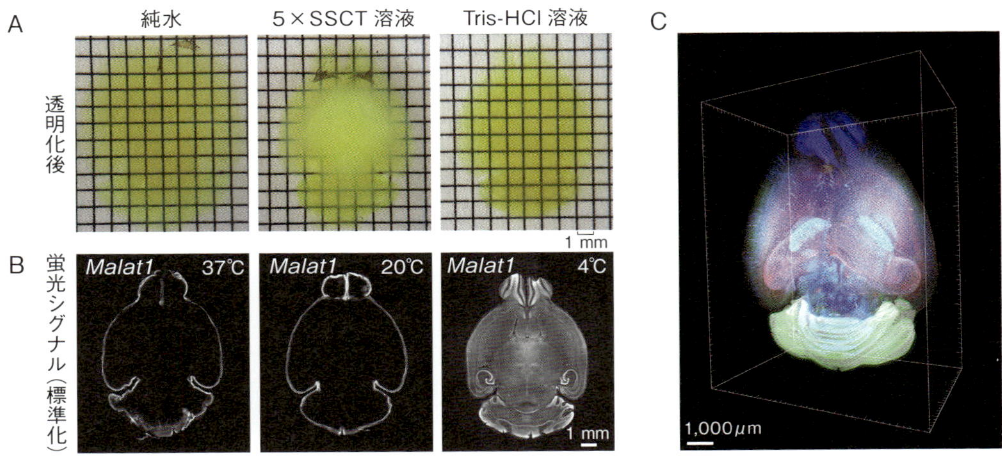

図1　TRISCO法の透明度とDNAプローブ浸透性の向上

A）純水，5×SSCT溶液，およびTris-HCl溶液にて洗浄後，有機溶媒にて透明化を行った．5×SSCT溶液条件では，透明化後でも白い沈殿により内部が透けて見えない．しかしTris-HCl溶液にて洗浄後は内部まで透けて見えた．B）isHCR反応の温度を37℃，20℃，4℃と変化させた際のRNA標識の浸透度．4℃にて深部までRNA標識されているのが観察された．C）TRISCO法でのマウス脳の三次元画像．*Parvalbumin*（*Pvalb*，緑），*Somatostatin*（*Sst*，赤），*Tyrosine hydroxylase*（*Th*，青）のRNA標識と細胞核（白）が同時観察されている．

なかった．しかし，偶然にも純水で脳を洗浄した後に透明化を行ったところ，非常に高い透明度が得られた．この結果から，isHCRや一般的なRNA検出に使用されるsaline-sodium citrate（SSC）溶液が透明化を妨げる要因であることが判明した．SSC溶液に含まれる塩が脱水過程で沈殿して組織に沈着し，その沈殿が透明化されないため，透明度を低下させていたのである．

この結果，透明化処理の前段階で純水を用いて組織を洗浄することが，透明度向上に効果的であることが示された．しかし，純水を使用するとRNA標識を担う蛍光標識DNA鎖が解け，シグナルが消失するという新たな問題が発生した．すなわち，「塩は透明化を阻害する一方で，RNA標識の維持には不可欠」という矛盾に直面したのである．この問題を解決するため，脱水処理で使用できるメタノールに高い溶解性をもつ塩を探索したところ，Trisがそれに該当することを発見した．実験の結果，脱水の最終段階である100％メタノール中でもTrisが沈殿しないことが確認された．さらに，pH 7の中性条件で500 mMのTris-HClを使用することで，RNA標識を維持しながら高い透明度を実現できることが明らかになった（**図1A**）．このTris-HClを用いた新たな手法を「TRIC（Tris-mediated signal retention of *in situ* hybridization and clearing）：Trisを用いたRNAシグナル維持・透明化法」と命名した．

マウス全脳における深部まで均一なRNA標識を実現する技術

次に，RNAの脳深部における均一な標識を実現するための手法を検討した．本研究では，isHCRを用いた蛍光標識DNAヘアピンの連鎖ハイブリダイゼーション[4]を通じてRNAを標識している．EDC-CLARITY法の論文ではDNAプローブおよびDNAヘアピンの浸透速度が非常に速いことが示されており[1]，そのためDNAプローブの浸透不足は想定していなかった．ところが，実際には浸透不足が頻繁に観察され，その原因は明らかではなかった．この課題に対処するため，電気泳動，加圧，遠心など物理的に浸透を高める方法を試みたが，いずれも浸透性の改善には効果を示さなかった．

試行錯誤の末，isHCR反応の温度を低下させることでDNAヘアピンの浸透性が劇的に改善されることを発見した．この結果をもとに温度がisHCRの反応に与える影響を解析したところ，温度を下げることでDNAのハイブリダイゼーション速度が低下し，シグナル強

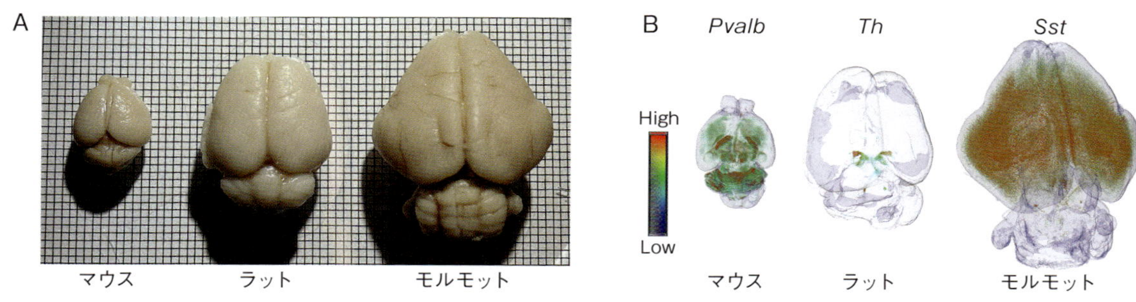

図2　TRISCO法のラット，およびモルモット脳への適用
A）マウス，ラットおよびモルモット脳の外見．ラット，およびモルモット脳はマウス脳の約4倍，7倍の体積を占める．グリッドは1 mm．B）TRISCO法を適用したマウス，ラットおよびモルモット脳．マウスは*Parvalbumin*（*Pvalb*），ラットは*Tyrosine hydroxylase*（*Th*），モルモットは*Somatostatin*（*Sst*）のRNAが標識されている．

度が抑えられることが判明した．この現象は，三次元組織におけるisHCR反応で，RNA標識に使用されるDNAヘアピンが組織表層で消費されにくくなることで，深部への浸透が促進されることを示している．この手法により，蛍光標識されたDNAヘアピンを非常に少量で使用しても表層で消費されることなく，脳全体で均一に反応させることが可能となり，浸透性の課題を解決するとともに，低コストで全脳を標識することができた（**図1B**）．

さらには，長期間にわたる実験の再現性を高めるため，RNA分解酵素が混入しても機能しないようにプロトコールの最適化を行った．また，isHCR反応を阻害しない安価なRNA分解酵素阻害剤であるpolyvinylsulfonic acid（PVSA）を使用することで，実験系の安定性を向上させた[7]．

以上の改良により，RNA分布を全脳かつ単一細胞レベルで精密に観察する技術が確立された（**図1C**）．この手法は簡便で再現性が高く，調製されたマウス全脳は一般的なライトシート顕微鏡を用いて三次元的に観察することが可能である．本研究は査読前論文としてbioRxivに発表され，多くの研究者から注目を集めた．その後，指導教授のPer Uhlénにより，この手法は「TRISCO（Tris buffer mediated retention of *in situ* hybridization chain reaction signal in cleared organs）：透明化臓器におけるTrisを用いた*in situ*ハイブリダイゼーション」と命名された．

TRISCO法の応用：マウスよりも大きい脳への適用

Science誌への投稿時，マウスより大きな脳組織や他の組織への適用可能性が問われた．そこで，体積が約4倍のラット全脳および7倍のモルモット全脳に適用した結果，TRISCO法がこれらの脳でも有効であることを示した（**図2**）．さらに，マウスの腎臓，心臓，肺，脊髄，ヒト胎児脳など多様な組織にも適用可能であることを実証し，今回の論文として掲載された．この技術はこれまで神経科学者達が夢見ていた解析方法を再現性高く標準化したものであり，今後，科学技術の発展を加速させると期待される．

おわりに

TRISCO法は，これまで困難とされていたRNAの全脳観察を可能にした画期的な技術である．その主な特徴として，RNAを観察できることに加え，短期間でのサンプル調製やプローブ設計による多様なRNAの標識が可能である点があげられる．また，RNA発現が主に細胞体に限定されるため解析が容易であり，特別な機材を必要とせず，使用する試薬も安価で再現性が高い．さらに，多様な組織への適用可能性を有することから，三次元組織観察において広く活用されることが期待される．

一方で，現時点ではいくつかの課題が残っている．具体的には，同時に観察可能なRNA分子数の制限，発現量が低い分子の観察が困難であること，さらに

microRNAなど短いRNAの観察が難しい点があげられる．これらの課題に対応するため，現在「TRISCO2」の開発が進行中である．

文献

1）Sylwestrak EL, et al：Cell, 164：792-804, doi:10.1016/j.cell.2016.01.038（2016）
2）Chung K, et al：Nature, 497：332-337, doi:10.1038/nature12107（2013）
3）Choi HM, et al：ACS Nano, 8：4284-4294, doi:10.1021/nn405717p（2014）
4）Choi HMT, et al：Development, 145：dev165753, doi:10.1242/dev.165753（2018）
5）Tanaka N, et al：Nat Biomed Eng, 4：875-888, doi:10.1038/s41551-020-0576-z（2020）
6）Susaki EA, et al：Nat Commun, 11：1982, doi:10.1038/s41467-020-15906-5（2020）
7）Earl CC, et al：Bioengineered, 9：90-97, doi:10.1080/21655979.2017.1313648（2018）

本記事のDOI：10.18958/7721-00003-0001918-00

● 著者プロフィール ●

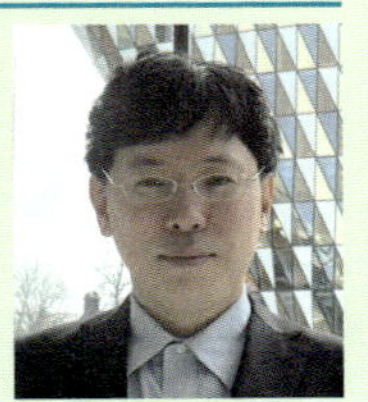

金谷繁明：慶應義塾大学大学院医学研究科を修了後，同大学の特任助教を経てカロリンスカ研究所に留学．同研究所でポスドク研究員および助教を務めた後，現在はカロリンスカ研究所BICイメージングファシリティマネージャー兼リサーチスペシャリストとして勤務．研究手法の開発を得意とし，革新的な技術で科学の発展を加速させることをめざしている．

筆頭著者のつぶやき

研究は熾烈な国際競争のなかにあり，方法開発の分野では日々新たな手法が発表されています．この環境で生き残るためには，研究テーマの選定がきわめて重要です．創造性だけでなく，完成時のインパクト，競争相手の少なさ，時間・資金・人材・技術的実現性など，すべての条件を満たす必要があります．そしてこのような研究テーマをいかに早く特定し，着手できるかが鍵となります．本研究は，これらの条件を満たし，理想的なプロジェクトとなりました．本研究で確立した手法は，画期的な成果をもたらすと同時に，どの研究室でも再現性よく容易に実施できる点が大きな特徴です．

本研究をまとめるにあたり，完全に自由に研究させてくれたPer Uhlén教授，共著者の皆様，bioRxivへの投稿を勧めてくださった上田泰己先生，そして本技術の価値を理解し積極的に支援してくださったデンマーク企業Gubraの皆様に深く感謝申し上げます．ありがとうございました．

（金谷繁明）

Wang T, et al : Nature, 637 : 895-902, 2025

臓器特異的な交感神経投射が内臓機能を調節する

Tongtong Wang，岡　勇輝

自律神経系は交感神経系と副交感神経系を通じて脳と身体の機能を統合するが，特に交感神経系の細胞・分子レベルでの理解は限られている．本研究では，腹腔－上腸間膜神経節（CG-SMG）の個々の内臓器官に対する神経支配パターンを解析し，分子的に異なる交感神経集団を同定した．各神経集団は分泌器官へ選択的かつ排他的に軸索を投射しており，一部の神経集団は消化管輸送を制御し，別の集団は消化やグルカゴン分泌を腸管運動とは独立して調節することが明らかとなった．本研究の結果は，交感神経系の分子的多様性と内臓機能のモジュール的制御を示唆している．

自律神経系は，脳と体の機能を統合し，生命維持に必要な生理機能を制御する重要なシステムである．そのなかで交感神経系は，副交感神経系とともに自律的な生理調節を行うが，特にストレス応答やエネルギー恒常性の調節において中心的な役割を果たしている[1)～3)]．交感神経系はfight-or-flight（闘争・逃走）反応を仲介し，心拍数の増加，血糖値の上昇，消化活動の抑制などを引き起こすことが知られている．しかし，これらの応答がどのような神経回路によって制御され，個々の内臓機能に対してどのように作用するのかについては，これまで十分に解明されていなかった．

以前の研究では，副交感神経系の一部が心血管機能や消化器系の調節に関与していることが遺伝学的手法を用いて明らかにされてきたが[4)]，交感神経系に関しては，その解剖学的構造は広く知られているものの，分子・細胞レベルの詳細な構成や機能的な特異性についてはほとんどわかっていなかった．そのため，交感神経系が一律に全身の内臓機能を調節するのか，それとも臓器ごとに特異的な神経モジュールが存在するのかを明らかにすることが，本研究の目的である．

本研究では，特に腹腔－上腸間膜神経節（celiac-superior mesenteric ganglia：CG-SMG）に着目し，個々の神経集団がどのように異なる内臓を支配しているのかを解析した．CG-SMGは，消化管や膵臓，胆管などの分泌器官を含む複数の臓器へ交感神経投射をする主要な神経節複合体であり，内臓機能の調節に重要な役割を担っている．CG-SMG内の神経細胞が特定の臓器に対してどのような投射パターンをもち，それぞれの機能をどのように調節しているのかを明らかにすることで，交感神経系の組織特異的な制御メカニズムを解明することが期待される．

CG-SMGの臓器投射解析

本研究では，まずCG-SMGにおける臓器のトポグラフィーを解明するため，逆行性トレーシングを用いた

Molecular organ regulation by sympathetic neurons
Tongtong Wang/Yuki Oka：Division of Biology and Biological Engineering, California Institute of Technology（カリフォルニア工科大学生物学・生物工学部門）

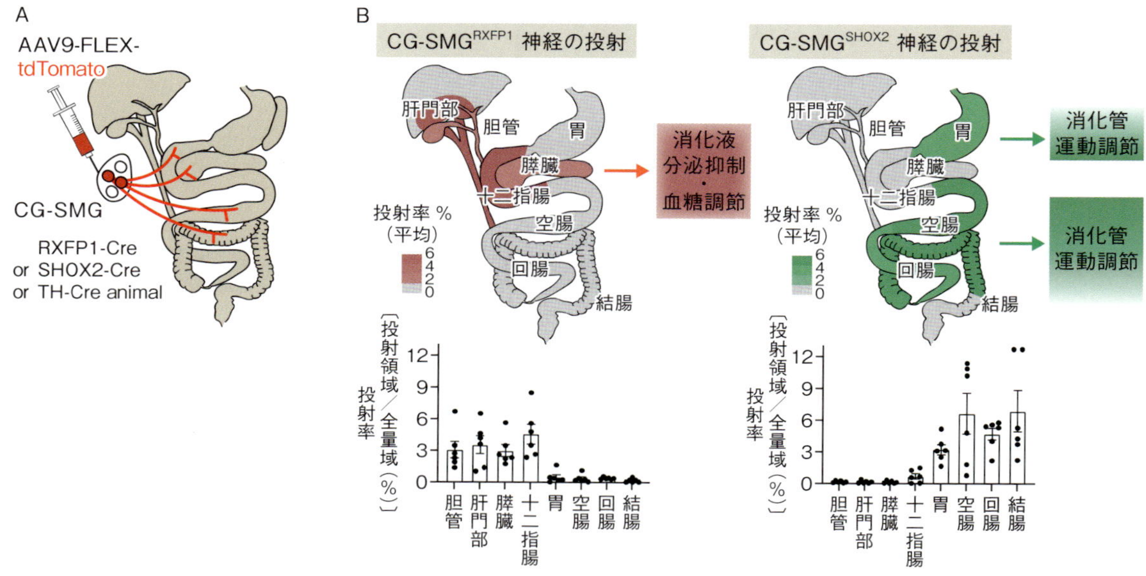

図　CG-SMG^{RXFP1}およびCG-SMG^{SHOX2}神経群による補完的な臓器投射

A） CG-SMGニューロンの順行性トレーシング．細胞体および神経終末は，Rxfp1-Cre，Shox2-Cre，Th-CreマウスのCG-SMGにAAV-FLEX-tdTomatoを注入することで可視化された．**B）** CG-SMG神経による投射パターンのサマリーマップ．色分けされた平均神経密度を用いて神経投射パターンを示す．各臓器における神経密度の定量解析は下部に示した（n＝6）．データは平均±標準誤差（s.e.m.）としてあらわされている．（主論文をもとに作成）

解析を行った．具体的には，WGA（小麦胚芽凝集素）標識を用いて，脾臓，肝門部（hepatic portal area：HPA），膵臓，胃，十二指腸，空腸，回腸，大腸の8つの異なる内臓から神経節への投射パターンをマッピングした．この手法により，特定の内臓に投射する神経細胞の位置関係をCG-SMG内で可視化することが可能となった．

この解析の結果，CG-SMG内の個々の神経細胞は，特定の内臓に対して選択的かつ排他的な投射をもつことが明らかになった．特に，消化管に投射する神経と，膵臓や胆管などの分泌器官に投射する神経が，互いに異なる神経集団を形成していることが確認された．この発見は，CG-SMGが単一の神経群として機能するのではなく，異なる臓器の制御を担う独立した神経モジュールを含んでいることを示唆している．

さらに，二重標識トレーシングを用いた解析により，異なる臓器に投射する神経細胞の間にはほとんど重複がみられないことが判明した．すなわち，異なる内臓に投射する神経細胞は，それぞれ異なる神経集団として機能していることが示された．この結果は，交感神経系が一律に全身の内臓を制御するのではなく，臓器ごとに異なる神経制御機構をもつことを支持するものである．

異なる遺伝子を発現するCG-SMG神経群

次に，CG-SMG内の神経集団を分子レベルで特定するため，単一細胞RNAシークエンシング（scRNA-seq）と空間的遺伝子発現解析を用いた解析を行った[5)6)]．その結果，CG-SMG内には少なくとも2つの主要な神経集団が存在することが明らかになった（**図**）．それぞれの神経種の投射様式はウィルスを用いた順行性トレーシングにより解析した．

第一の神経集団はリラクシン受容体（Rxfp1）遺伝子を発現するCG-SMG^{RXFP1}神経であり，主に膵臓，胆管，肝門部，十二指腸などの分泌器官に投射していた．この神経集団は，消化液分泌や代謝制御に関与していると考えられる．第二の神経集団は転写因子であるShox2遺伝子を発現するCG-SMG^{SHOX2}神経であり，胃，小腸（空腸・回腸），大腸に投射していることが確認された．この神経集団は，消化管の蠕動運動や食物輸送に関与していると考えられる．これらの神経集団は解剖学的にも異なる領域に分布しており，独立した機能を担っていることが示唆された．

各CG-SMG神経群の機能解析

最後に，各神経群の生理的機能を解析した．CG-SMG^{RXFP1}神経の光遺伝学的・薬理学的刺激により，胆汁の分泌が抑制されることが確認された．また，この神経集団の活性化により，膵臓からのグルカゴン分泌が増加することも示された．このことから，CG-SMG^{RXFP1}神経は，消化液の分泌抑制や血糖調節において重要な役割を果たしていると考えられる．一方で，CG-SMG^{SHOX2}神経は消化管の運動を調節する役割をもつことが示された．この神経集団を活性化すると，食物の胃腸通過速度が顕著に低下した．また，大腸の蠕動運動も抑制され，排せつ量が大幅に減少することが観察された．これらの結果から，CG-SMG^{SHOX2}神経は消化管の運動調節において重要な役割を果たしていることが示唆された．

おわりに―研究の意義と今後の展望

本研究の成果により，交感神経系が分子レベルで異なる機能をもつ神経集団にわかれ，それぞれが異なる臓器機能をモジュール的に制御していることが明らかになった．この知見は，過敏性腸症候群（IBS）や糖尿病などの疾患の新たな治療法の開発に寄与する可能性がある．今後の研究では，交感神経と副交感神経の相互作用の詳細な解析や，より高解像度の神経回路マッピングが求められる．そのためには，高解像度のイメージング法や，神経活動の可視化技術などが重要となってくる．近年，脳腸相関の研究がさかんになっているが，新たなブレークスルーのためには，技術的，生物学的な革新が必要不可欠である．

文献

1）Langley JN：J Physiol, 50：225-258, doi:10.1113/jphysiol.1916.sp001751（1916）
2）「The Autonomic Nervous System：Part 1」（Langley JN），W. Heffer & Sons Ltd（1921）
3）Lin EE, et al：Trends Neurosci, 44：189-202, doi:10.1016/j.tins.2020.10.015（2021）
4）Kumari R, et al：Cell Rep, 43：113674, doi:10.1016/j.celrep.2024.113674（2024）
5）Baysoy A, et al：Nat Rev Mol Cell Biol, 24：695-713, doi:10.1038/s41580-023-00615-w（2023）
6）Yuan CU, et al：Mol Aspects Med, 96：101255, doi:10.1016/j.mam.2024.101255（2024）

本記事のDOI：10.18958/7721-00003-0001919-00

● 著者プロフィール ●

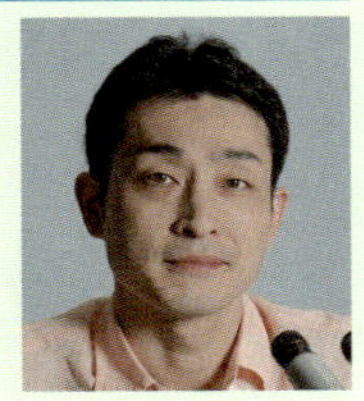

岡　勇輝：2007年東京大学大学院新領域創成科学研究科博士課程修了，米国UCサンディエゴ，コロンビア大学での博士研究員を経て'14年米国カリフォルニア工科大学（Caltech）助教授となり，'15年より現テーマの研究を開始する．'20年より同大学教授．行動や生理機能を司る脳腸相関機構を中心に研究している．周辺分野の研究に参加したい学生，ポスドクはぜひ連絡をいただきたい．https://okalab.caltech.edu/

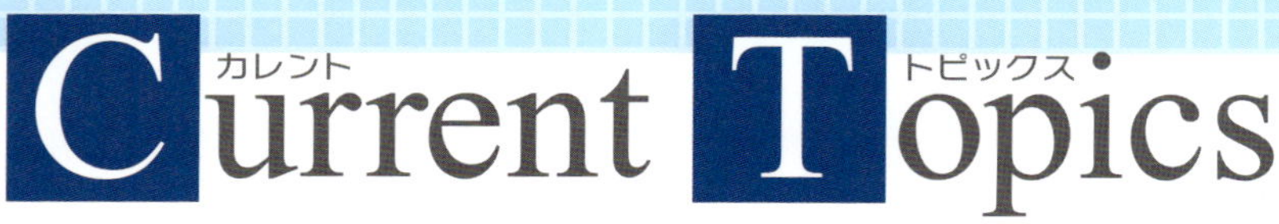

Yamashita Y, et al：Nat Commun, 16：9, 2025

骨代謝を統合的に制御する新たな骨リモデリング因子

山下　祐，林　幹人，劉　安豪，斎藤　充，中島友紀

骨リモデリングの制御機構には，いまだ不明な点が多い．本研究では，骨リモデリングを制御する新規因子Fam102aを同定し，Fam102aが骨芽細胞の分化を促進するメカニズムを解明した．本研究の成果により，骨リモデリングの理解がさらに深化するとともに，骨粗鬆症をはじめとする骨疾患に対する新たな治療戦略の創成に期待がかかる．

骨は常につくり替えられており，この過程は「骨リモデリング」とよばれ骨の恒常性を保っている．骨リモデリングは，骨を破壊する破骨細胞と骨を形成する骨芽細胞などの細胞間コミュニケーションによって相互に制御されており，その制御システムが破綻すると，骨粗鬆症をはじめとするさまざまな骨疾患を引き起こす．

破骨細胞は生体内で唯一，骨を破壊する細胞と考えられており，骨芽細胞や骨細胞などが発現する破骨細胞分化因子RANKLのシグナルが，マスター転写因子NFATc1の活性化へとつながり，分化誘導される[1]．一方，骨芽細胞はマスター転写因子Runx2およびOsterixによって分化が制御される[2]．このように，破骨細胞や骨芽細胞の分化を制御する分子メカニズムについては多くの研究が報告されてきた．しかし，破骨細胞が造血幹細胞に由来し，骨芽細胞が間葉系幹細胞に由来するように，それぞれの起源が異なるため，両細胞の分化を同時に制御する共通因子に関する報告はほとんどなく，その存在を探る研究も十分に行われてこなかった．

本研究では，骨の破壊と形成を担うこれらの細胞において，マスター転写因子を欠損させた細胞を用いた網羅的遺伝子発現解析を実施し，破骨細胞と骨芽細胞の両方の分化をともに制御する因子を，新たな「骨リモデリング因子」として同定した．さらに，生体レベルでこの因子が骨リモデリングに及ぼす影響を解明することで，両細胞の分化制御機構に関する新たな知見を得た．

網羅的遺伝子発現解析による*Fam102a*の同定

新規骨リモデリング因子を同定するために，骨の破壊と形成を司る各細胞におけるマスター転写因子を欠損させた細胞を用いた網羅的遺伝子発現解析を行った．まず，破骨細胞分化のマスター転写因子NFATc1を欠損した破骨細胞と，骨芽細胞分化のマスター転写因子Runx2を欠損した骨芽細胞を用いて，網羅的遺伝子発現解析を実施した．その結果，破骨細胞と骨芽細胞の両方の分化にかかわる新規遺伝子として*Fam102a*を同

Novel bone remodeling factors for the integrated regulation of bone metabolism

Yu Yamashita[1)2)]／Mikihito Hayashi[1)]／Anhao Liu[1)]／Mitsuru Saito[2)]／Tomoki Nakashima[3)]：Department of Cell Signaling, Graduate School of Medical and Dental Sciences, Institute of Science Tokyo[1)]／Department of Orthopaedic Surgery, The Jikei University School of Medicine[2)]／Faculty of Dentistry, Institute of Science Tokyo[3)]（東京科学大学大学院医歯学総合研究科分子情報伝達学分野[1)]／東京慈恵会医科大学整形外科学講座[2)]／東京科学大学歯学部[3)]）

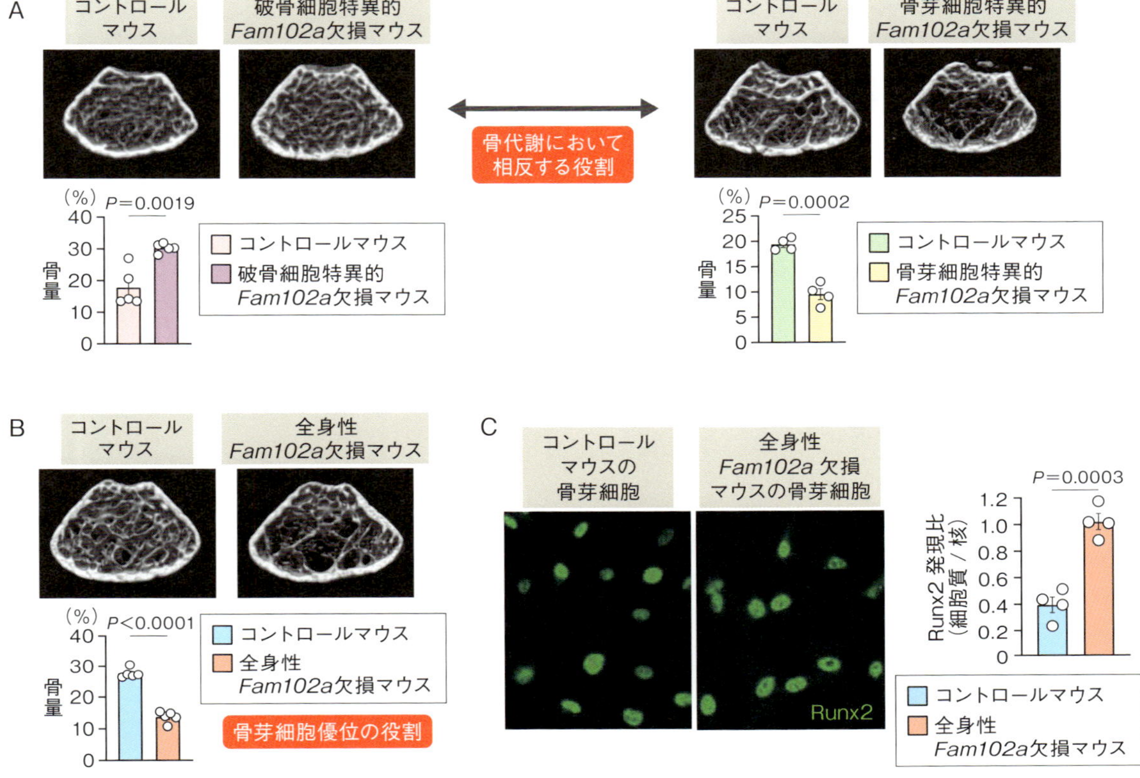

図1　骨リモデリングにおける*Fam102a*の役割

A）破骨細胞および骨芽細胞特異的*Fam102a*欠損マウスの大腿骨のμCT解析画像と海綿骨量※．B）全身性*Fam102a*欠損マウスの大腿骨のμCT解析画像と海綿骨量．C）全身性*Fam102a*欠損マウス由来の骨芽細胞におけるRunx2の細胞免疫染色像およびRunx2発現の定量．A〜Cいずれもt検定を使用．（主論文より引用）

定した．

Fam102aは骨リモデリングを制御する

次に，*Fam102a*の生体での機能を解明するため，コンディショナルノックアウトマウスを新たに作製し，骨解析を行った．*Ctsk*-Creを用いた破骨細胞特異的*Fam102a*欠損マウスの大腿骨では，骨吸収が抑制されることによる骨量増加を認めた（**図1A**左）．一方，*Sp7*-Creを用いた骨芽細胞特異的*Fam102a*欠損マウスの大腿骨では，骨形成が抑制されることによる骨量減少を認めた（**図1A**右）．このように，骨リモデリングにおけるFam102aの役割は破骨細胞と骨芽細胞において相反しており，生体内におけるFam102aの役割は不明なままであった．そこで，全身性*Fam102a*欠損マウスを作製し，大腿骨の解析を行うと，骨形成の著しい低下により骨量が顕著に減少していた（**図1B**）．したがって，生体内においてFam102aは，特に骨芽細胞において重要な機能を果たしていることが示唆された．

そこで，Fam102aが骨芽細胞の分化を制御するメカニズムを探索するために，全身性*Fam102a*欠損マウス由来の骨芽細胞を用いた網羅的遺伝子発現解析を行った．その結果，骨芽細胞分化のもう一つのマスター転写因子であるOsterix（*Sp7*遺伝子がコードする）を含む，Runx2によって制御される遺伝子群の発現が減少していることが見出された．これらの遺伝子発現が変

※　**海綿骨**
骨は内部の骨梁という網目状の微細構造で構成される海綿骨と，外部を覆う緻密な組織で構成される皮質骨に分けられる．海綿骨は皮質骨と比べて骨リモデリングの変化が反映されやすいため，マウスの骨量解析では海綿骨が優先的に用いられる．

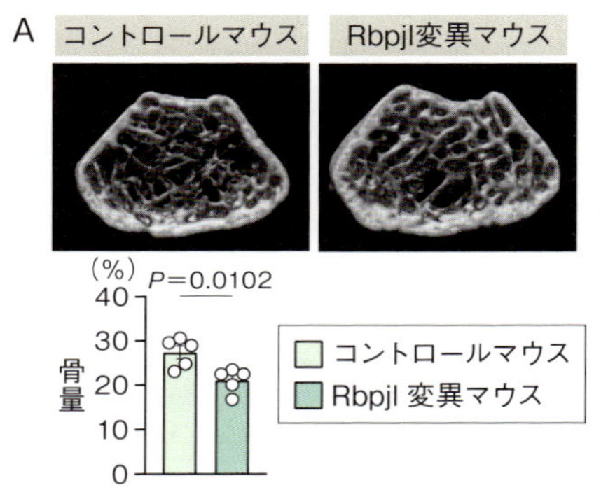

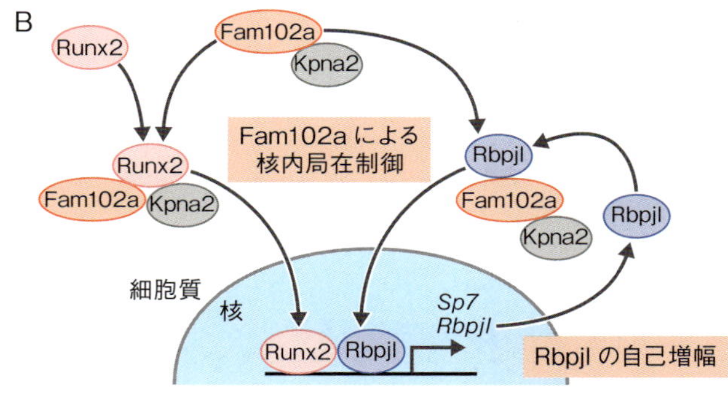

図2　Rbpjlの自己増幅による骨芽細胞分化制御
A）Rbpjl変異マウスの大腿骨のμCT解析画像と海綿骨量．t検定を使用．B）Runx2-Fam102a-Rbpjl軸が骨芽細胞の分化を制御する概略図．（Aは主論文より引用）

動する原因を探索したところ，*Fam102a*欠損骨芽細胞では，Runx2の活性が減少していることもわかった．Fam102aがRunx2活性を制御するメカニズムとして，Runx2の細胞内局在について着目したところ，*Fam102a*欠損骨芽細胞では，核内におけるRunx2の発現量が低下していることが示された（**図1C**）．これらの結果から，Fam102aがRunx2の核内局在を制御していると予想されたため，Fam102aと核内移行を制御するインポーチンα（*Kpna2*遺伝子がコードする）[3]の関連を調べたところ，Fam102aとRunx2の結合にはインポーチンαが必要であることが見出された．したがって，Fam102aはインポーチンαを介してRunx2の核内局在を制御し，Runx2の活性を調節することで骨芽細胞の分化を正に制御していることが示唆された．

Rbpjlの自己増幅は骨芽細胞分化を加速させる

全身性*Fam102a*欠損マウスは重度の骨量減少症を呈するが，*Fam102a*欠損骨芽細胞において核内Runx2の発現は完全に抑制されるものではなかった．これらの結果から，Runx2の核内局在を制御するメカニズム以外にも，Fam102aが骨芽細胞分化を制御するメカニズムの存在が推察された．そこで，*Fam102a*欠損骨芽細胞を用いた網羅的遺伝子発現解析を行い，Fam102aの下流で機能する転写因子としてRbpjlを新たに同定した．実際に，Rbpjl安定発現細胞株においてFam102aをノックダウンすると核内Rbpjl発現は減少しており，Rbpjlも Fam102aによって核内局在が制御されていた．この転写因子Rbpjlを変異させたマウスをCRISPR-Cas9技術を用いた*i*-GONAD法[4]で作製し解析した結果，Rbpjl変異マウスの大腿骨では骨量が有意に減少することが見出された（**図2A**）．また，Rbpjl変異骨芽細胞では，*Fam102a*欠損骨芽細胞と同様にOsterixの発現が低下していることも確認された．そして，骨芽細胞様細胞株を用いてRbpjlがOsterixのプロモーター領域に結合することを，CUT＆RUN法[5]を用いて示した．さらに，RbpjlはRbpjl自身のプロモーター領域に結合し転写活性を調節することで自己増幅能をもつことが見出された．以上の結果から，Fam102aがRbpjlの自己増幅を介してOsterixの発現を促進することで骨芽細胞の分化を正に制御していることが明らかになった（**図2B**）．

おわりに

現在上市されている骨粗鬆症治療では，骨吸収または骨形成のいずれか一方を直接的に標的とする薬剤が主に使用されている．しかし，これらの薬剤には使用期間の制限や，骨代謝抑制に伴う副作用など，依然として解決すべき課題が残されている．そのため，次世代の骨粗鬆症治療薬には，骨吸収抑制や骨形成促進というカテゴライズされたものではなく，骨代謝全体を改善する新たな概念に基づく創薬が求められている．

本研究は，Fam102aが破骨細胞だけでなく骨芽細胞の分化も制御することで，骨代謝を統合的に調節しうる可能性を示した点に成果がある．今回見出したメカニズムは，Fam102aを標的とした新たな骨粗鬆症治療や予防戦略の創成に向けて，重要な分子基盤となることが期待される．

文献

1）Edwards JR & Mundy GR：Nat Rev Rheumatol, 7：235-243, doi:10.1038/nrrheum.2011.23（2011）
2）Long F：Nat Rev Mol Cell Biol, 13：27-38, doi:10.1038/nrm3254（2011）
3）Oka M & Yoneda Y：Proc Jpn Acad Ser B Phys Biol Sci, 94：259-274, doi:10.2183/pjab.94.018（2018）
4）Gurumurthy CB, et al：Nat Protoc, 14：2452-2482, doi:10.1038/s41596-019-0187-x（2019）
5）Skene PJ, et al：Nat Protoc, 13：1006-1019, doi:10.1038/nprot.2018.015（2018）

本記事のDOI：10.18958/7721-00003-0001920-00

● 著者プロフィール ●

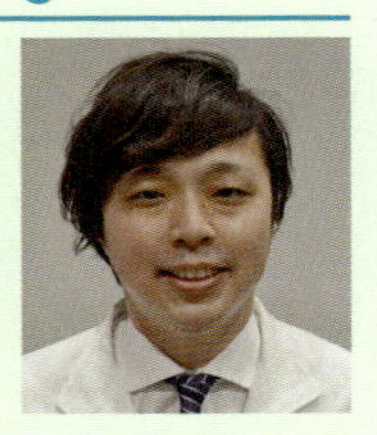

山下　祐：2011年東京慈恵会医科大学医学部医学科卒業，整形外科学医として勤務した後，'17年同大学大学院博士課程へ進学，東京医科歯科大学（現東京科学大学）大学院医歯学総合研究科分子情報伝達学分野へ再派遣となる．分子生物学的実験に従事した後，'22年臨床現場へ復帰し関節リウマチを専門として勤務．基礎研究で学んだ骨代謝学と臨床で専攻する関節リウマチを結びつけ，関節リウマチ患者特有の骨代謝機構の解明，および実臨床での骨代謝改善を目標としている．

筆頭著者のつぶやき

大学院に進学して基礎研究に携わることになったが，当然ながら当初は全く結果が得られず，停滞感に苛まれる日々が続いた．それでも，先輩や同僚の支えを受けながら諦めずに実験を重ねた結果，今回の研究成果にたどり着くことができた．振り返ってみると，本論文に掲載できなかったデータは膨大で，かなり遠回りをしてきたように思う．しかし，これまでに得られたすべての実験結果は，技術面での習熟や思考過程の深化につながり，今では大きな糧になっていると実感している．さらに，本研究成果をまとめて発表するまでには，私が担当した期間だけでも約8年という長い歳月を要した．その間基礎研究の分野では日進月歩で新たな技術や実験手法が登場しており，自身の研究テーマに応用できる最新情報を常に収集し続けることの重要性を痛感した．今後は，本研究で学んだことを，臨床現場で生じる数多くの疑問を解決する手がかりとして活かしていきたいと考えている．

（山下　祐）

Book Information

実験医学別冊

実験デザインからわかる マルチオミクス研究実践テキスト

実験・解析・応用まで現場で使える プログラムコード付き完全ガイド

大澤　毅，島村徹平／編

■定価 8,580円（本体7,800円＋税10％）　■B5判　■296頁
■ISBN 978-4-7581-2279-5

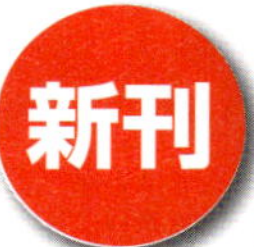

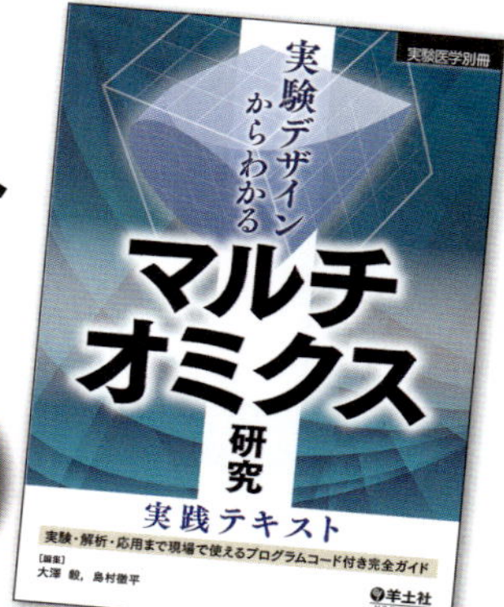

オミクス研究を自在に組み合わせれば、広がる無限の可能性！

- 研究計画からウェット実験の実際，ドライ解析のコード例まで――一気通貫に学べる1冊
- Python，R，Seurat，CellRangerを活用して解析する実例も豊富に掲載！

目次

第1章　マルチオミクス研究を始める前に
1　本書の概要と，実験を始める前に考えること
2　マルチオミクス研究を始める前に考えること―ドライ編

第2章　各オミクスによるデータ取得
1　ゲノム・エピゲノムのデータ取得
2　トランスクリプトームのデータ取得
3　1細胞CRISPR解析によるデータ取得
4　Ribo-Seqのデータ取得
5　プロテオミクスのデータ取得
6　1細胞グライコームのデータ取得
7　メタボロームのデータ取得
8　ノンターゲットリピドミクスのデータ取得

第3章　各オミクスにおけるデータ解析
1　ゲノム解析
2　CustardPyを用いたゲノム立体構造解析
3　scRNA-Seq解析
4　scATAC-Seqによる転写制御解析
5　マルチオーム解析
6　空間トランスクリプトーム解析
7　1細胞CRISPR摂動モデリング
8　メタボロームデータ解析と実験デザイン
9　メタゲノム解析
10　統合解析

第4章　各研究における実験・解析の実例
1　2型糖尿病に伴う糖代謝変化と制御のマルチオミクス解析
2　循環器疾患のマルチオミクス解析
3　脂肪細胞分化におけるマルチオミクス解析
4　腫瘍微小環境におけるマルチオミクス解析
5　長寿研究におけるマルチオミクス解析

Column
❶どの時系列タイミングでマルチオミクスデータを取得する？
❷リソース再解析時代のオミクスデータ取得
……など．

発行　羊土社

クローズアップ実験法 series 381

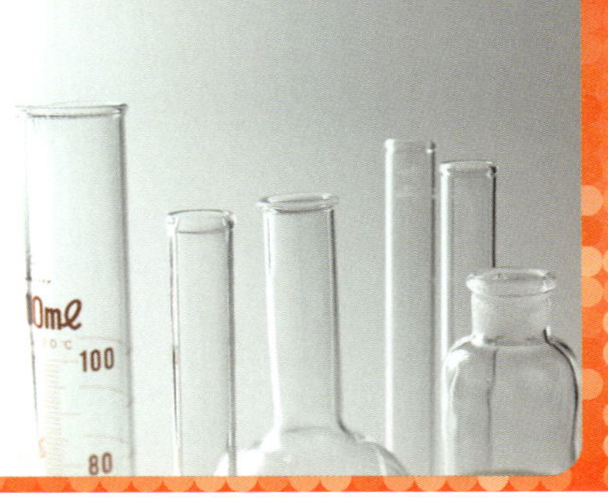

長いPCR産物の塩基配列を効率的に低コストで決める

星野　敦，中川颯也，梅原響々花

何ができるようになった？

PCRで増幅した長いDNAの全長塩基配列を決定するには，手間も時間もコストもかかる．プラスミドDNAの全長解析サービスを活用することで，簡単・迅速・低コストでの決定が可能になった．

必要な機器・試薬・テクニックは？

分子生物学の基本的な機材やテクニックに加え，PCRで増幅したDNAを環状化するための酵素があれば十分である．プラスミドのクローニングが不要で遺伝子組換え実験にも該当しないため，どこでも実施可能である．

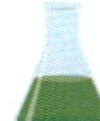

はじめに

長いPCR産物の塩基配列を受託サービスで手軽に決定したい研究者に向けて，おすすめの実験法を紹介する．PCR酵素の性能向上により，10 kb以上のDNAの増幅は容易になっているが，増幅産物の塩基配列決定は依然として課題が多い．サンガー法を用いたキャピラリーシークエンサーで解析する場合，PCR産物の長さに比例してコスト，手間，解析時間が増加する．例えば，塩基配列が未知の10 kbのPCR産物について，500 bpごとにプライマーを設計すると，約2万円のコストがかかる．さらに，アセンブリ解析の手間も加えると，迅速に進めても20日程度を要する．一方，PacBio社などのロングリードのシークエンサーを用いたPCR産物（ロングアンプリコン）の受託解析サービスも提供されているが，費用が高く，結果を得るまでに30日以上かかる．

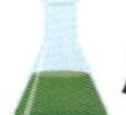

原理

PCR産物を酵素反応でプラスミドDNAのように環状化するだけで，プラスミドDNAの受託解析サービスを利用して塩基配列を決定できる（**図1**）[1]．近年，Oxford Nanopore Technologies社のロングリードシークエンス技術（以下，ONT）を活用したプラスミドDNAの受託解析サービスが提供されている．例えば，Azenta社のプラスミド全長シークエンス解析・Plasmid-EZや，Eurofins社のプラスミド丸読みサービスがある．25 kbまでのプラスミドDNAの解析を委託した場合のコストは，それぞれ4,000円，9,000円であり，納期は2～3営業日，1～2週間となっている（2025年3月現在）．アセンブリ解析済みの塩基配列が納品されるため，解析の手間や時間がかからない．本実験法に応用する際には，納品される環状配列を，そこに含まれるプライ

Labor- and cost-effective long amplicon sequencing

Atsushi Hoshino[1)2)]/Soya Nakagawa[1)3)4)]/Hibika Umehara[1)2)]：National Institute for Basic Biology[1)]/Graduate Institute for Advanced Studies, SOKENDAI[2)]/Department of Basic Biology, School of Life Science, SOKENDAI[3)]/Faculty of Agriculture, Niigata University[4)]（基礎生物学研究所[1)]／総合研究大学院大学先端学術院先端学術専攻[2)]／総合研究大学院大学生命科学研究科基礎生物学専攻[3)]／新潟大学農学部[4)]）

PCR 産物

1 kb

↓ エタノール沈殿
↓ T4 Polynucleotide Kinase による 5′ 末端のリン酸化（30 分，37℃）
↓ T4 DNA Ligase による末端の結合（2 時間，室温）

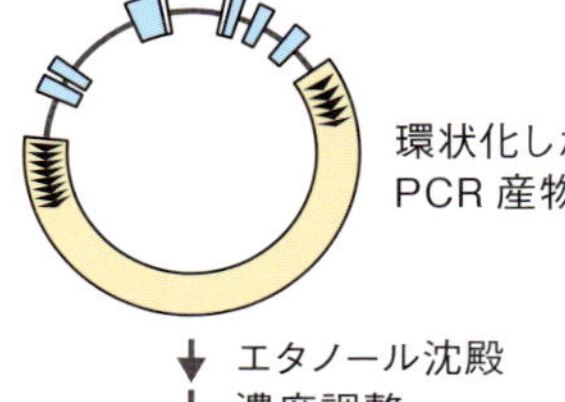

環状化した
PCR 産物

↓ エタノール沈殿
↓ 濃度調整

プラスミド DNA の受託解析サービス

図1　本実験法のフローチャートとトランスポゾンの構造
アサガオの色素生合成系遺伝子に，*Tpn1* ファミリーのトランスポゾンである *Tpn7* が挿入された遺伝子座を例にする．白，青，黄色の長方形は，UTR，CDS，*Tpn7* を示す．*Tpn1* ファミリーのトランスポゾンには，黒三角で示したサブターミナル反復配列（subterminal repetitive region：SRR）が存在し，SRR間の内部領域がトランスポゾンごとに異なる．このため，SRRおよびその間の領域ではプライマーを設計できず，サンガー法による塩基配列決定が困難である．

マー配列を目印に元のリニアな配列に変換するだけでよい．また，PCR産物をプラスミドDNAにクローニングする必要がないため，遺伝子組換え実験にも該当しない．さらに，全リードのFASTQファイルも納品されるため，自身でアセンブリを構築したり，応用的な解析に利用することも可能である（**コラム Connecting the Dots** 参照）．なお，シークエンスの精度は，われわれが調べた限りでは，後述するように同じ塩基が連続するホモポリマー配列でサンガー法に比べて劣るようである．この点を理解したうえで，本実験法をご活用いただきたい．

準　備

1 機器類

- 冷却微量遠心機
- 冷凍庫
- 恒温器
- 核酸定量装置

Connecting the Dots

複数のスプライスバリアント由来のcDNAが混在したPCR産物の塩基配列を，クローニングせずに決定する実験法を探していたところ，Azenta社の営業担当者からPlasmid-EZを紹介され，本実験法への応用を思いついた．環状化したcDNAのPCR産物で試したところ，納品されたアセンブリはキメラな配列になったものの，リードは取得でき，リファレンス配列にマッピングすることでスプライスバリアントの構造を明らかにすることができた．他社のアンプリコンシークエンスの受託解析では10万円以上の見積もりが出ていたが，少しの実験と4,000円の費用ですんだ．あまりにも上手くいきすぎたため，この結果を論文にしても信頼されないのではないかと懸念し，まずは単一のPCR産物での実験結果を論文として発表した．それが本実験法である．（星野　敦）

2 試薬

- T4 DNA Ligase Reaction Buffer（New England Biolabs社，#B0202S）
- T4 Polynucleotide Kinase（タカラバイオ社，#2021S）
- T4 DNA Ligase（New England Biolabs社，#M0202S）
- Low-EDTA TE〔10 mM Tris-HCl，0.1 mM EDTA-2Na（pH 8.0）〕

プロトコール

この実験法では，PCR産物が平滑末端をもつことを前提としている．高正確性のPCR酵素の多くは，増幅産物が平滑末端となる．3′末端にアデニンが1塩基付加されるPCR酵素の使用は避けるのが望ましい．以下はAzenta社の受託サービスを前提としている．ユーロフィンジェノミクス社の受託サービスを利用したことはないが，提出するDNA量はAzenta社よりもやや多めに求められる．なお，Azenta社は25 kbまでのプラスミドDNAを受け付けており，25 kbを超えるPCR産物を解析する場合にはユーロフィンジェノミクス社の利用を検討されたい．

■ PCR産物の環状化

エタノール沈殿したPCR産物を準備する．プラスミドDNAの受託解析には最少500 ngのDNAが必要である．濃度定量やエタノール沈殿によるDNAの損失を考慮し，1,000 ng程度を用意することが望ましい．環状化反応においてDNA濃度が高すぎると，複数のDNA分子間でライゲーションが生じやすくなり，自己ライゲーションした環状DNAの割合が減少する恐れがある．

❶ DNAの5′末端をリン酸化※1するため，以下の反応溶液を調製し，37℃で30分間インキュベートする．

PCR産物	1,000 ng程度
T4 DNA Ligase Reaction Buffer	3 μL
T4 Polynucleotide Kinase	1 μL
milliQ	26 μL
	30 μL

※1 PCR反応に5′末端がリン酸化されたプライマーを用いた場合には，リン酸化は不要である．

❷ DNAを環状化するために，T4 DNA Ligaseを1.5 μL添加し，室温で2時間インキュベートする．

❸ 反応液をエタノール沈殿し，DNAを10 μLのLow-EDTA TEに再溶解する．

❹ 1 μLのDNA溶液を使って濃度定量※2を行う．

※2 Qubit（サーモサイエンティフィック社）などの蛍光定量法での測定が，受託サービスでは推奨されている．

❺ 50 ng/μLに濃度調整した10 μLのDNA溶液をプラスミドDNAの受託解析サービスに提出する．

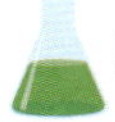

実験例

アサガオのゲノム配列を増幅したPCR産物を用いた実験例を紹介する．文献1に報告した内容と，未発表の検証実験についても参考のために併せて紹介する．

まず予備実験として，Azenta社のPlasmid-EZのシークエンス精度をプラスミドDNAで検討した（未発表）．使用したプラスミドDNAは，文部科学省のナショナルバイオリソースプロジェクト（NBRP）アサガオが提供する花弁特異的発現ベクターで，14,698 bpの長さをもつ[2,3]．納品された14,696 bpの配列をリファレンス配列と比較したところ，2カ所の1塩基欠失が検出された．サンガー法による再確認の結果，これらはシークエンスエラーであることが判明した．欠失はいずれもグアニン（G）が連続するホモポリマー配列に生じており，5塩基の配列が4塩基となっていた．このプラスミドDNAには，GまたはシトシンGまたはシトシン（C）が5つ以上連続するホモポリマー配列が19カ所含まれていたが，残りの17カ所ではシークエンスエラーは認められなかった．Plasmid-EZの利用に際しては，この程度のシークエンスエラーが発生する可能性があることを理解しておく必要がある．

次に，コントロール実験として，配列が既知である遺伝子のPCR産物を用い，本プロトコールで解析した際のシークエンス精度を検討した（**図1**）．アサガオのゲノムDNAから，アントシアニン色素生合成系遺伝子の1つであるジヒドロフラボノール4還元酵素（DFR）遺伝子の領域を増幅し，野生型アサガオからは4.2 kb，トランスポゾンが挿入された変異体からは10.6 kbのPCR産物を得た．PCR酵素にはTaKaRa Ex Premier DNA Polymerase（タカラバイオ社，#RR370A）を使用し，50 μLの反応液で2本ずつPCRを行い，それらを1本にまとめてエタノール沈殿を実施した．その後，前述のプロトコールに従って受託解析した結果，野生型では4,178 bp，変異体では10,544 bpの配列が納品された．リファレンス配列と比較すると，野生型では1カ所，変異体では4カ所で，アデニン（A）またはチミン（T）が11回以上くり返されるホモポリマー配列上に，1～2塩基の欠失を伴うシークエンスエラーが生じていた．なお，ホモポリマー配列は他に野生型で1カ所，変異体で2カ所存在したが，これらではシークエンスエラーは生じていなかった．納品されたアセンブリ（コンティグ）配列のFASTQを確認すると，欠失に隣接した塩基で塩基配列の読み取り精度を示すPhredスコアが低下していた（**図2A**，未発表）．さらに，納品されたリードをminimap2でリファレンス配列にマッピングして確認すると，ホモポリマー配列の長さがリファレンス配列と同一のリードも見つかったが，異なるリードも多く混在していた（**図2B**，未発表）．なお，野生

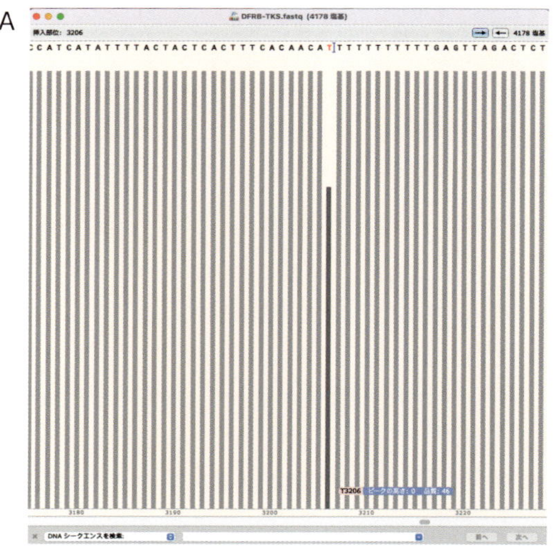

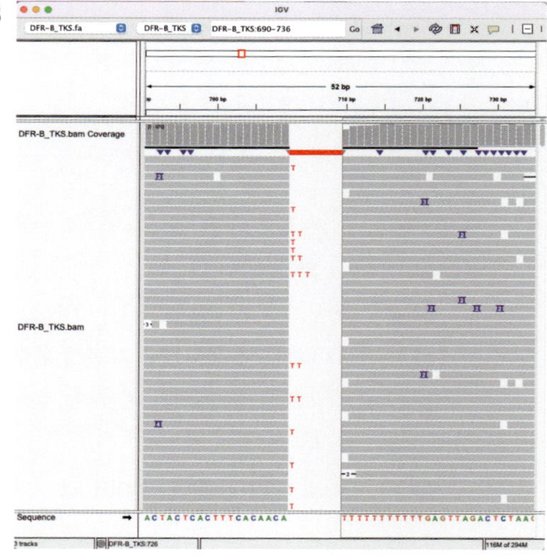

図2　ホモポリマー配列での精度低下
既知の配列を用いたコントロール実験の結果，ホモポリマー配列の一部が欠失するエラーが生じやすいことが判明した．例えば，解析したすべてのアサガオで共通して，T（赤字）が12塩基連続する配列において1塩基の欠失が確認された．**A**）アセンブリ配列のFASTQをSnapGene（Dotmatics社）で確認したところ，5′末端のTでPhredスコアが低下していた．**B**）リードをリファレンス配列にマッピングしてIGV（Integrative Genomics Viewer）で確認すると，正しい長さである12塩基のリードや，それより長いリード・短いリードが混在していた．

型では環状配列が納品されたが変異体では予想に反して，プライマー配列で挟まれた配列が納品された．これは，環状化しなかったリニアなPCR産物が残存し，そのリードがアセンブリに影響を与えたためと考えられる．このため，リニアな配列に変換する必要はなかったが，両端のプライマー配列の一部が欠損しており，それらの配列を補完する必要があった．

続いて，新規のトランスポゾンが挿入された3種類の*DFR*遺伝子座を解析した．アサガオの主要な変異原である*Tpn1*ファミリーのトランスポゾンは，末端領域のくり返し配列に阻まれ，サンガー法による全長配列の解析が困難である（**図1**）．コントロール実験と同様に解析を行った結果，4.2 kbの*DFR*遺伝子と，そこに挿入された約7 kbのトランスポゾン（*Tpn7*，*Tpn11*，*Tpn20*）の配列を決定することができた．このとき，コントロール実験でみられた野生型の1塩基欠失のエラーは，すべての遺伝子座で確認された．このことから，本実験法ではエラーが生じやすいホモポリマー配列が存在することが示唆された（**図2**）．*Tpn11*については2系統を解析したところ，2カ所のホモポリマー配列の長さの違いを除けば，再現性よく配列を決定できた．一方，サンガー法ではPCR産物を解析するとホモポリマー配列の3′側下流で精度が低下し，配列取得が困難になることがある．これは，ホモポリマー配列においてPCR酵素やシークエンス酵素がスリップしやすく，長さの異なるホモポリマーが生成されることが原因であると考えられる．しかし，そのような配列でも本実験法では取得できるという利点があった（**図3**）．

以上のように，本実験法は10 kbを超える長いPCR産物や，サンガー法では解析が困難な配列においても，一度の解析で塩基配列を決定できる．ただし，ホモポリマー配列やプライマー配列に欠失が生じる点には留意が必要である．この留意点を許容できるのであれば，本実験法はロングリードシークエンサーを自ら扱わない研究者にとって，長いPCR産物の塩基配列決定に最適な選択肢となるであろう．

ここでこの実験法に関するFAQを整理しておきたい．

質問1：非特異的なPCR産物が混在していても問題ないか？

回答1：非特異的なPCR産物に由来するリードがアセンブリ解析に影響しない限りでは問題ないと考えられる．コラムConnecting the Dotsも参照いただきたい．

質問2：PCR産物が環状化したことを確認する必要があるか？

A　本実験法

Tpn11 #1（**T**が10塩基連続）**GCTCTTTTTTTTTT AAAAGAC**
Tpn11 #2（**T**が11塩基連続）**GCTCTTTTTTTTTTTAAAAGAC**

B　サンガー法

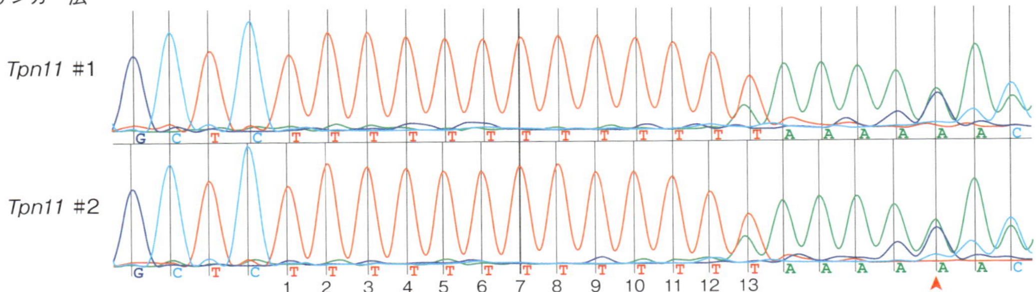

図3　本実験法とサンガー法の比較

A）本実験法によって，*Tpn11*を2つの系統で解析したところ，Tのホモポリマー配列の長さに2カ所の違いが認められ，10塩基と11塩基で異なっていた．B）この配列をサンガー法で解析すると，13塩基と推定された．このように，本実験法ではホモポリマー配列の一部が欠失しやすい．一方，サンガー法ではホモポリマー配列の3′側下流で複数の波形が重なり，精度が低下する．この例では，➤で示したGが検出されていない．また，より長いホモポリマー配列では，その長さを正確に決定できない場合もある．

回答2：確認したことはなく，必要ないと考えられる．質問4の回答も参照いただきたい．

質問3：ONTのライブラリーはリニアなDNAであるが，なぜ環状化が必要なのか？

回答3：これについてAzenta社に問い合わせたが，明確な回答は得られなかった．ライブラリー調製にはプラスミドDNAに対応したRapid Barcoding Kit（Oxford Nanopore Technologies社）が使用されている可能性があり，その制限があるものと推測される．なお，現行のRapid Barcoding KitV14（#SQK-RBK114.24もしくは#SQK-RBK114.96）は，500 bpから5 kbまでのリニアなPCR産物に対応している．

質問4：環状化しなくても解析できるか？

回答4：可能と考えられるが，受託サービスの対象外である．この実験法では，前述のように一部が欠けたプライマー配列で挟まれた配列が納品されることが多く，リニアなPCR産物が残存して解析されたためと推測される．つまり，リニアなPCR産物であっても末端配列の精度は低下するが，塩基配列を決定できる可能性がある．

質問5：リードの生データは納品されるのか？

回答5：納品されない．生データが入手できれば，ベースコールの精度を向上させ，ホモポリマー配列の解析を改善するなど，より応用的な利用が可能となる．今後，納品されることを期待する．

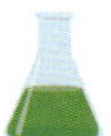

おわりに

本稿では，長いPCR産物の塩基配列をプラスミドDNAの受託解析サービスを利用して決定する実験法を紹介した．プラスミドDNAの代わりに環状化したPCR産物を用意するだけという，きわめて単純なアプローチである．そのため，論文として発表する価値があるのか迷ったが，次世代シークエンサーに詳しい知人から「コロンブスの卵的な発想で意義があるのでは」と助言を受け，思い切って執筆した[1]．とはいえ，今でも本当に価値があるのか確信はもてていない．この実験法を活用される読者がいれば，ご意見をいただければ幸いである．一方，米国ではすでに，リニアなPCR産物の塩基配列をONTで決定するPlasmidsaurus社の受託サービス[4]が開始されている．費用もプラスミドDNAの解析と同等であり，いずれ日本国内でも同様のサービスが広がると考えられる．本稿の実験法が使われなくなり，忘れ去られる日も近いかもしれない．それでも，現時点で長いPCR産物の塩基配列解析にお困りの方にとって，少しでも役立つものであれば望外の喜びである．

謝辞

本稿に目を通し，コメントや加筆修正のアドバイスをくださった井川武氏，鎌田このみ氏，服部桂氏に感謝する．特に井川氏には，ONTに関する貴重な情報を提供いただいた．

文献

1）Nakagawa S, et al：Genes Genet Syst, 100, doi:10.1266/ggs.24-00174（2025）
2）Azuma M, et al：Plant Biotechnol（Tokyo）, 35：243-248, doi:10.5511/plantbiotechnology.18.0529a（2018）
3）基礎生物学研究所星野グループ：プラスミドDNA配列（SnapGene形式）. http://www.nibb.ac.jp/hoshino/InMYB1/InMYB1%20332-121x3-TATA_omega_GUS_revised.dna
4）Plasmidsauras：Linear/PCR Sequencing. https://plasmidsaurus.com/linear_sequencing

本記事のDOI：10.18958/6941-00005-0001921-00

● 著者プロフィール ●

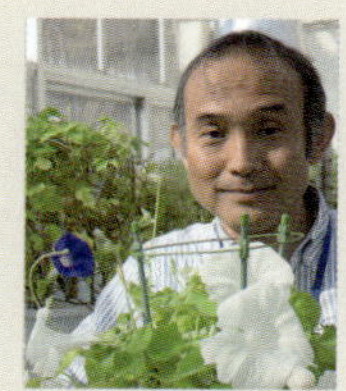

星野　敦：東京理科大学卒業．総合研究大学院大学で博士（理学）を取得．飯田滋先生に師事し，アムステルダム自由大学へ短期留学．主な研究成果に「アサガオの全ゲノム解読」や「幻の黄色いアサガオの再現」がある．文部科学省のナショナルバイオリソースプロジェクトにおいて，アサガオの遺伝資源の整備に従事．アサガオの多様性の遺伝的基盤を解明し，「一家に1枚アサガオゲノムマップ」の完成をめざしている．趣味はサッカーで，国立競技場でのゴールが自慢．（hoshino@nibb.ac.jp）

次回は オルガネラランドスケープ解析（仮）

アカデミアの泳ぎ方

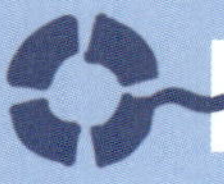
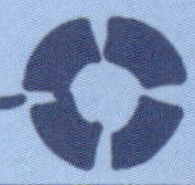

理系研究を豊かにする各種技法と哲学

著 ● 谷内江 望
聞き手・構成 ● 実験医学編集部

本連載では，著者（谷内江）が短い（しかしながら現代における）アカデミアでの研究生活の中で見つけてきた豊かに生きるための交渉術，論文・グラント執筆，プレゼン，ジョブハンティングにおける各種テクニックを共有する．

第４回　訴求力のある研究計画書には型がある（中編）

我が家には3人の子ども達がいて，上から長女（15），長男（11），次女（3）という具合だが，上の2人はよく喧嘩をする．喧嘩がヒートアップするときによくあるパターンが「私は（僕は）そんなこと言っていない！」というやつである．親がそれを聞いていて，「お父さんも君がそういったのを聞いたよ」というと「そういう意味で言っていない！」「そんな受け取り方はして欲しくない！」と返ってくる．私も小さい頃に同じような喧嘩を2歳下の妹とした気がする．もっとも，わが家の子どもたちはいつも互いを思い遣っていて，結局すぐにあたたかい言葉を掛け合って仲直りしてしまうのですごい（バンクーバーで日本人姉弟として頑張っている）．

こういう喧嘩の原因は，情報を発した側にも責任があるが，情報発信者の問題は2つのレイヤーに分けられる．1つ目は，相手がどういう勘違いをしてしまうか想像し，誤解を生じないような説明を怠ったという問題．2つ目は，誤解を生まない説明をする方法を知らないという問題である．大人になるにつれてこういう喧嘩が減るのは，この2つが上手になっていくからである．そして，物事を説明する際に達成されるべきことがらの重要性をどれほど知っていても，技術がなくては達成できない．逆に技術があれば，簡単に達成できることがほとんどである．

前回は研究計画書を作成するにあたって「相手（レビュアー）を想定した上で達成すると良いこと」（1つ目のレイヤー）について説明した．もしかするとそれらはとても難しいことのように感じられたかもしれないが，ルール（2つ目のレイヤー）が分かれば簡単である．なぜなら研究計画書においては書き方の構造が1つだからであり，それぞれの決められた項目でどういうことが満たされていればいいか，チェックリストのように考えていけば良いからである．研究計画書にも小説の起承転結や映画の序破急のようにゴールデン構造がある．でも，小説や映画とは違い，科学では論理や証拠以外のものを使って相手を感動させ（説得し）なくていいので真っ直に考えていける．したがって，楽観的に以下を読み続けて欲しい．今回と次回を読んだあとに，改めて前回を読んでいただけるときっと効果を発揮して良い研究計画書を作っていただけると思う．

ファンディング機関の研究計画書を研究計画に使ってはいけない

研究計画書のゴールデン構造について説明する前に，科学研究費助成事業（科研費）の申請書フォーマットと日本科学技術振興機構（JST）のさきがけやCRESTの

※本連載のテキストは，実験医学編集部が著者（谷内江）へのインタビューを元に構成したものを，著者が加筆・編集して確定する形式を採用している．編集部ではインタビューでの雰囲気や感じたニュアンスを優先してテキストを作成しており，その結果，傲慢と思われたり誤解を招きかねない表現で著者も看過している部分があるかもしれないため，ご了承いただきたい．

フォーマットを見てみよう（2025年3月現在）．例えば科学研究費助成事業（科研費）の申請書フォーマットは随分と研究者にその書き方が委ねられるものになってきた：

> 本研究の目的と方法などについて、6頁以内で記述すること。
> 冒頭にその概要を簡潔にまとめて記述し、本文には、(1)本研究の学術的背景、研究課題の核心をなす学術的「問い」、(2)本研究の目的及び学術的独自性と創造性、(3)本研究の着想に至った経緯や、関連する国内外の研究動向と本研究の位置づけ、(4)本研究で何をどのように，どこまで明らかにしようとするのか、(5)本研究の目的を達成するための準備状況、について具体的かつ明確に記述すること。

JSTのCRESTやさきがけは，もっと具体的にテンプレートがあって，以下のような小節が準備されていて，それらの項目を全体が6頁以内になるように記述しなくてはいけない：

> 研究提案の要旨
> 研究構想
> 1. 研究の背景・目的
> 2. 研究期間内の達成目標
>   a. 中間時点での達成目標 ※100字以内（句読点含む）
>   b. 研究終了時の達成目標　※100字以内（句読点含む）
> 3. 研究計画とその進め方
> 4. 国内外の類似研究との比較、および研究の独創性・新規性
> 5. 研究実施の基盤および準備状況
> 6. 研究の将来展望

どちらもこれらの研究計画書に加えて，研究体制表や予算表を準備することになる．

重要なのは，これらもあくまで「相手（レビュアー）を想定したうえで達成すると良いこと」と並行して「ファンディング機関の事務局が説明として達成して欲しいこと」ということである．つまり，これらの項目を埋めたからといって良い研究計画が出来上がるわけではない．研究計画書のゴールデン構造はそれぞれのファンディング機関が思いつきで自由につくったテンプレートとは独立したところにある．そして論文と同様にこのゴールデン構造も自然科学の長い歴史のなかで世界中で十分に進化してきた．北米のファンディング機関の研究計画書のテンプレートはゴールデン構造に近く，日本のものは残念ながらそうなっていない（私は日本と北米以外のことはよく分からない）．これは日本に査読とリバイスを何サイクルも繰り返して申請者の研究計画をコミュニティが評価しつつもフィードバックしてサポートするという形が整っていないせいであると思う．こういうことを言うと「なんでも北米が良いとしてかぶれたことを言うな」と思うかもしれないが，可能性を考えずにそう思ってしまう人はそこで成長がない．

それではほとんどのファンディング機関が違う研究計画書のテンプレートを使う日本ではどうするか？まずゴールデン構造で研究計画書を作り，それをファンディング機関のフォーマットに合わせていくのが良い．科研費の（1）から（5）は絶対に研究計画を効率的に伝える良い順番になっていないと思う．一方で，その順番を入れ替えてはいけないとも，各項目を分割してだめだとも書いていない．そして，若干の変更でゴールデン構造に沿って説明できるようになる．JSTのテンプレートもゴールデン構造は満たしていないが，ゴールデン構造を当てはめられる小節の順番にはなっている．

一番意味がわからないのは，科研費における「(3)本研究の着想に至った経緯や，関連する国内外の研究動向と本研究の位置づけ」やJSTにおける「4. 国内外の類似研究との比較，および研究の独創性・新規性」がなぜ後半にリストされているのかという点である．研究背景と切り離して，独創性や動機付けについて最後まで知らせずに研究計画を他人に読ませるなんてありえない．研究経験の浅い事務局の人がその昔「何か埋めさせる項目ないかな？」「あ，この項目についても聞くといいな．後ろに追加しておこう．」という感じでテンプレートを作ったとすら想像してしまう．

しかしながら，研究計画書のテンプレートはレビュアーのためにもあるという側面にも留意しなくてはならない．テンプレートがあるからレビュアーは申請書が特定の項目について語られることを前もって心の準備として持つことができて，安心して読み進められる．この安心は乱してはいけない（あるいは乱されたと感じさ

せてはいけない）．だから，科研費で小見出しの構造や順番を入れ替えても差し支えないだろうと言ったが，工夫が必要である．ゴールデン構造を説明した後に，それをどのように科研費やJSTのフォーマットに当てはめるとよいか著者の考えを説明する．また完全に小節（subsection）の項目と順番を常に覚えていて，申請者がそれらを揃えていないからといって研究計画書を否定する「ちびっちょ」（その定義は第2回参照）はレビュアーには殆どいない（はずである）．

研究計画書のゴールデン構造

研究計画書のゴールデン構造は研究課題名（タイトル）と研究計画の要旨（アブストラクト）に続き，以下のようになる：

A. 研究で達成されること
B. 研究の背景
　i．研究分野の紹介・重要性
　ii．研究分野における重要な未解決問題の紹介
　iii．その問題に対して次に解決できると嬉しい部分問題は何か
　iv．その問題の構造的理解（仮説構成・技術要件）
C. 研究のインパクト
D. 戦略目標（3つくらい）
E. 研究計画（各戦略目標について以下を書く）
　i．目標についての短い説明
　　1. 目標と仮説はどういうものか
　　2. 目標は全体の研究の中でどのように位置付けられるか
　　3. 目標のための研究アプローチの外観
　ii．目標に関連した事前データ（あれば）
　iii．研究実施タスク（各目標について3つくらい）
　iv．目標が失敗しそうなポイントとバックアップ作戦
F. 研究の社会への波及効果，社会実装計画
G. 実績、研究環境と整備状況（何が足りなくて、何を補充するか）
H. 人材配備計画・育成プラン（あるいは研究者としての将来像）
I. 参考文献

特にA～Eは絶対にこの順番しかない．次に各項目について何をどのように書くべきか説明していく（今回はDまで）．

●研究課題名（タイトル）

研究課題名（タイトル）はごく短く，「～の解明」とか「～を実現する技術の開発」とかその研究が何を達成するものなのか分かるゴールとインパクトにフォーカスしたものが良い．ありがちなのが「～のシングルセル解析」とか，手法に主眼をおいたタイトルだが，読む方からすると「まあその機械を使って何らかの解析するだけなら誰でもできるからな」と思ってしまう．もっと悪いのは「～の効果について」などと対象をタイトルにするものであるが，それでは何を探求するのか全く分からない．

●研究計画の要旨（アブストラクト）

研究計画の要旨（アブストラクト）は長くても2ページくらいしかないので，A～Cがまず確実に伝わるようにする．重要な課題について提示し，それに取り組むことが如何に重要か論じ，特にそのどの部分を明らかにするか最も重要なゴールを1つだけ書く．またそのゴールに到達することが高いインパクトを持つことを論じる．次にスペースがあれば，DとEに書く研究アプローチの外観として「だいたいこんな感じのことをやって，課題・問題にとり組む」ということを2～3文くらいで書く．ゴールを達成できればアプローチはどんなものでも良いはずなので，アプローチの説明の重要性はゴールの次になる．しかしながら，アプローチの記述は申請者の研究設計能力を示し，ゴールの達成可能性を示す．したがって，単純に「～という解析を実施する」と手法を書くのではなく，「～というデータをとって，～という仮説を検証することでゴールを達成する」などと書く．さらにスペースがあれば，これまでの業績，研究の準備状況など申請者に対するレビュアーの信頼を獲得できそうな補足情報について書く．ウェブシステム上での文字入力のみなどでない限り，効果的なグラフィカルアブストラクトを加えると良い．アブストラクトは以下のA～Eに従って研究計画全体を作ってから書いても良い．

●A. 研究で達成されること

本文の最初は研究のゴールではじめると良い．分量は一段落に限る．研究計画書で最も重要なことは，レビュアーにゴールを覚えてもらうことであり，そのゴー

ルに向けたコンテキストで研究計画が設計されていることを意識し続けてもらうことである．したがって，研究計画書の最初にまず「この研究はこういうゴールを達成する」と書く．アブストラクトで既にゴールについては明示したと考えるかもしれないが，ほとんどの申請者がアブストラクトを単なる申請書の縮小版としてしまうこともあって，レビュアーがアブストラクトを読まない可能性もあるので，改めて冒頭にゴールを示す．一方で，①アブストラクトを読んだレビュアーにとっては冗長にならないように，あるいは②研究の背景が分からない段階でレビュアーを混乱させないように簡潔に短く書く．達成すべきことは，レビュアーがちょっとまだその意図は理解していないけれども，ゴールが頭に焼きついた状態で研究の背景を読み進めたときに，それがどんどんゴールに近づくので楽しくなってしまうという状態を作ることである．

ゴールは，明らかにしたい未解決問題，作りたい技術（によって拓ける未来）などいろいろあるだろうが絶対に1つに絞る．若い研究者にありがちなのが，自分の視点中心で考えてしまって「この実験ができればAがわかる，Bもわかる，Cという応用もできる」などと思いつくままに書いてしまうことだ．これは査読者の意識が分散してしまうので良くない．気持ちはよくわかるが，我慢してAだけを目標として，後で波及効果としてBとCがあるとするか，A～Cのすべてを包括するゴールと捉えられるものを探す．1つのゴールに対して，多角的に取り組み，そのゴールが多角的な効果をもつようにする．やりたいことの定義の仕方の問題ではあるが，実際そういう研究のフレームワークにやりたいことをはめ込むと，限られた時間で自分が何にフォーカスしたいのか明確になるし，不思議と堅牢な研究計画も現れる．また想像に難くないと思うが，ものすごく良いタイトルも自発的に現れる．

● B. 研究の背景

研究の背景に何を書くべきかわかっていない人は多い．だらだらと先行研究を羅列してしまう例をたくさん見る．しかしながら，研究の背景の構造的な捉え方こそが，研究計画の根幹となる最も重要な部分である．また，研究の背景はその分野の外にいる素人に対して伏線をはりながらおもしろさを伝えられる，最も作文しがいのある項目であるし，同じ分野の研究者にはともに興奮を共有してもらえる項目である．これも上の（i）～（iv）の順に説明するだけで効果的なものができる．

（i）まずはじめに，自分がいる大きな研究分野の重要性について簡潔に説明する．なぜその研究分野は存在するのか，どういうことが重要なのか？「神経科学」「血液学」「発生生物学」「ゲノム編集」についてくらいの解像度で，分野外のレビュアーにもその分野で起こっていること，将来性について書く．

（ii）次に，その分野における未解決問題について導入する．そうそう簡単に解ける問題ではないかもしれないが，「ああ，たしかにその問題が解けるとたくさんのことがわかりそうだ」と理解されるように書く．日々研究室で実験に忙殺されていると，忘れてしまいがちな視点でもあるが，改めて自分自身が素晴らしい研究をしていることを意識するためにも書く．ここで初めて，その科学者たちがその未解決問題をどのように発見してきたか，問題の周辺でどのようなことがわかってきたか，先行研究について説明する．それぞれの先行研究の分類別に小小節（subsubsection）を儲けて説明してもよいが簡潔に説明する．（1）レビュアーに分野の理解を深めてもらうこと，（2）その分野が他の科学者達が注目するくらいに重要な分野であるという印象をもってもらうこと，（3）自分の知識の広さと翠眼の披露に努める．またここに自分あるいは所属研究室の先行研究として当てはまるものがあれば思いっきりアピールする．よいジャーナルに採択された論文なら「（*Science* 2020）」などというように書いても良い．自分と自分のいる環境が研究計画を実施するのに相応しいという credential（信用情報）としてしっかり書く．しかしながら，事前データはここには書かない．査読前の真偽の判断の難しい情報を使ってロジックを組み立ててはいけない．事前データは後半の研究計画書に沿って説明する．

（iii）そこまで書いたら，自分がゴールに設定したいことをいったん逆さまに考えて，自分が解けそうな問題を念頭におきながら，未解決問題の部分問題として重要なものを定義する．間違っても，馬鹿正直に「この問題なら自分は解けそうだから取り組む」なんてことは書かない．（もし，未解決問題全体を解けそうならこの部分は飛ばして構わない）

（iv）そして，その問題はどのような仮説群を検証する（何を調べる）ことで解明できるのかについて研究アプローチの導入になるように簡単に説明する．テクノロジー開発研究であれば，どういったテクノロジーが存在すればいま出来ないことが出来るようになるのか説明する．

研究なんて結果は約束されないんだから，ゴールに到達できなくてもいいんじゃないかと思う人がいるかもしれない．それは違う．確かに仮説は棄却されるかもしれない，しかしながら，仮説を立てて検証するということ自体はゴールではなく，ゴールに迫るための手段である．手段が目的化してはいけないし，いくつも仮説と検証を組合わせて，見えない問題の全容を明らかにしていくのが科学である．一方でテクノロジー開発は違う．要件設定をしたらそれを満たすことを約束し，確実に達成することを目指す．賢くバックアップ戦略をはりめぐらして失敗しないようにする．

● C. 研究のインパクト

研究の背景を受けて1～2段落ほどで研究のインパクトについて逆の順序で一気に書く．（iv′）はじめに，自分の研究のゴールは設定した部分問題あるいは未解決問題全体を解明あるいは解決することであると宣言する．（iii′）次に部分問題にとり組むのであれば，その解決はその外側にある未解決問題にどのように貢献するか説明する．（ii′）そして，自分の研究が貢献することになる未解決問題の解明や解決は（i′）研究分野全体においてどういう意味を持ち，ひいては社会にどのようなインパクトをもたらすのか論じ切る．

● D. 戦略目標（3つくらい）

次にゴールを達成するためのアプローチの定義に移るが，まず戦略として3つくらい立て，目標定義をする．英語でSpecific Aimsとよばれるものであるが，5年くらいの研究であれば3つくらいが良い．4つあるとレビュアーがついていけなくなるし，おそらく自分でも整理しきれない．2つでも良いとされているが，研究計画が脆弱に見えるような気がする．戦略目標名の設定にはタイトルと同じアドバイスを適用して欲しい．「～の解析」というような手段の説明にならないようにする．あくまで達成することをタイトルにする．

戦略目標の中身をそれぞれ詳細に記載するのは次の項目になる．ここでは戦略構造についてのみレビュアーが分かるようにする．箇条書きで3つの戦略目標のタイトルを書いて，それぞれの下に，1～2文でどうやってそれを達成するかのサマリーを書く．

その次に，1段落ほど使って「戦略依存性（aim dependency）」と戦略目標群が最初に定義したゴールにどう迫るかについて説明する．これは最重要項目の1つである．戦略目標1の成功に戦略目標2の成功が依存し，戦略目標2の成功に戦略目標3の成功が依存しているような直列に戦略が接続された研究計画，あるいはそのように見えてしまう研究計画は真っ先にリジェクトになる．皆まで言うまいが，戦略目標1がころんだ段階でやることがなくなるからである．戦略目標ベースで設計した研究計画の戦略依存性が高いと判断される場合には計画を作り直す．良い研究計画では戦略目標1～3が全てあるいは部分的に並列に走ることができて，それぞれ目標を達成しつつゴールに独立に迫れるというものである．具体的には，戦略目標1つだけでも小さな論文が書けるが，他の戦略目標も成功して上がってきた場合，相乗効果的に大きな仕事になるように設計し，できるだけ3つの戦略目標全てがそのようになるようにする．

後編につづく

戦略依存性が低く，相乗効果性の高い戦略目標群が設計できたら，具体的な研究計画について書く．それぞれの戦略目標について順番に上の（i）～（iv）について書くする．また誌面がなくなってまったので，次回はこの部分からゴールデン構造の後半部分について解説した後，実際に研究計画を作り上げる手順についてのアドバイス，それを書くファンディング機関のテンプレートに落とし込んだり，圧縮したりする方法について書く．また効果的な図の使い方や説得力を持つ言葉遣いについて説明する．

少なくとも私にとっては研究は計画を作る，実施する，報告する，この順番で面白い．時間軸など，もちろん計画にずれが生じてくるのはつきものであるが，筋がよく，取り組んで意味のある研究計画というのは作ることができる．だから計画を練らずに時間のかか

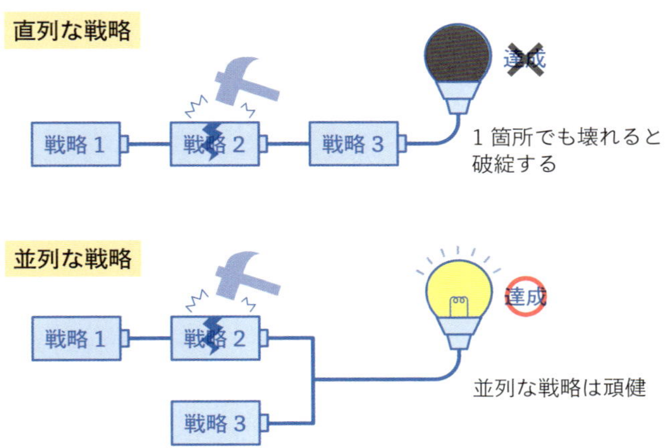

る実験を実際にいろいろやってしまうのではなくて，トップスピードでシミュレーションして研究計画を練り切るトレーニングを重ねて欲しい．ここで説明するゴールデン構造は，そのフレームワークとしてきっと役に立つ．前回説明したように研究費を得るための計画書を書くというオポチュニティはまずはよい研究計画を作るためにある．テンプレートを埋めることで研究計画を作った気になってはいけない．慣れるまでは，ゴールデン構造に従って研究計画書を作り切ったあとにテンプレートに埋めて欲しい．一寸余分な時間がかかるように見えるが，自分の人生の時間を使うという点と研究資金を得ることに成功するという両面において絶対に高効率な投資になる．

研究計画の策定は，自分のゴールに向けて車を走らせる高速道路を敷くことである．それでその道路を気持ちよくドライブできる．本当に面白いのでぜひ楽しんで欲しい．とここまで書いて，頭の中で「でも，研究って思いも寄らない結果が出てきてそういうのを楽しむものでしょ？」という声が聞こえてきた．それは道路を走ったら向こうのほうに行ってみたい景色が見えてくるようなもので，素晴らしいことだが「先に決めたゴールには行っておきなさい．遠くに見える別の景色よりも素晴らしい景色が見えると思うよ．そっちの方向には次に（別の研究計画書をちゃんと作って）行きなさい」と思う．連載の後半の回で述べるが，研究は①走り切って，②論理的なパッケージを作って閉じて，③研究コミュニティーに共有しなければ存在したことにならない（publish or perish）．研究計画書はそこまでやり切るためのロードマップでもある．

著者プロフィール

谷内江 望：ブリティッシュコロンビア大学Biomedical Engineering教授，大阪大学WPIヒューマン・メタバース疾患研究拠点（PRIMe）特任教授，東京大学先端科学技術研究センター客員教授，慶應義塾大学政策・メディア研究科特別招聘教授．2009年に慶應大学において生命情報科学の分野で学位取得後，ハーバード大学とトロント大学のFrederick Roth博士の下で研究員として合成生物学の研究に従事．2014年より東京大学准教授，2020年よりブリティッシュコロンビア大学准教授，2023年より現職．

本記事のDOI：10.18958/7721-00033-0001922-00

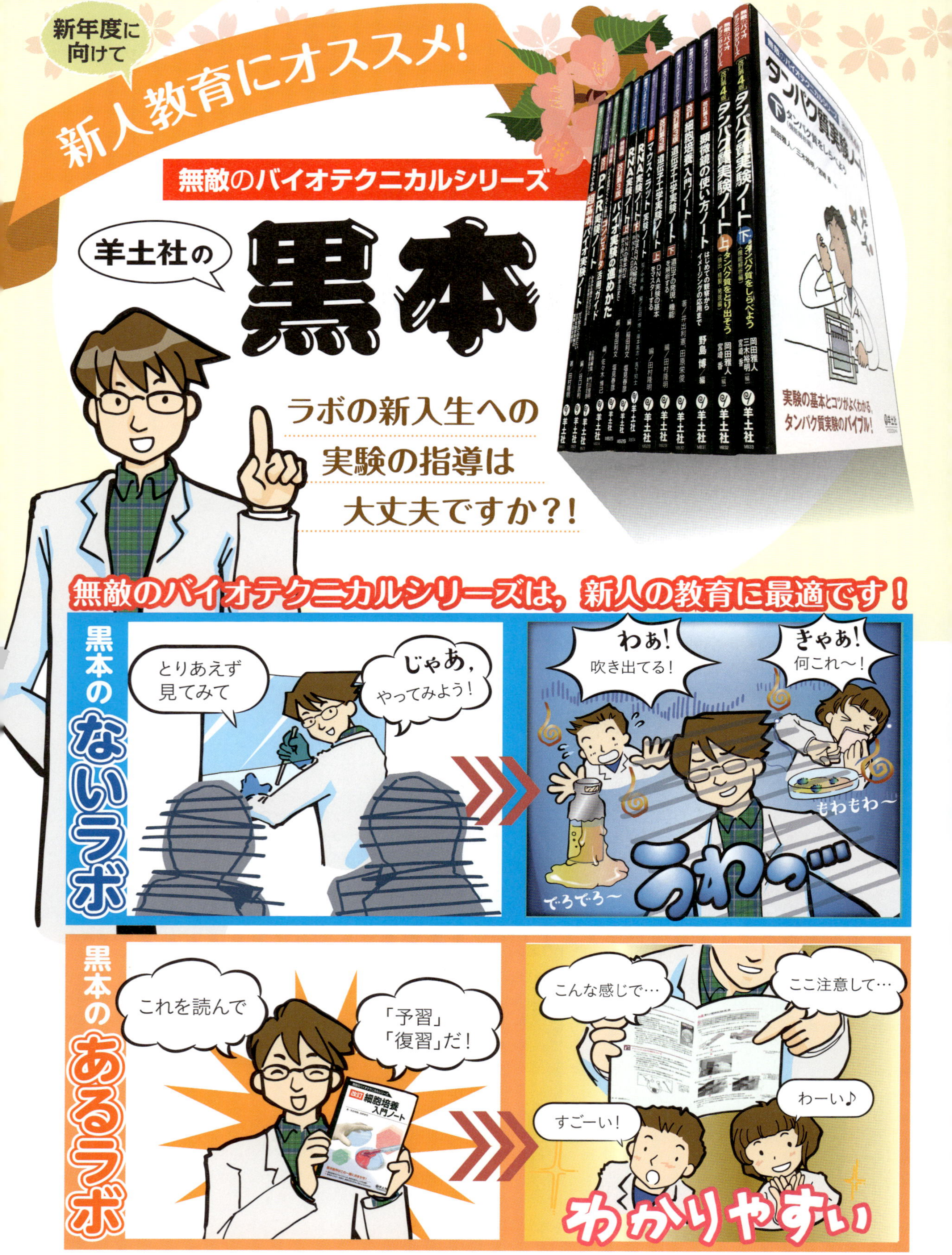

新年度に向けて

新人教育にオススメ!

無敵のバイオテクニカルシリーズ

羊土社の

黒本

ラボの新入生への
実験の指導は
大丈夫ですか?!

無敵のバイオテクニカルシリーズは，新人の教育に最適です！

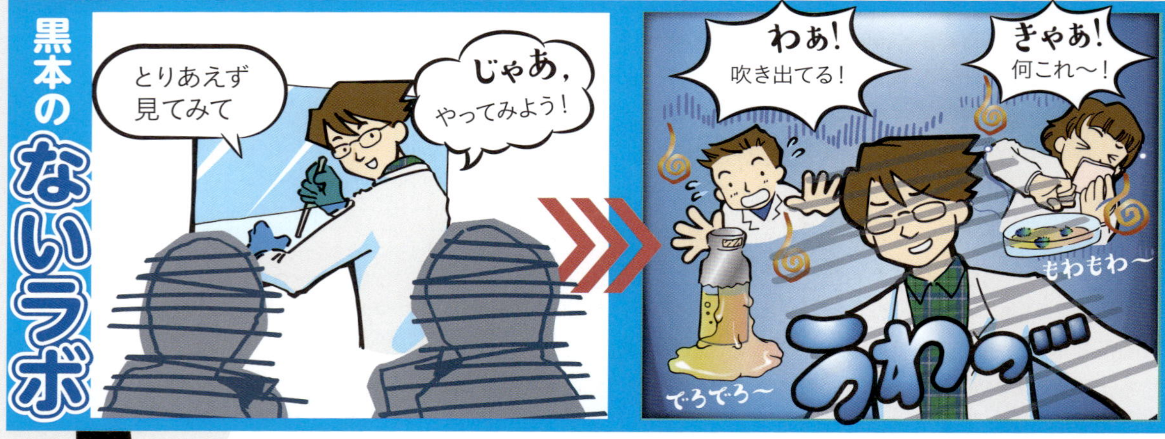

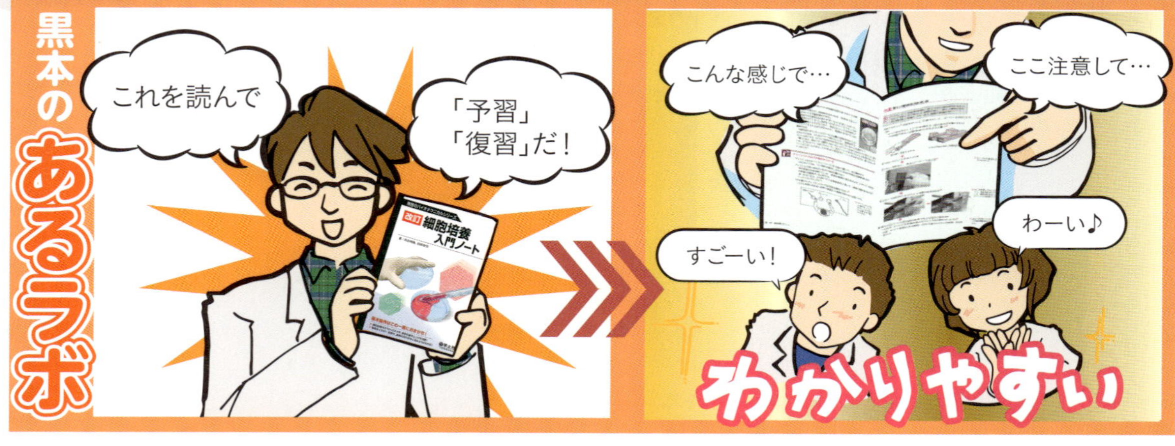

無敵のバイオテクニカルシリーズ一覧（A4判）

改訂 マウス・ラット実験ノート

はじめての取り扱い、倫理・法的規制から、
飼育法・投与・麻酔・解剖、分子生物学的手法とゲノム編集まで

中釜　斉／監，北田一博，庫本高志，真下知士／編
■ 定価 4,950円（本体 4,500円+税10%）　■ 204頁　■ ISBN 978-4-7581-2262-7

長年支持されてきた動物実験初級者のバイブル，10年ぶりの改訂版．

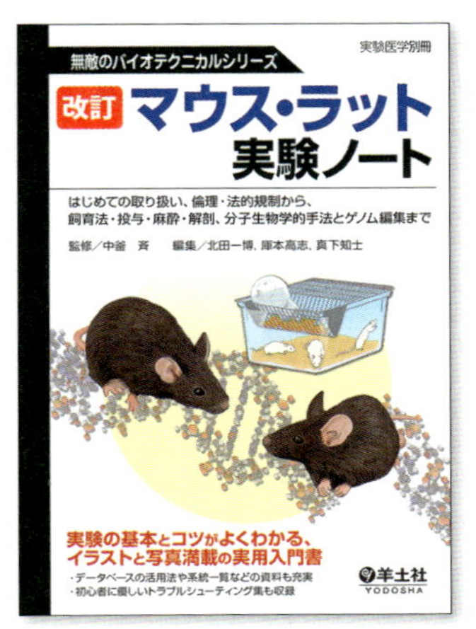

改訂第4版 タンパク質実験ノート 上巻

タンパク質をとり出そう（抽出・精製・発現編）

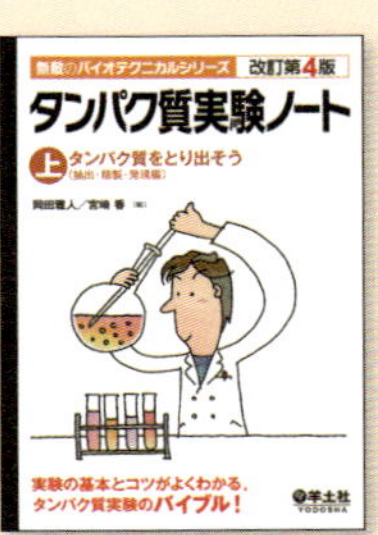

岡田雅人，宮崎　香／編
■ 定価 4,400円（本体 4,000円+税10%）
■ 219頁　■ ISBN 978-4-89706-943-2

改訂第4版 タンパク質実験ノート 下巻

タンパク質をしらべよう（機能解析編）

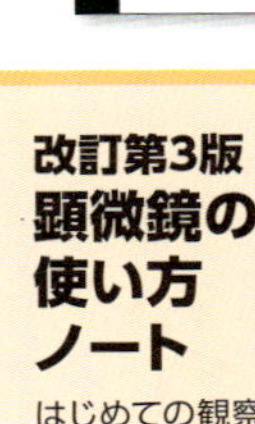

岡田雅人，三木裕明，宮崎　香／編
■ 定価 4,400円（本体 4,000円+税10%）
■ 222頁　■ ISBN 978-4-89706-944-9

改訂第3版 顕微鏡の使い方ノート

はじめての観察からイメージングの応用まで

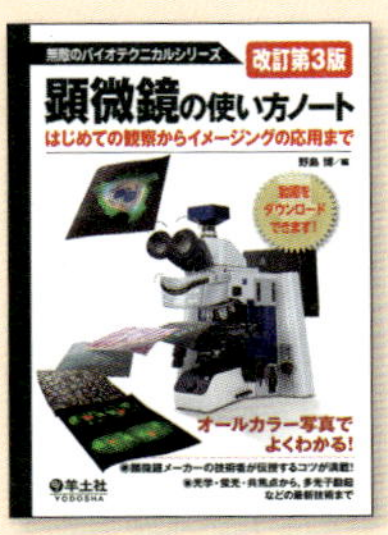

野島　博／編
■ 定価 6,270円（本体 5,700円+税10%）
■ 247頁　■ ISBN 978-4-89706-930-2

改訂 細胞培養入門ノート

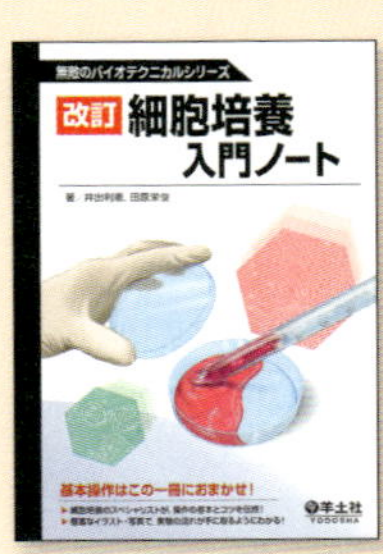

井出利憲，田原栄俊／著
■ 定価 4,620円（本体 4,200円+税10%）
■ 171頁　■ ISBN 978-4-89706-929-6

改訂第3版 遺伝子工学実験ノート 上

DNA実験の基本をマスターする

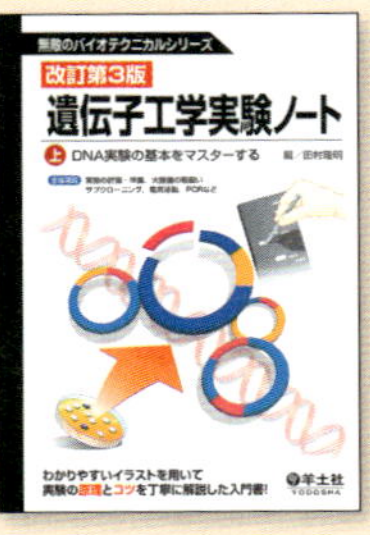

田村隆明／編
■ 定価 4,180円（本体 3,800円+税10%）
■ 232頁　■ ISBN 978-4-89706-927-2

改訂第3版 遺伝子工学実験ノート 下

遺伝子の発現・機能を解析する

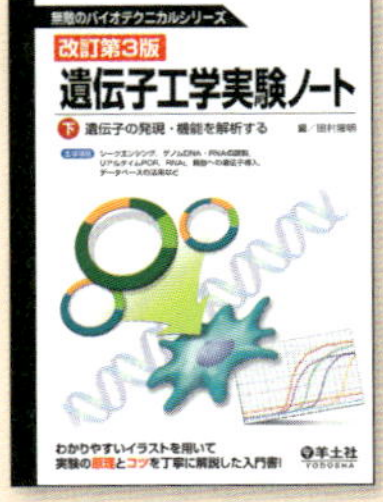

田村隆明／編
■ 定価 4,290円（本体 3,900円+税10%）
■ 216頁　■ ISBN 978-4-89706-928-9

RNA実験ノート 下巻

小分子RNAの解析からRNAiへの応用まで

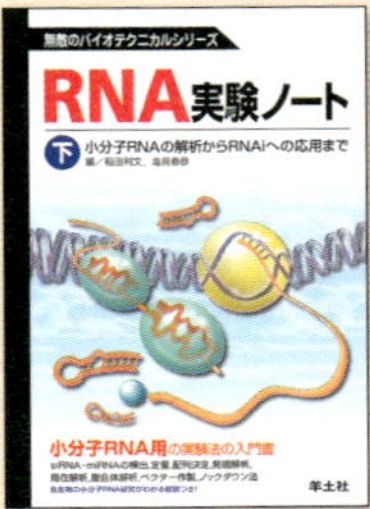

稲田利文，塩見春彦／編
■ 定価 4,620円（本体 4,200円+税10%）
■ 134頁　■ ISBN 978-4-89706-925-8

改訂第3版 バイオ実験の進めかた

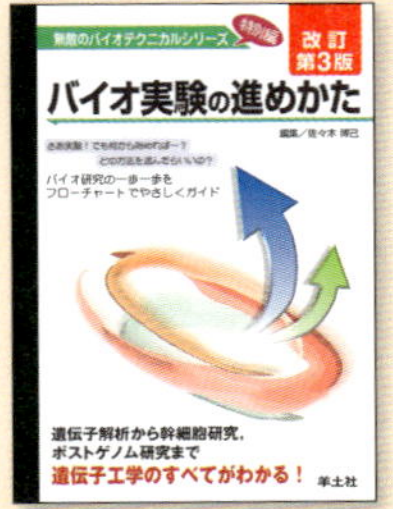

佐々木博己／編
■ 定価 4,620円（本体 4,200円+税10%）
■ 200頁　■ ISBN 978-4-89706-923-4

イラストでみる超基本バイオ実験ノート

ぜひ覚えておきたい分子生物学実験の準備と基本操作

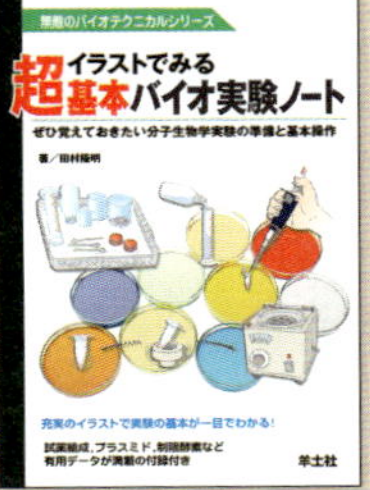

田村隆明／著
■ 定価 3,960円（本体 3,600円+税10%）
■ 187頁　■ ISBN 978-4-89706-920-3

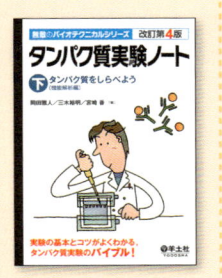

本コーナーでは，これまでのキャリアで既に大きな功績を成した研究者に，今後の研究人生のビジョン，いま考えていることを語っていただきます.

脂質生物学から，天然物化学・創薬へ

清水孝雄

私は2012年に東京大学大学院医学系研究科を64歳で定年退職した．その後，幸運に恵まれ，国立国際医療研究センター研究所において脂質研究を継続する機会を得た．さらに10年後の現在では，公益財団法人微生物化学研究会微生物化学研究所の研究所長として，新たに天然物化学と創薬に挑戦している．これまでの道のりにはいくつもの岐路があり，迷いもあった．しかし，「若い研究者を育てる」「ご縁に恵まれたところが自分の居場所」という一貫した信念が，自身の進むべき道を示してくれた．振り返ると，研究を続ける機会を得られたのは，単なる幸運だけではなく，多くの方々の支援と環境のおかげである．

国立国際医療研究センターで続けた脂質研究

先に連載された宮園浩平先生や吉森保先生の生き生きした文章と比べると，最終講義からは12年も経ち，年齢も一回りも上で，新鮮さに欠けているが，折角の機会なので，私の最終講義から現在への軌跡を書いてみたい.

私は2012年，東大を64歳で定年退職した．しかし，退職10年前に新しくはじめたリン脂質膜多様性のテーマが面白くなっていた時期でもあり，研究を続けたいと希望していた[1]．かつて留学していた北欧，あるいはアジアの大学からのオファーもあったが，できれば日本で，可能なら東京で研究を続けたいと願っていた．その時，国立国際医療研究センター（以下，NCGM）理事長を務めていた春日雅人先生（東大医学部の同級生）から，「NCGMに10年可能なプロジェクト制度があり，研究員数名の雇用も可能なので応募したら」，と勧められた．退職する年の1月に書類選考と面接が行われた．恵まれた条件なので，応募者も20名を超えたと後で聞いたが，採用との朗報にほっと胸をなで下ろした．早速，部屋を改装し，什器を運び込み，定年後最初の挑戦がはじまった．私は東大の副学長やリピドミクス社会連携講座特任教授も兼任していたので，研究室の整備は進藤英雄君（現在，脂質生命科学研究テニュアトラック部長）にお任せした．1年遅れて，NCGMに着任，同時に理事，研究所長も拝命することとなった.

NCGMは三次救急も行う総合病院機能に加え，研究所では感染症，糖尿病，代謝疾患，肝疾患，再生医療など幅広い研究を進めており，特記すべきは動物施設と共通機器室の充実だった．研究所長としては，若手研究者の活性化，臨床と研究所の共同研究のための出前授業の推進と臨床医の大学院派遣，外部審査委員会による評価など進めた．さらに，AMED-CREST「疾患代謝」と，6つのナショナルセンターが合同したGAPFREE（産学官共同創薬研究プロジェクト）の領域総括を務め，産と学の共同を推進した．脂質生物学，特に膜リン脂質多様性（脂肪酸多様性，sn-1, 2位の非対称性など）の生物学で面白い成果がたくさん生まれた．さまざまな鎖長と二重結合をもつ脂肪酸CoAをリゾリン脂質に転移するアシル基転位酵素を9種類発見し，それぞれの臓器特異的欠損マウスの解析から，脂質膜の脂肪酸多様性がどのような生物学的意味を示すかの仕事は楽しかった．私も研究室で自分で顕微鏡を眺め，アラキドン酸含有膜リン脂質が減ると，小腸粘膜細胞や肝細胞で脂肪変性[2)3)]が起こることを自分の目で見つけた．情報科学や最新のゲノム科学には弱い私だが，表現型や組織の観察など，医学部で勉強したことが生きているな，と嬉しくなった．DHA含有リン脂質膜が減ると網膜変性や精子形成の不全，さらにさまざまな神経症状が出ることなどが進藤君をはじめ，「三人の侍」〔菱川大介（現在，日本医科大学），柳田圭介（現在，東京慈恵会医科大学），原山武士（現在，IMPC，コートダジュール大学）をはじめとする多くの精鋭メンバーの研究でわかってきた．カロリンスカ研究所，東大を通して長年脂質研究を続け，二十数種の遺伝子改変マウスをつくってきたが，これほど多彩で，重篤な表現型が出るのははじめての経験であった．現在の最大の研究課題は，リン脂質膜の組成変化が膜の柔軟性，流動性，膜タンパク質の活性変化を通して，どのように細胞機能，臓器機能を調節しているかの解明である[4]．さらに，マウスだけでなく，ヒト疾患とのかかわりも重要で，NCGMは他のナショナルセンターと同様に臨床検体の収集と解析に相応しい場所であるため，これを活用した研究も開始している．これらは，私の10年の任期が切れた現在，研究室を引き継いでくれている若者達に委ねることとしたい．

NCGMと感染研の合併統合（JIHS誕生）

新型コロナのパンデミックは医療環境にも大きな影響を与えた．日本でも米国のCDC（centers for disease control and prevention：疾病対策予防センター）に相当する司令中枢が必要とのことで，国立感染症研究所（以下，感染研）とNCGMの合併組織〔新組織は2025年4月からスタートする国立健康危機管理研究機構（JIHS：Japan institute for health security）〕誕生が最大の出来事だろう．実際，NCGMは武漢からの帰還者の受入れ，パンデミック時のECMOを用いた患者治療と対策では重要な役割を果たした．10年以上前から，エボラ患者を想定した臨床訓練をしていた成果もある．他方，感染研は感染症疫学センターを中心に感染者サーベイランス，病原体収集とゲノム情報解析，製剤基準の設定など，厚生労働省の政策を進めると同時に，BSL4をもつ国内では貴重な研究施設で，感染症薬の開発に重要な技術と施設を提供している．両研究所はその本部を新宿区戸山で道路一つはさんで隣接しており，統合はそれなりのメリットがあるだろう．言うまでもないことだが，感染症の患者は背景にさまざまな疾患をもっており，総合病院の機能強化と，それを支える感染症，糖尿病，代謝疾患，免疫疾患，肝炎等にかかわる研究の充実も求められている．また，NCGMで現在進められている，医療技術の国際貢献（医師派遣など），肝炎情報センター，メディカルゲノムセンターの機能を新組織でどう活かしていくかも重要である．長い伝統をもち，異なる風土をもつ両組織にとって

profile

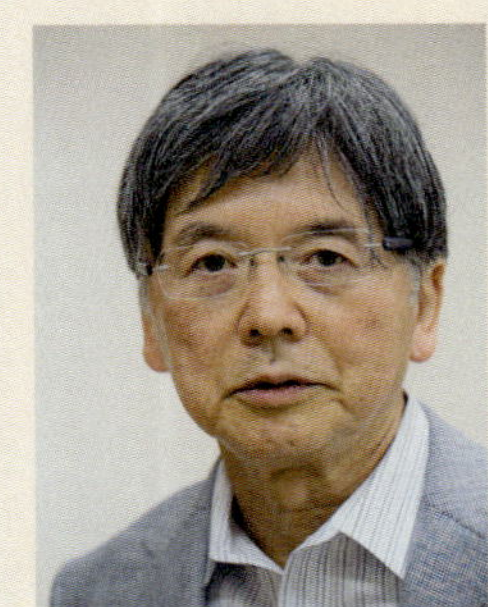

清水孝雄（Takao Shimizu）

1973年東京大学医学部卒業，東京大学医学部附属病院内科，清瀬結核療養所で臨床研修．'75年京都大学医化学（故 早石修教授），'82年～カロリンスカ研究所化学（故 B. Samuelsson教授）．'84年～東京大学医学部助教授（栄養学，脊山洋右教授），'91年～東京大学医学部教授（第二生化学─細胞情報学），2012年国立国際医療研究センター研究所長兼プロジェクト長，'22年微生物化学研究所所長．Ernst-Schering Prize，米国医学会外国人会員，持田記念科学技術賞，上原賞，武田医学賞，日本学士院賞，瑞宝中綬章などを受賞．'09年日本生化学会-分子生物学会合同大会会頭（山本雅先生と合同）．文科省科学官，AMEDプログラムディレクター，'12～'20年文科省科学・学術関連事業「基礎・臨床を両輪とした医学教育改革によるグローバルな医師養成推進委員会」委員長．筆者の歩んで来た道はインタビューに詳しい（http://brh.co.jp/s_library/interview/99/）

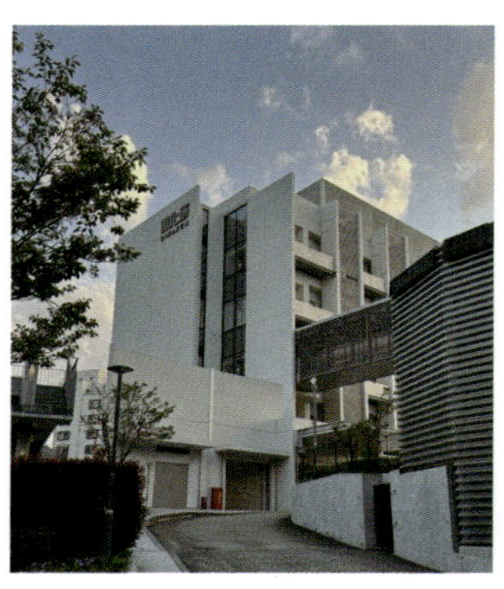

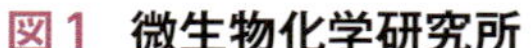
図1　微生物化学研究所

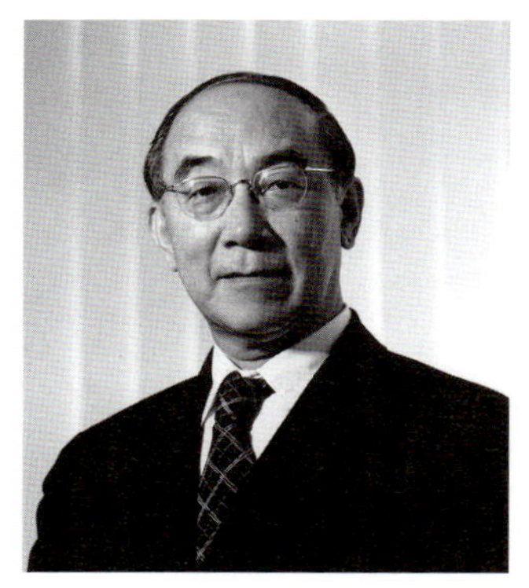
図2　創立者　梅澤濱夫博士

Win-Winの関係を築けるか，また国民にとってプラスになるかが大きな課題である．一般に組織統合は人員削減をもたらし，互いの特長を薄めてしまうリスクがある．今回の大きな組織統合がどう進むか，政府や國土典宏理事長，脇田隆字副理事長など，幹部の英知とリーダーシップが試されているだろう．

微生物化学研究所で天然物化学への挑戦

私のプロジェクト長の勤務は10年で終わったが，2022年，上大崎にある公益財団法人微生物化学研究会，微生物化学研究所（以下，微化研）から研究所長としてのお誘いがあった（**図1**）．前研究所長の柴﨑正勝先生（現在，理事長）や理事会メンバーは，脂質研究のため，十分なスペース，予算と研究者の雇用まで提案してくださった．微化研は東大医学部の大先輩の梅澤濱夫先生（1914-1986年）（**図2**）がカナマイシンの発見と世界への販売により基金を得，当時の厚生大臣の指導により1958年につくられた研究所である．抗結核薬のカナマイシンだけでなく，ジョサマイシン（マクロライド系抗菌剤），ブレオマイシン（リンパ腫などの抗がん剤，動物の線維化モデル作製にも使われる），カスガマイシン（イネいもち病防除効果）など14個の薬剤を開発上市し，また，キモトリプシン，ペプスタチン，ロイペプチン，アンチパイン，サイトスタチンなどのプロテアーゼ阻害剤を放線菌から単離し，これらを大阪大学発のペプチド研究所を通して，世界に販売している研究所でもある．梅澤濱夫先生は医学部に入学したが，解剖学が嫌いで，基礎医学，なかでも当時最大の医療課題である感染症研究に入り，今回NCGMと合併する感染研（当時，国立予防衛生研究所）の初代抗生物質部長，東京大学応用微生物研究所教授（現在，定量生命科学研究所）も務められた．不思議なご縁を感じる．

微化研は現在，研究者，技術員併せて100名位の組織であり，天然物の豊富なライブラリーと構造解析機器〔質量分析計，電子顕微鏡，NMR 4機など（**図3**）〕，が充実しており，優秀な有機合成やタンパク質の構造解析のグループもある．さらに，沼津支所には遺伝子改変マウス飼育，薬物動態や毒性試験のための動物施設もあり，アカデミアでありながら，創薬ベンチャー的機能をもつ研究体である．就任当時は，MDが1人もいない組織であることなど，いろいろな不安はあったが，それ以上に私を魅きつけたのは，いままで扱ったことのない，豊富な化合物と細菌，カビ，冬虫夏草などへの好奇心であり，創薬科学への憧れである．公益財団法人なので，厚労省の方針にも左右されない．幸い，健康にも恵まれていたので「迷ったら進む」「求められているところで働く」という予てからの信条に従い，私は1人で微化研へ異動した．脂質研究グループはNCGMに残り，週一で情報交換をし，また，微化研のライブラリーを活かした共同研究を進めるという体制である．手はじめに各部長から，現在の研究の説明を受け，また，10数名の委員による外部評価委員会で，企業やアカデミアからの微化研への期待も聞いた．毎週の研究報告は五反田-沼津合同でオンラインで行い，これとは別に月に1回程度，所外の研究者を招き，フライデーセミナー（懇親会付き）もはじめた．少しでも外部に開かれた研究所をつくりたいという希望からである．

Delinkモデルの導入

所員は長年天然物創薬で成功してきた経験を引き継いでおり，抗菌剤開発のノウハウは非常に優れている

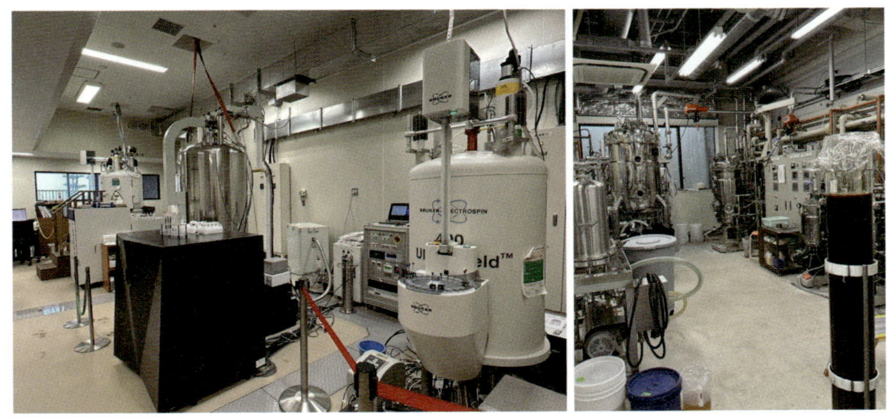

図3　微化研の設備

核磁気共鳴分析機（NMR）（左），培養タンク（右）．

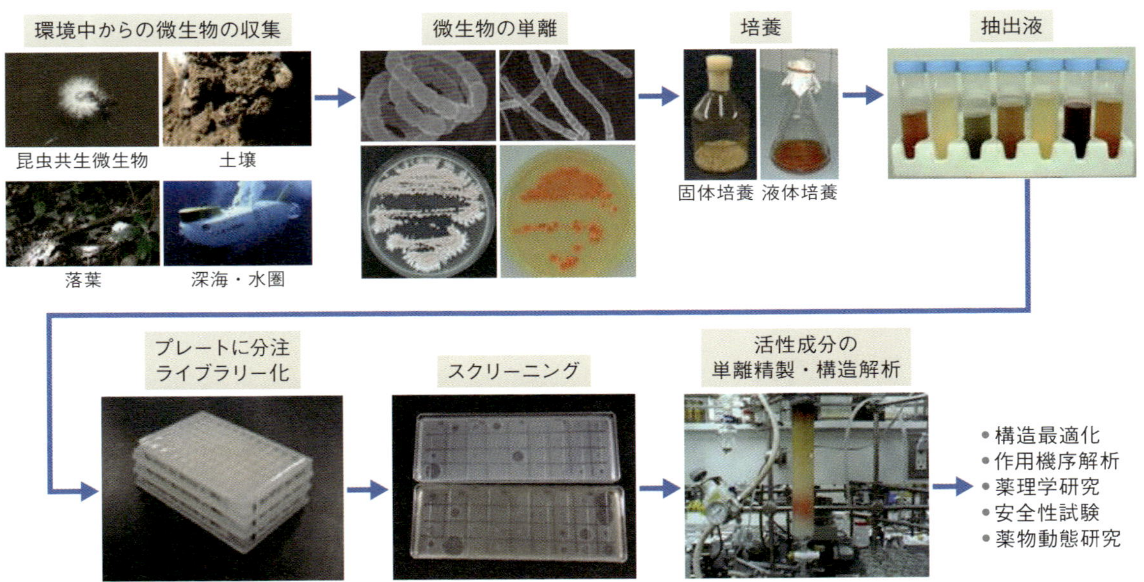

図4　微生物産物から薬剤リード探索・医薬品開発

（**図4**）．実際，腎毒性の低い新規アミノグリコシドや多剤耐性結核や非結核性抗酸菌（NTM）に効果をもつカプラザマイシン類[5]，また，ヘリコバクターピロリ菌やスイス菌を単剤で抑える天然物やその誘導体も発見されている[6]．最大の問題は，このような有力なシーズを臨床開発しようという日本の製薬会社があまりに少ないことである．市場の大きさ，製造コスト，耐性菌出現などのリスクを考え，二の足を踏む会社が多い．2050年には，がん死を上回り，多剤耐性菌（AMR）での死亡が世界で1,000万人を越えるというWHOの予想があるにもかかわらずである．これは単独の製薬会社にリスクを負わせるのではなく，政府や財団が基金を集め，EUなどではすでにはじまっているデリンクモデル（delink；薬の販売量と企業の収益を切り離すし

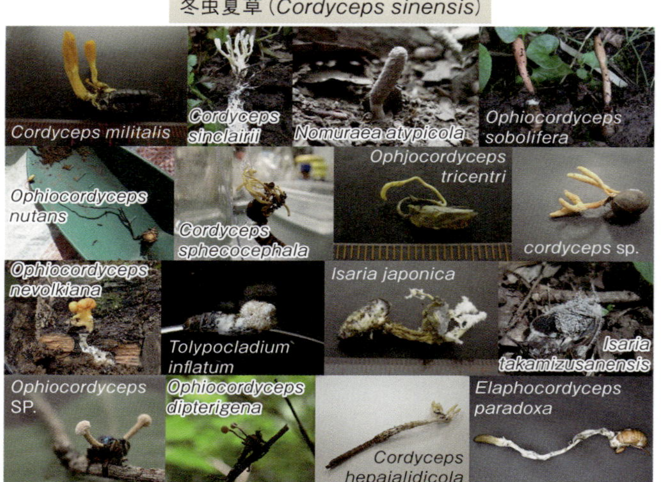
冬虫夏草（Cordyceps sinensis）
Cordyceps militalis
Cordyceps sinclairii
Nomuraea atypicola
Ophiocordyceps sobolifera
Ophiocordyceps nutans
Cordyceps sphecocephala
Ophjocordyceps tricentri
cordyceps sp.
Ophiocordyceps nevolkiana
Tolypocladium inflatum
Isaria japonica
Isaria takamizusanensis
Ophiocordyceps SP.
Ophiocordyceps dipterigena
Cordyceps hepaialidicola
Elaphocordyceps paradoxa

図5　環境中から単離した微生物の例（冬虫夏草類）

くみ．企業側は薬を蓄えることで用時に備え，それに対しての報酬を受け取る）を早く導入するのが解決法の1つと思われる．このあたりは，AMEDや新しくできるJIHSでぜひ考えていただきたいと思っている．私は微化研で開発したシーズの治験をJIHSが中心に進めればと思う．その架け橋となることを願っている．

大きな天然物ライブラリーの活用

微化研には約20,000の天然化合物ライブラリーが存在し，また，独自で採取，あるいは他の団体から委託された大きな微生物ライブラリー（40,000を越える放線菌，5,000株のカビ，100を越える冬虫夏草類など）が存在する（図5）．培養，精製の専門家に聞くと，培養液の種類（炭素源，窒素源などを変えて）だけでも40数種，それに加え培養温度，pH，撹拌速度などで，生産される化合物プロファイルが変化するという．さらに嫌気培養，固相培養も存在する．天然物のなかには魅力溢れる中分子をはじめ，多様性に富んだ多くの新規物質が存在する．はじめに，テスト化合物で様子を見て，活性があれば，その周囲の化合物の提供も可能である．さらに，培養液抽出物（そこには数百，数千の化合物が混在しているが）に活性があれば，そこからの精製分離や構造決定も可能である（図6）．昨年より理化学研究所の長田裕之博士（元創薬ケミカルバンク基盤ユニットリーダー）も特任部長として加わり，国内で有数の天然物ライブラリーを管理することとなった．北里研究所，産業技術総合研究所等と，データベースを統合し，アカデミアや製薬企業研究者に資するような統合的ライブラリーをつくれればと願っている．これにはAMEDや日本製薬工業協会などの支援が必要である．微化研の化合物，あるいは微生物抽出物は研究所外の方にも開放されており，独自のアッセイ系をもつ方の参加を期待している．微化研に人を送り，アッセイ系をもち込まれるのも歓迎だし，当方からサンプルを用意して送ることもできる．膜リン脂質の改変により抗がん効果を発揮するFirst in Classの化合物探索，神経因性疼痛の新しい治療薬の探索などは，微化研と私の古巣のNCGMの脂質グループとの共同で進められている．

微化研と私の挑戦

微化研の研究者はユニークである．運動好きが多い．昼休みは庭でバレーボールや地下で卓球の歓声が聞こえる．テニスラケットをもって通勤している人も多い．憧れから，卒業後直接入所した人も多いので，天然物愛が強く，出張するときはビニール袋を用意し，土を集めて，菌を採取し，16S遺伝子解析を行う．荒川上流で，高尾山で，海底で，あるいは，銀杏の木の葉の下などから新種の発見も報告される．冬虫夏草を探しに山奥へ入る人たちもいる．彼らはその菌を培養し，新たな活性分子を精製し，構造決定する技術が卓越している．長年薬づくりや，そのための特許取得を続けて来た経験もあり，実験ノートの綿密さ，その保管など見事なシステムがつくられている（デジタル化が課題だが）．低分子だけでなく，誠に奇妙で美しい構造をした中分子も含まれている．合成化合物ライブラリーと比べて多様性に富んでいるのが天然物の特徴だろう．現在，従来からの抗菌剤，抗がん剤に加え，神経筋接

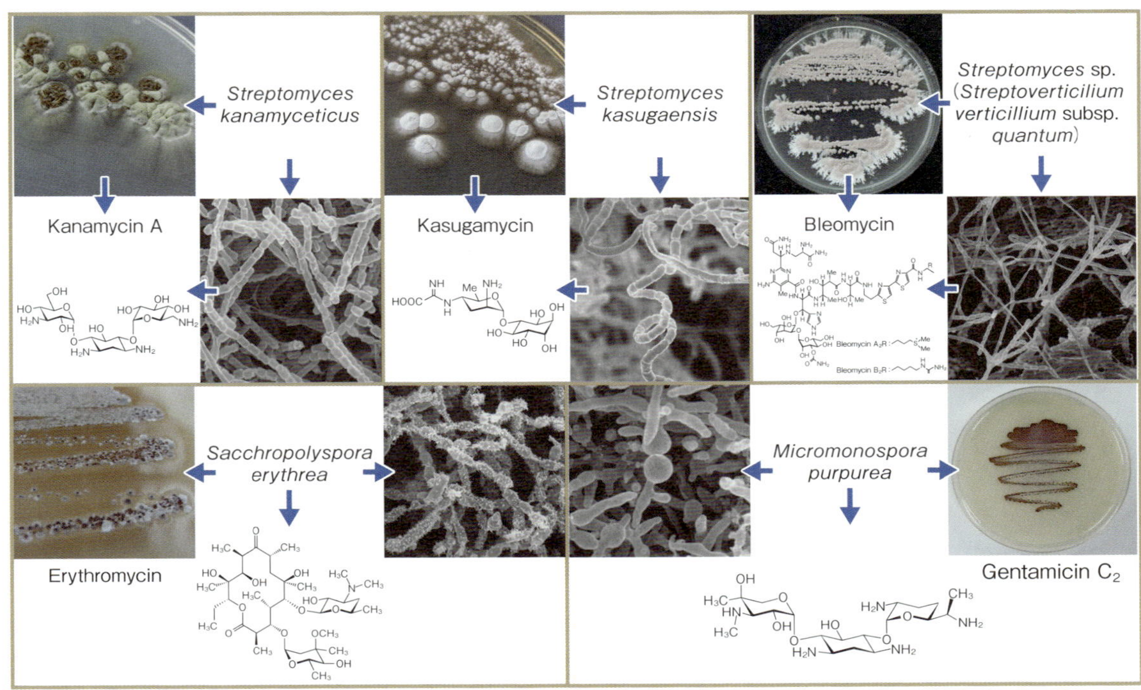

図6 天然資源の例：抗生物質生産放線菌

合部強化剤，免疫調節剤，新しい作用機序の抗ウイルス薬など，有望な化合物が見つかり，有機合成での展開により効果の増強，吸収性の増加，毒性軽減などの研究が進んでいる．昔からの天然物研究者に加えて，近年，大学院生やポストドクや臨床医などの新しいメンバーも増えて来た．昨年は東大医学部6年の学生が実習に参加した．医師，医学研究者からの視点で，疾患標的探索のお手伝い，進行中の研究の発展や，産官学との共同推進に寄与することが私の役目だと思い，「求められる場所で最善を尽くす」をモットーに残りの健康寿命を天然物創薬に尽くしたいと思っている．若い研究者には謙虚さと同時に，常に挑戦という気持をもって欲しい．そして，人の縁を大切にし，自分が求められているところで全力を尽くせば，新しい喜びが来ることをお伝えしたい．実は今，たいへん興奮している天然物プロジェクトがあるのだが，これが公表できる時に，この続きを書きたい．

謝辞
本稿で使用した写真は，微化研知財情報部および沼津支所の安達勇光博士の提供による．

◆ 文献

1）Shimizu T：Annu Rev Pharmacol Toxicol, 49：123-150, doi:10.1146/annurev.pharmtox.011008.145616（2009）
2）Harayama T, et al：Cell Metab, 20：295-305, doi:10.1016/j.cmet.2014.05.019（2014）
3）Hashidate-Yoshida T, et al：Elife, 4：doi:10.7554/eLife.06328（2015）
4）Harayama T & Shimizu T：J Lipid Res, 61：1150-1160, doi:10.1194/jlr.R120000800（2020）
5）Ishizaki Y, et al：J Antibiot (Tokyo), 72：970-980, doi:10.1038/s41429-019-0225-5（2019）
6）Kawada M, et al：J Antibiot (Tokyo), 66：543-548, doi:10.1038/ja.2013.42（2013）

本記事のDOI：10.18958/7721-00023-0001923-00

Book Information

小説みたいに楽しく読める

睡眠医学講義

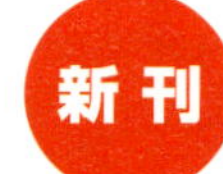

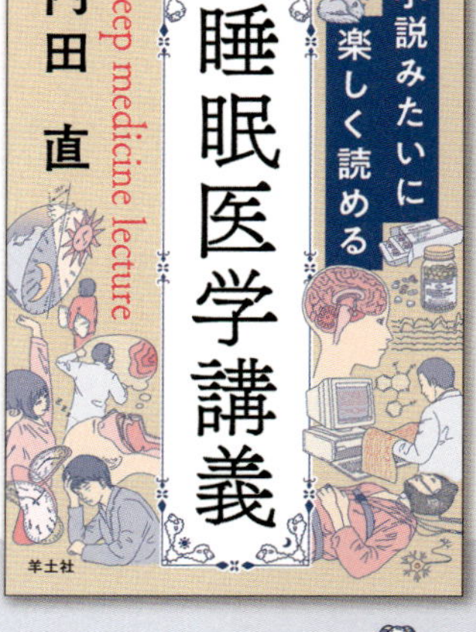

内田 直／著

■ 定価 3,850円(本体 3,500円+税10%) ■ 四六判
■ 464頁 ■ ISBN 978-4-7581-2134-7

睡眠のメカニズムと，睡眠障害の患者さんを診るための基礎知識が楽しく学べる！夢と睡眠との関係や，動物の睡眠，最適な睡眠環境など，気になるテーマが盛り沢山！眠りのお悩みや疑問を抱える人にも役に立つ，読む睡眠薬！

本書の内容

【睡眠医学の基礎】

・研究の歴史 ・睡眠中の脳の働き ・概日リズム
・動物の睡眠 ・加齢による睡眠の質の変化
・夢 ・睡眠と記憶 ・運動と睡眠 など

【睡眠障害を診る】

・睡眠障害の分類 ・検査法 ・不眠症 ・過眠症
・睡眠関連呼吸障害 ・概日リズム睡眠 ・覚醒障害
・睡眠時随伴症 ・睡眠の環境 など

こんな疑問をお持ちの方は必読！

よりよい眠りのためにはどうすればいい？
年をとると早く起きてしまうのはなぜ？
睡眠時間が足りないと何が起こるの？
眠れなくて悩んでいるが薬以外の治療法はある？
夢を見ていたことは覚えていても内容はすぐ忘れるのはなぜ？
人間と他の動物とでは、睡眠に違いはあるの？

小説みたいに楽しく読める

栄養学講義

新刊

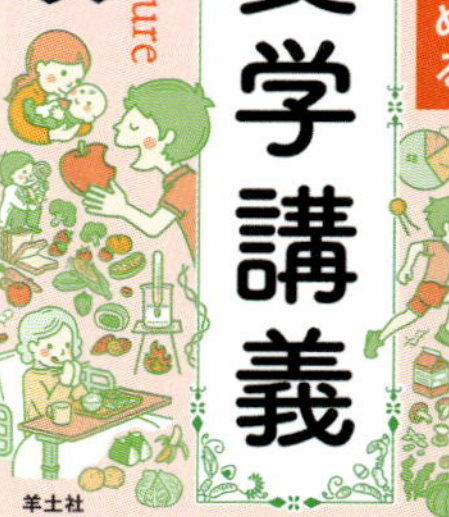

中村丁次／著

■ 定価 2,420円(本体 2,200円+税10%) ■ 四六判
■ 208頁 ■ ISBN 978-4-7581-2133-0

何をどのくらい食べればいいの？栄養価の高い食物ってなに？栄養素を摂り過ぎたり，足りないと体はどうなる？毎日の食にかかわる知識を基礎からわかりやすく解説します．人の健康を支える栄養学の世界へようこそ！

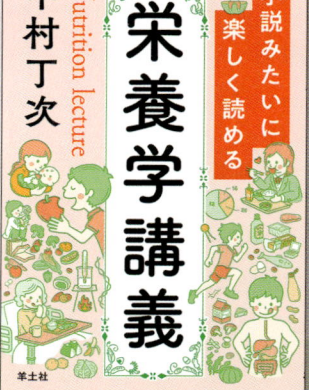

目次概略

第1章 栄養学とは
栄養・栄養学とはなにか/栄養学の歴史/人体の構成と栄養 など

第2章 栄養素の種類と働き
タンパク質/脂質/炭水化物/ビタミン/ミネラル など

第3章 栄養素の生理
食物の摂取/食欲中枢とその調整機能/空腹感とはなにか/食欲と空腹感は別物 など

第4章 エネルギー代謝
生命のエネルギーと食物のエネルギー/人体のエネルギー代謝 など

第5章 ライフステージと栄養
妊娠と栄養/授乳と栄養/新生児・乳児の栄養/幼児の栄養 など

第6章 傷病者の栄養ケア・特別用途食品と保健機能食品
食事療法/肥満/痩せ/タンパク質欠乏症/糖尿病/脂質異常症/栄養補給/特別用途食品 など

第7章 健康づくりのこれまでとこれから
栄養改善から健康増進へ/健康日本21/食事摂取基準 など

発行 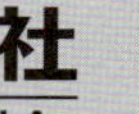 羊土社 YODOSHA
〒101-0052 東京都千代田区神田小川町2-5-1 TEL 03(5282)1211 FAX 03(5282)1212
E-mail：eigyo@yodosha.co.jp
URL：www.yodosha.co.jp/
ご注文は最寄りの書店，または小社営業部まで

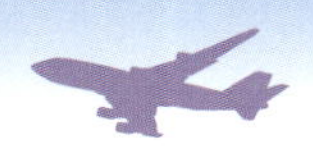

Lab Report ラボレポート

ドイツの国立研究所で博士課程研究員として働く，という選択肢

本コーナーでは，海外への留学経験をもたれた研究者により，留学先の生活環境や研究環境，また味わった苦労，楽しさなどを紹介していただきます．

Institute of Bio- and Geosciences, Forschungszentrum Jülich (Research Center Jülich) & Faculty of Mechanical Engineering, RWTH Aachen University

笠原啓太郎（Keitaro Kasahara）

はじめに

ドイツのユーリッヒ研究センターの博士課程に所属しています，笠原啓太郎と申します．専門は微細加工技術の生物研究応用で，具体的にはマイクロ流体デバイスを用いた微生物シングルセル光学観察・解析を行っています．ドイツで，かつ大学ではなく国立研究所で博士課程研究員として働く，というややニッチな情報をお届けできればと思います．

海外留学に至るきっかけ

話は高校時代に遡ります．私の在学した高校は帰国子女の受入校であり，その頃から海外留学に対する好奇心が芽生えていたと記憶しています．鼻息荒く，大学在学中にスウェーデンに1年間の交換留学，大学院在学中にはドイツの研究所（現所属）で半年間の研究留学を経験しました．さてここで，博士課程に進むにあたり，日本と海外のどちらに進むかという問題に直面しました．正直なところ，研究だけを考えれば，私の研究分野であるマイクロ流体や微細加工，およびそのバイオ応用研究の中心地は日本であり，日本での博士課程はこれ以上ない環境と言えました．一方で，将来的に国に縛られずに活躍したい，というおぼろげな指針があったことから，海外の博士課程で慣れない環境に揉まれながら，研究面のみならず多面的に成長したい，と最終的に考えました．いろいろなご縁もあり，ドイツのユーリッヒ研究センターで2022年2月より博士課程を開始しました．2025年6月に口頭試問を控えており，今のところ3年半で博士号取得予定です．

ドイツの研究所での博士課程

ドイツの研究所で博士課程を修める場合，研究所は学位を授与できないため，博士学生は建前として近隣の大学に在籍します（マックスプランクなどの研究所も同様）．私も研究科長の所属先であるアーヘン工科大学機械工学科に在籍していますが，大学を訪れるのは年に1，2回程度のみであり，ほぼすべての時間を研究所で過ごしています．多くの博士学生は研究プロジェ

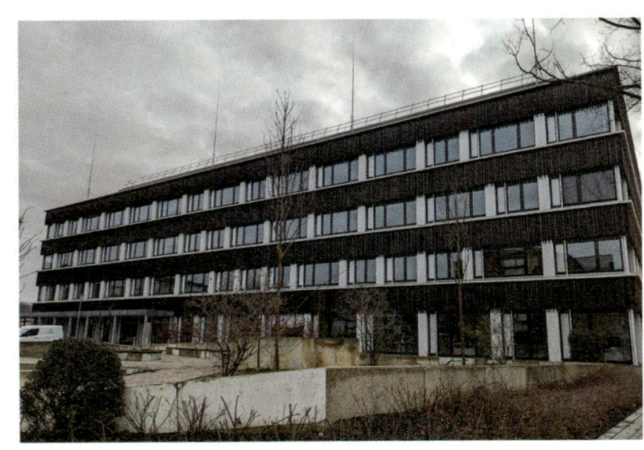

写真1　研究施設の外観
2024年に完工した，研究科の新しい研究棟「Bio-Campus」．生物研究にかかわる3研究科が共同で使用．

クトの一端を担う研究員として雇用されます．安定した給与と社会保障，有給などがセットでついてくるという利点がある一方で，プロジェクトによっては研究方針などの面で自由が効かないこともあるため，事前のマッチングが非常に重要となります．奨学金を自分で手に入れたもののドイツの平均的な給与水準に達していない場合は，研究所から給料が補填されることが多いです（私もこの方式で留学を開始しました）．

研究所全体でみると国際色豊かですが，私の所属する研究科は例外的にドイツ人が9割以上を占める，何ともドメスティックでドイツを色濃く体感できる環境です．ドイツ人の朝は早く，朝7時〜8時には研究所に到着し，17時には多くが帰路につきます．日本では比較的夜型であった私も周りに感化され（流され？），朝方の生活を送っています．また，6月〜9月頃には教授をはじめ多くの研究員が数週間〜1カ月程度の長期

研究施設＆研究室データ

Forschungszentrum Jülich (Research Center Jülich)

ドイツ

ユーリッヒ

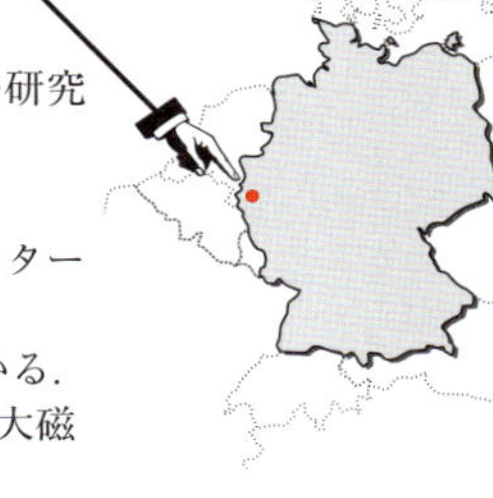

■ 施設の規模

学生数：約1,000人（博士学生），職員数：約7,000人，ラボの数：14の研究科・200以上のラボ

■ 施設の特徴や，最近話題になったこと

ドイツ・欧州で最大級の研究施設．ヨーロッパ随一のスーパーコンピューター（JUPITER，JUWELS）や量子コンピューターが設置されている．

エネルギー，環境，健康，情報技術など幅広い分野の研究開発を担っている．

2007年にPeter Grünbergが，大容量ハードディスク開発を可能にした巨大磁気抵抗効果の発見によりノーベル物理学賞を受賞．

■ 施設の公用語

英語，ドイツ語

■ ホームページ　https://www.fz-juelich.de/en

Microscale Bioengineering Group

■ 研究指導者名

Dr. Dietrich Kohlheyer

■ 研究分野

微生物学，マイクロ流体

■ 構成人員

PI：1人，博士課程学生：4人（うち日本人1人），テクニシャンなどスタッフ：1人，学生：2人

■ 最近の研究成果

1）Kasahara K, et al：Unveiling microbial single-cell growth dynamics under rapid periodic oxygen oscillations. ChemRxiv, doi:10.26434/chemrxiv-2025-732st（2025）

2）Witting L, et al：A microfluidic system for the cultivation of cyanobacteria with precise light intensity and CO2 control: enabling growth data acquisition at single-cell resolution. Lab Chip, 25：319-329, doi:10.1039/d4lc00567h（2025）

3）Kasahara K, et al：Enabling oxygen-controlled microfluidic cultures for spatiotemporal microbial single-cell analysis. Front Microbiol, 14：1198170, doi:10.3389/fmicb.2023.1198170（2023）

■ ホームページ　https://www.fz-juelich.de/en/ibg/ibg-1/researchgroups/systems-biotechnology/microscale-bioengineering

著者経歴

現在受けている奨学金・助成金など：JASSO大学院学位取得型奨学金

国内の出身ラボ：慶應義塾大学理工学部機械工学科（尾上弘晃先生）

休暇（バカンス）を取得し，文字通り音信不通になります．渡独当初は研究が進まないこともあり多少面食らいましたが，早め早めに予定を組むようになり，スケジューリングの点で非常に勉強になりました．博士学生にも年30日の有給が与えられるため，私自身も夏冬に1カ月程度の休暇を取得し，ヨーロッパを周遊したり日本に帰国したりしています．1年目こそこんなに休んでいいのか？と怯えながら有給申請したものの，今では全く躊躇しなくなったので慣れとは怖いものです．さまざまな権利が保障されている一方で，博士課程を終えられるかはすべて自分の進捗しだいであり，実際のところ博士号を取らずして研究所を去る人の割合は肌感ですが非常に高いと思われます．

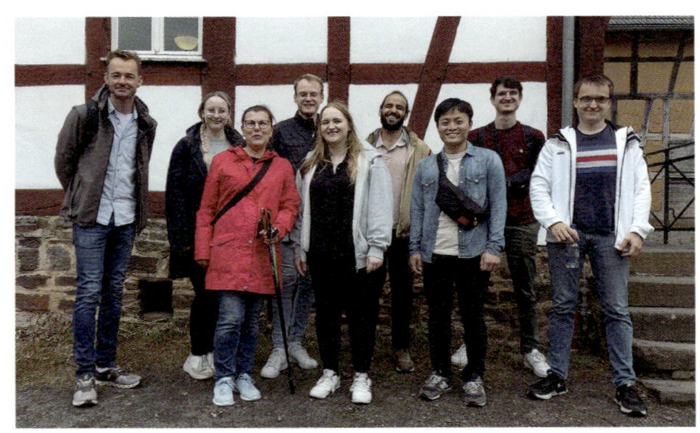

写真2　ラボメンバー写真
2024年リトリートにて．一番左の男性がラボヘッド・研究指導者のDietrich．前列右から2番目が筆者．学部・修士学生は数ヶ月〜半年のみグループに所属することが多く，メンバーは頻繁に入れ替わる．

日常の研究生活

私の所属する研究グループは構成人数8人と小規模ですが，研究科内でのコラボレーションやセミナーが活発に行われるため，小さいと感じることはそれほどありません．研究科長をはじめとするシニアPIともファーストネームでよび合ったり，アットホームな環境をとても気に入っています．

私の研究テーマは「時空間的な酸素制御を可能とするマイクロ流体デバイスを用いた微生物挙動の分析」です．酸素濃度は多くの微生物の代謝に影響を及ぼす重要な培養指標の1つです．自然界をみると，微生物が生息する微小環境では酸素環境が一定ではなく時空間的に変動することが知られており，このような時空間的に変動する酸素環境が微生物やその集団の挙動にどのように影響を及ぼすかが注目されています．従来の培養デバイスでは時空間的な酸素制御は困難であるため，それを可能とするマイクロ流体デバイスの開発に取り組んでいます．また本基盤技術を用い，時空間的に制御された酸素環境下における微生物の成長挙動の分析を試みています．

私の研究は基本的には研究室内で完結します．必要があれば研究科内でさまざまな機器を共有するほか，研究所内でも実験機器の共有システムが確立されています．例えばデバイス作製に必要な微細加工に係る実験設備はHelmholtz Nano Facilityという巨大クリーンルーム施設に集約されています．また，アーヘン工科大学まで出張して実験することもごく稀にあります．大学を訪問するたびに，大学と研究所で雰囲気が結構違うことに驚きます（構成員の年齢層など）．

おわりに

ドイツで，特に国立研究所で博士号取得をめざす，という選択肢はそれほど主流ではありませんが，私はこの選択に今のところ満足しています．探してみるとじつは周りにも日本人の博士学生やポスドクは結構おり，年一度開催される日本人研究者交流会や隔月開催の研究者交流会（デュッセルドルフ日本研究者交流会：https://www.facebook.com/groups/dusseldorfryokuoukai/?locale=ja_JP，幹事として参画）などで交友関係を広げています．渡独して3年経った今，ドイツの多くの主要都市には研究者の友人がおり，学会や旅行のたびに彼らを訪問する楽しみも増えました．異分野の研究をしていても，「日本人である」というつながりだけで交流ができるのは，じつは留学の隠れた利点ではないかと思います．ドイツで博士課程（または研究留学），いかがですか？

（k.kasahara@fz-juelich.de）

本記事のDOI：10.18958/7721-00006-0001924-00

Opinion 研究の現場から

本コーナーでは，研究生活と社会に関する意見や問題提起を，現在の研究現場からの生の声としてお届けします．過去掲載分は右のQRコードからウェブでご覧いただけます→

第179回
高校生の「探求する力」を育て，自分を鍛える

2022年度から高校で必修化された探究学習（総合的な探究の時間）は，「探究の見方・考え方を働かせ，横断的・総合的な学習を行うことを通して，自己の在り方生き方を考えながら，よりよく課題を発見し解決していくための資質・能力を育成すること」を目標としています[1]．つまり，身のまわりや社会の課題を見つけ，解決しようとする取り組みです．その意義深さの一方で，従来の科目と性質があまりに異なるため，教育現場は困惑しています．探究学習はクラス担任が担うことも多く，教員の専門知識や経験，学べる環境の不足により，効果的に進められていない現状があります．

私は大学で研究を行う傍ら，博士課程から現在まで県立高校の探究学習に指導員として携わっています．私自身が高校時代の探究学習をきっかけに研究者を志したこともあり，後輩にとっても探究学習が何かのきっかけになってほしい，母校に恩返ししたいという思いから指導員に名乗りを上げました．実際に数年間活動してきて，アカデミアが中等教育と連携する意義を実感しています．

私が携わっている高校では，分野ごとのゼミに修士以上の大学院生が指導員として配置され，指導員は専門的な指導を，教員は学内での調整業務を主に担っています．特に，テーマ設定と実験計画の策定においては，指導員は研究の知見を生かした支援ができます．例えば漠然とした興味や，逆に調べたらすぐわかることなどの「テーマの種」から，検証可能かつ興味をもてる問いに落とし込む作業は生徒にとっては大変です．このような「探究の見方・考え方」を用いた作業は研究と通ずる点が多いので，トピックに関しては生徒の方が詳しいとしても，指導員は限られた時間と設備で何からどのように進めるかを提案できます．

私は，指導員の役割は，生徒が立ち止まったときに，この先に道がありそうなところを少しだけ照らしてあげることだと思っています．生徒たちはその少しのサポートさえあれば，自分の興味関心に基づいて，自分で選んだ道を進むことができます．生徒には対話を通じて，興味を深掘りし，知りたいと思える問いに出会い，手を動かしてそれに答える体験をしてほしいと思っています．このプロセスに面白さを見出したり，年齢の近い研究者と交流したりすることは，進路選択にも寄与します．実際に，大学合格の報告とともに「大学で，探究学習で扱ったテーマと関連した研究をします」と言ってくれた生徒もいました．いつか，ともに研究できたらと夢見ています．

この取り組みは，暗中模索しておられる中等教育の現場を助けると同時に，指導員自身の成長にもつながります．教えることが最大の学びとよく言われますが，科学的・論理的な正しさを言語化する，実験アイデアを提案する，多様なプロジェクトを同時に管理する，研究の魅力を伝えるなどを通じて，研究者としても教育者としてもスキルアップできます．

アカデミアと中等教育の交流は，出前授業やオープンキャンパスなどの短期的なものが多いですが，長期的な関係構築も重要であると考えています．ぜひ，未来の研究仲間たちとかかわってください．例えば，大学や民間企業，財団等が主催する中高生の研究（探究）発表会では，奮闘している中高生や教員と直接交流することができます．その場でのアドバイスに留まらず，学校ごとの特色や課題に寄り添った長期的な交流に発展させてくださると嬉しいです．これまでの歩みと経験を生かし，全国各地で中高生とアカデミアをつなぐ架け橋になっていきましょう．

文献

1）文部科学省：今、求められる力を高める総合的な探究の時間の展開（高等学校編）．https://www.mext.go.jp/a_menu/shotou/sougou/20230531-mxt_kyouiku_soutantebiki03_2.pdf

岡﨑実那子
（筑波大学医学医療系
神経生理学）

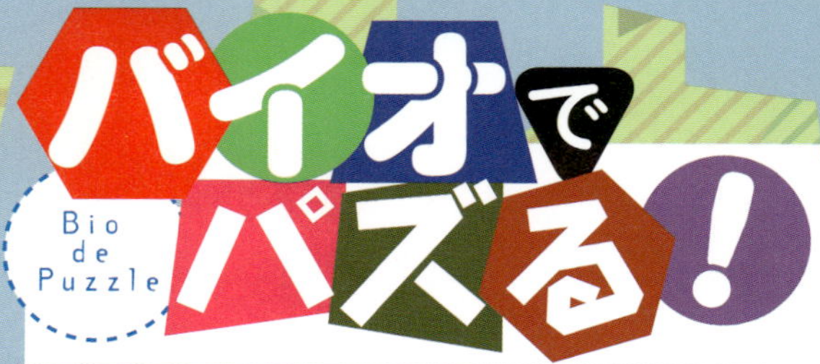

本コーナーでは，バイオにからめた頭を柔らかくするパズルを毎回一題，出題します．実験の待ち時間などスキマ時間にチャレンジ！ 解けたらプレゼントにもぜひ応募してみてください．

第94問
熟語数珠つなぎ

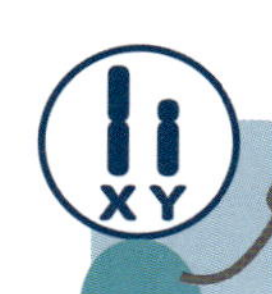

Profile 山田力志（アソビディア）

2006年，京都大学大学院理学研究科修了（博士）．'09年，名古屋大学大学院理学研究科助教．'12年，同特任助教．'14年に研究の道を離れ，パズル・トリックアートを中心にしたデザイン集団"ASOBIDEA（アソビディア）"を設立．「面白いをカタチに．」を合言葉に，イベントの実施や広告の制作などを行っている．三重県在住．
ウェブサイト：lixy.jp（個人），asobidea.co.jp（アソビディア）

問題にチャレンジ！

漢字を使ってしりとりをします．①～④のそれぞれ空欄に入る3文字の漢字を適切な順序でならべると，三字熟語になります． 4つの三字熟語を作り，A～Dの文字をつなげて出来る四字熟語を答えてください．

① 得□-□見-見本-本□-□密-密□-□産

② 天□-□用-用□-□日-日食-食□-□動

③ 協□-□見-見□-□身-身内-内□-□目

④ 上手-手□-□入-入□-□部-部□-□置

①		
A		

②		
	B	

③		
	C	

④		
D		

→

A	B	C	D

二字熟語で漢字しりとりをします．それらを組合わせて三字熟語をつくり，さらにそこからできる四字熟語を答えてください．漢字しりとりが難しくても，一部わかれば三字熟語や四字熟語を推測でき，そこから逆算して，二字熟語しりとりを埋めることができるかもしれません．

前回のこたえ

先月の『カラフルかな』は楽しんでいただけましたか？ 久しぶりのひらめき問題ということで，先月号の特集の合成生物学の「合成」を仕掛けに使いました．イラストを何と読み解くかで，スムーズに解けるかどうかが変わってきます．鳥のイラストと添えてある「む」から「おうむ」，ドラム缶のイラストと「ゆ」で「せきゆ」，直方体2つのイラストと「ふ」で「とうふ」などが最初に思いついた方が多いかと思います．さらに，カラフルなひらがなが半円状に並んでいることから「虹」が思い浮かぶとあと一息です．虹の7色「赤・橙・黄・緑・青・藍・紫」を覚えるときに口

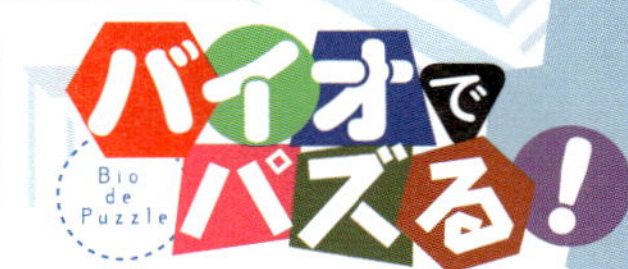
バイオでパズる!
Bio de Puzzle

ずさむ「せき・とう・おう・りょく・せい・らん・し」と，それぞれのひらがな「ゆ・ふ・む・ち・ざ・ち・か」をあわせると，7つのイラストを指す言葉になっているという仕掛けです．ということで，紫の「し」と平仮名の「か」を合わせた「しか」の③が答えとなります．

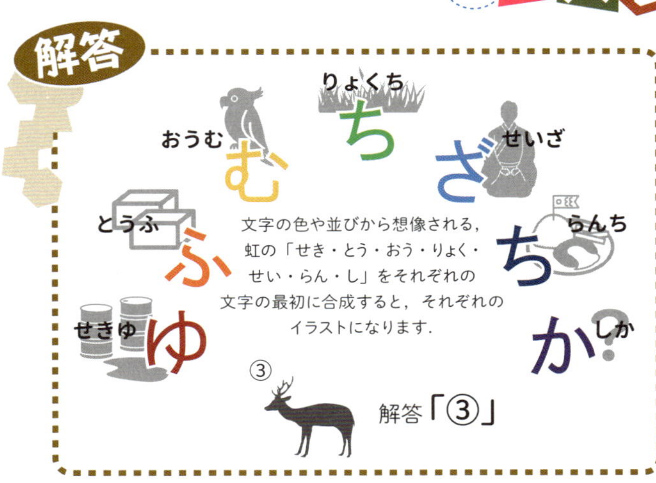
解答
りょくち
おうむ
せいざ
とうふ
らんち
せきゆ
しか
文字の色や並びから想像される，虹の「せき・とう・おう・りょく・せい・らん・し」をそれぞれの文字の最初に合成すると，それぞれのイラストになります．
③
解答「③」

先月のパズルで7つの文字を見たときに，7種類あるものを何か探した方は，ひらめきパズルを解きなれているかと思います．虹の七色もそうですが，曜日（日月火水木金土）や音階（ドレミファソラシド）などもよく使われます．曜日で七曜という呼称があるように，七福神，七味，七宝，七道，七大洋，七賢，七珍，七冠など，七がつく言葉もたくさんあります．生物関係で考えると，春の七草（せり・なずな・ごぎょう・はこべら・ほとけのざ・すずな・すずしろ）がすぐに思いつきますね．七草については，春の次に有名な秋の七草に加え，夏の七草，冬の七草なども考案されており，さらに三重県鳥羽市国崎町の「ナナクサタタキ」という行事では7種類の海藻を使った海の七草も食べられたりします．もう少し探してみると，生物分類の階級，界門綱目科属種も，7つだったりしますね．さらにないかと探していると，淡水に棲む原生動物のテトラヒメナの性別（接合型）も7つだという興味深い話も見つかったり．ここまでくるとパズルには使えないですが，こういう視点での探し物も楽しいですね．

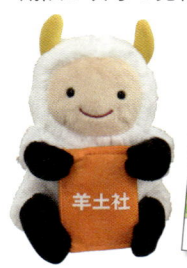

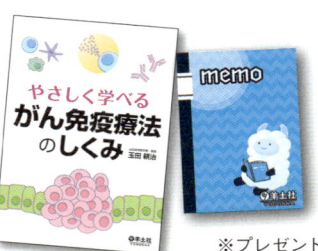

今月はここまで，来月のパズルもお楽しみに！

実験医学

編集日誌

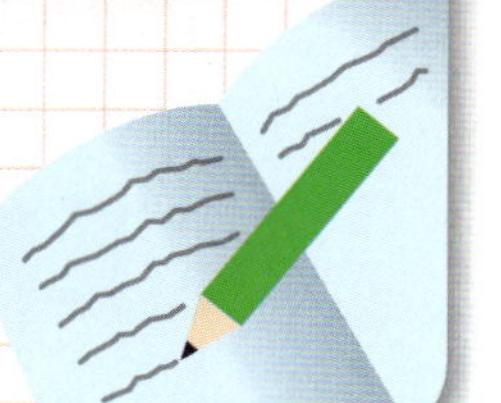

「実験医学」を編集していると，科学のことや本のことなど興味深い話題に数多く接します．本コーナーでは，編集部員が日々の活動の中で感じたこと，面白かったことをご紹介いたします．ぜひお付き合いいただけましたら幸いです．

興味ある研究領域の情報収集に，研究者どうしのコミュニケーションに，さらにはアウトリーチにも大きな役割を担うようになったSNSですが，2025年に入り「ドイツやオーストリアの60超の大学・研究機関がXの利用を中止」というニュースが飛び込むなど，地殻変動のまっただ中にあるようです．Nature誌の公開したアンケートでは，回答者の実に5割が「脱X（旧Twitter）」しており，7割はいまBlueskyを利用しているとか（https://doi.org/10.1038/d41586-025-00177-1）．日本ではまだまだXが優勢だと思いますが，お世話になっている先生のアカウントをBlueskyでお見かけする機会も増えてきました．

簡単に紹介しますと，Blueskyは旧Twitterの創業者の一人が立ち上げたSNSで，中央集権型のXに対して分散型プロトコルで運用されているという決定的な違いをもちつつ，インターフェースは旧Twitterにそっくりなため「Xからの移住コストが低い」と評価されています．

かく言う実験医学もBlueskyアカウントを取得して投稿をはじめてみました．皆さま，ぜひ自由な“青空”の下でお会いしましょう．（間）

卑近な例で恐縮ですが趣味で取り組んでいるマラソンに関して何度も読み返している本があります．本書の特徴は，単なる練習メニュー例の紹介にとどまらず「練習をどう組み立てるのか，どのように自己評価し，うまく行かなかった場合に計画をどう修正するのか」というセルフコーチングに必要な考え方が書かれていることで，私の座右の書となっています．

本書を最初に読んだときには，自分の経験も浅かったためあまり多くを理解することができず，重要そうだと思う箇所にマーカーを引くのが精一杯でした．しかし数年後に同じ本を読み直すと，積み重ねた経験と照らし合わせながら，書籍の考え方をより深く理解することができました．初回にマーカーを引いた箇所は，本書の肝となる考え方とは少しずれたところであり，今の自分がより深く理解できていることを知れました．

学習に関して最近聞いた言葉に「初見の本への書き込みは，将来の自分への手紙」というものがあります．今回のマーカーもその1つだったかもしれません．今後も新たなテーマを学ぶことは絶えず起こるでしょうが，もし難しい内容だったとしても，「将来への自分の手紙」を少しでも多く残そうと思った次第です．（早）

実験医学では2025年1～2月に読者アンケートを実施いたしました．お忙しいなかご協力いただいた皆さま，誠にありがとうございました．いただいた貴重なご意見は，今後の誌面作りに大いに役立ててまいります．

今回のアンケートで個人的に印象深かったのは，生成AIへの注目度の高さでした．「注目の技術」として数多く挙げられていただけでなく，研究に関する調べ物をするときの情報源を伺う設問（複数回答）において，学術論文や書籍の比率にはまだまだ及ばないものの，生成AIが一定の存在感を示していました．

私自身，以前は生成AIのハルシネーション（誤った回答）を懸念していましたが，性能向上を受け，最近は調べ物に利用しています．例えば，見慣れない略語に出会った際，ChatGPTやGeminiに文脈を添えて質問すると，即座にフルスペル表記が得られます．もちろん回答の正確性は他の情報源で確認しますが，以前と比べて調べ物が大幅に効率化されたと感じています．

最近ではGeminiのDeep ResearchのようなAI調査アシスタントも登場し，情報収集手段の勢力図が変わりつつあるように思われます．いち編集部員として，この変化に対応しつつ，AIにない価値を追求してまいりたいと思います．（橋）

本誌へのご意見をお寄せください

編集部では，読者の方からの「実験医学」へのご意見・ご感想をお待ちしております．件名を「編集部まで」として，em_reader@yodosha.co.jp 宛にEメールにてお送りください．いただきましたご意見・ご感想は今後の誌面の参考とさせていただきます．

INFORMATION

～人材募集，大学院生募集・説明会，
学会・シンポジウムや研究助成などのご案内～

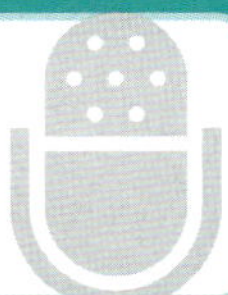

INFORMATIONコーナーの最新情報は

ホームページでもご覧になれます

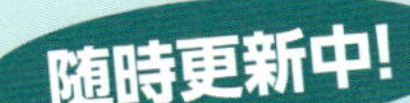

新着情報・バックナンバーを下記URLで公開中

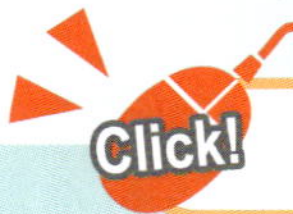

www.yodosha.co.jp/jikkenigaku/info/

●新着情報をお手元にお知らせ! 月4回配信の羊土社ニュースで 随時，新着情報をお知らせします

掲載ご希望の方は本コーナー 1318ページをご覧下さい

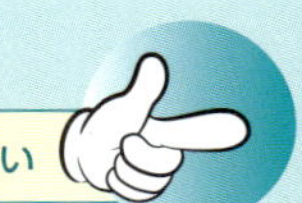

INDEX

●：1ページ広告 ■：1/3ページ広告

学会・シンポジウム・研究助成

● 日本免疫学会
『第26回 免疫サマースクール in 米子』 …… 1316

大学院生募集・説明会

■ 東京大学・大学院医学系研究科・脳神経医学専攻
『2026年度大学院生（修士・博士）募集』 …… 1317

■ 東京大学大学院医学系研究科機能生物学専攻
『博士課程・修士課程入試説明会』 …… 1317

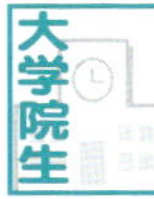

東京大学・大学院医学系研究科・脳神経医学専攻
2026年度大学院生（修士・博士）募集

URL：http://neurosci.umin.jp/j/index.html

【日時・場所】 2025年5月31日（土）9：00～12：00（説明会後各研究室見学）ハイブリッド開催／東京大学医学部教育研究棟13階1304号室（第6セミナー室）　**【参加申込】** 2025年5月24日（土）までにhttps://bit.ly/42z0e8cより

【内容】 専門分野・主任は次の通り. **神経病理学分野**：選考中／**神経生化学分野**：尾藤晴彦（hbito@m.u-tokyo.ac.jp）／**神経動態医科学**（理研連携）：村山正宜（masanori.murayama@riken.jp）／**脳神経病態医学**（NCNP連携）：間野達雄（tatsuomano@ncnp.go.jp）／**こころの発達医学分野**：選考中（kokoro-group@umin.ac.jp）／**感覚・運動神経科学分野**：近藤健二（kondok-tky@umin.ac.jp）／**精神医学分野**：笠井清登（jimu-psy@h.u-tokyo.ac.jp）／**神経内科学分野**：選考中（neuro-ikyoku@umin.ac.jp）／**脳神経外科学分野**：斉藤延人（nsaito-tky@umin.ac.jp）／**IRCN連携分野**：長井志江（yukie@ircn.jp）／Zenas C. Chao（zenas.c.chao@ircn.jp）

【募集対象・人員】［医科学修士課程］ 大学学部卒または2026年3月卒業見込の者

［医学博士課程］ 医学部，歯学部，獣医学部卒またはそれ以外の学部の修士課程を修了または2026年3月修了見込の者

【出願期間】［医科学修士課程］ 2025年6月19日（木）～6月30日（月）

［医学博士課程］ 2025年7月4日（金）～7月15日（火）

【試験日程】［医科学修士課程］ 筆記：8月18日（月）／口述：8月19日（火）

［医学博士課程］ 筆記：10月16日（木）／口述：10月17日（金）

【問合せ先】 専門分野の問合せ，見学申込は上記E-mailにて．入試の問合せは大学院担当（TEL：03-5841-3309）まで．

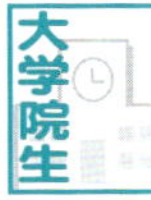

東京大学大学院医学系研究科機能生物学専攻
博士課程・修士課程入試説明会

URL：https://sys-pharm.m.u-tokyo.ac.jp/nyushi2025/index.html

研究に熱意のある人を広く求めます．参加者の出身学部は問いません．

【日時】 2025年5月24日（土）13：30～15：30　詳細は下記の説明会ホームページをご覧ください．

【細胞分子生理学】 松崎 政紀（mzakim@m.u-tokyo.ac.jp）　前頭皮質回路と意思決定・運動学習の細胞生理学　https://plaza.umin.ac.jp/~Matsuzaki-Lab/　**【統合生理学】** 大木 研一（kohki@m.u-tokyo.ac.jp）　2光子カルシウムイメージングを用いた大脳皮質の機能的神経回路の研究　https://physiol1.m.u-tokyo.ac.jp/ern24596/　**【細胞分子薬理学】** 廣瀬 謙造（kenzoh@m.u-tokyo.ac.jp）　先端的イメージング技術によるシナプス機能制御メカニズムの研究　https://www.pharmacol.m.u-tokyo.ac.jp/

【システムズ薬理学】 上田 泰己（hiro@m.u-tokyo.ac.jp）　睡眠・覚醒リズムをモデルとした個体レベルのシステム生物学　https://sys-pharm.m.u-tokyo.ac.jp/　**【大脳動態生理学（協力講座）】** 渡部 喬光（takamitsu-watanabe@g.ecc.u-tokyo.ac.jp）　意識の揺らぎを神経活動の揺らぎから解き明かす　https://ircn.jp/en/mission/people/takamitsu_watanabe

【脳機能動態学（連携講座）】 石田 綾（aya.ishida@riken.jp）　生後脳発達のメカニズムから，発達障害の病態を追究する　https://cbs.riken.jp/jp/faculty/a.ishida/

【問い合わせ先】 東京大学大学院医学系研究科　システムズ薬理学教室　上田 泰己

〒113-0033　東京都文京区本郷7-3-1　TEL：03-5841-3415，FAX：03-5841-3418，E-mail：uedah-tky@umin.ac.jp

実験医学 INFORMATION に
あなたの情報を掲載しませんか？

人材募集

大学院生募集

学会・シンポジウム告知

共同研究募集

研究助成の公募

に最適です！

ウェブサイト・メールマガジンにも掲載します！

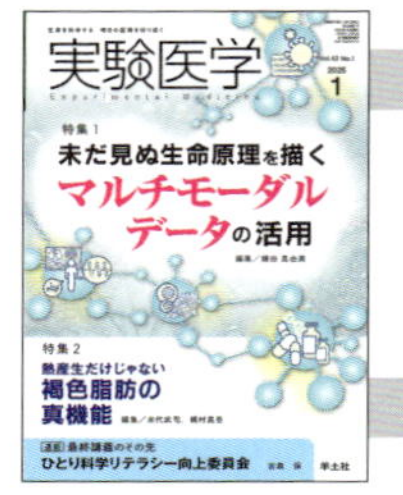

本誌
毎月20日発行

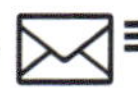

メールマガジン
羊土社ニュース
募集タイトル・リンクのみ掲載
購読者をWEBに誘導

WEBサイト
実験医学online
お急ぎの場合は
WEB先行掲載・WEBのみ掲載も可能

全文掲載！

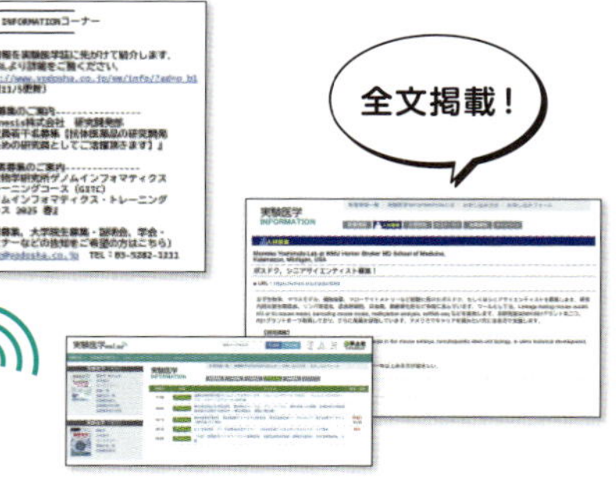

掲載料金・サイズ

	仕　様	掲載料金	
1ページ広告	天地220mm×左右150mm	4色	165,000円
		1色	99,000円
1/2ページ広告	天地105mm×左右150mm	1色	60,500円
テキスト広告	1/3ページ． 本文1行57字x14行以内 （最大全角800字）	人材募集	44,000円
		大学院生募集，説明会開催／研究助成の告知／学会，シンポジウム等の開催告知／共同研究先の募集	22,000円

料金割引

★複数回掲載の一括申込で割引適用あり．

★メールマガジン「羊土社ニュース」広告掲載（全角20文字×14行）双方の一括申込で，メールマガジン掲載料金を10％割引（88,000円→79,200円）．

※表示金額はすべて10％税込

申込締切　毎月20日（翌月20日発行号に掲載）　※翌月発行号以降のご予約も可

お問合せ　羊土社「実験医学」INFORMATION係　TEL：03-5282-1211　E-mail：eminfo@yodosha.co.jp

詳細/申込はWEBから　実験医学INFORMATION 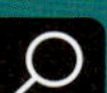　https://www.yodosha.co.jp/jikkenigaku/info/

実験医学online 公開中コンテンツのご案内

実験医学 年表「生命科学と医学研究―その発見の年代記」を公開中！

「アミラーゼの発見（1833）」「セントラル・ドグマの提唱（1958）」…
現代の生命科学・医学研究の発展の礎となった，1800年以降の先人たちの偉大な発見のマイルストーンを時系列でご紹介しています．
ブラウザでそのままスクロールしてご覧いただけます！

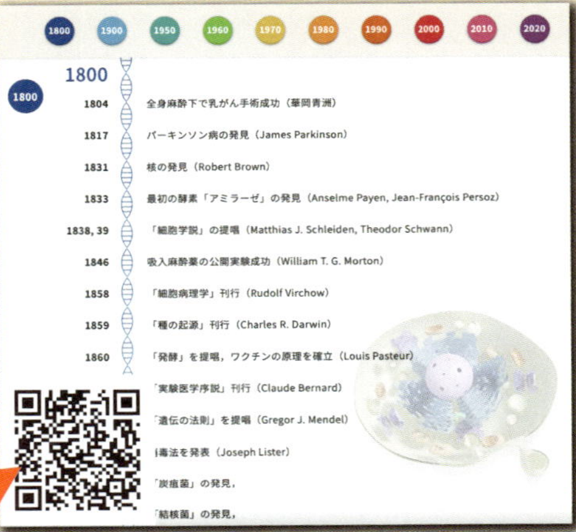

「実験医学5月号」広告 INDEX

〈サ行〉
㈱CyberomiX……表4
㈱スクラム……表2
㈱生物技研……表3

〈タ行〉
㈱ダイナコム……後付2
㈱東京化学同人……後付1

〈ハ行〉
プロメガ㈱……前付4
ベックマン・コールター㈱……前付1
ベルトールドジャパン㈱……記事中1250

〈マ行〉
㈱マトリクソーム……後付6
㈱メディカル・サイエンス・インターナショナル……後付3

実験医学onlineの「本号詳細ページ（https://www.yodosha.co.jp/jikkenigaku/book/9784758125918）」
→「掲載広告・資料請求」タブより，掲載広告を閲覧および資料請求いただけます．

「実験医学」取扱店一覧 ❶

■北海道

◎札幌

紀伊國屋書店　札幌本店　011-231-2131
コーチャンフォー　美しが丘店　011-889-2000
コーチャンフォー　札幌ミュンヘン大橋店　011-817-4000
コーチャンフォー　新川通り店　011-769-4000
札幌医科大学　大学書房　丸善キャンパスショップ　011-616-0057
三省堂書店　札幌店　011-209-5600
東京堂書店　北24条店　011-756-2570
北海道大学生協　書籍部クラーク店　011-736-0916
北海道大学生協　書籍部北部店　011-747-2182
MARUZEN & ジュンク堂書店　札幌店　011-223-1911

◎石狩

酪農学園大学生協　011-386-7281

◎函館

昭和書房　0138-54-3316
北海道大学生協　書籍部水産店　0138-41-3109

◎旭川

コーチャンフォー　旭川店　0166-76-4000
ジュンク堂書店　旭川店　0166-26-1120
ジュンク堂書店　旭川医科大学店　0166-68-2773

◎北見

コーチャンフォー　北見店　0157-26-1122

◎帯広

帯広畜産大学生協　0155-48-2284

◎釧路

コーチャンフォー　釧路店　0154-46-7777
蔦屋書店　運動公園通り店　0154-37-6112

■青森

弘前大学生協　医学部店書籍部　0172-35-3275
弘前大学生協　文京店書籍部　0172-33-3742

■岩手

岩手大学生協　0196-52-2028
ジュンク堂書店　盛岡店　019-601-6161
丸善　岩手医科大学矢巾売店　019-697-1651

■宮城

アイエ書店　薬大売店　022-234-4181
東北学院大学生協　泉店　022-375-1146
東北大学生協　さくらショップ　022-264-0706
東北大学生協　工学部店　022-261-4190
東北大学生協　星陵店書籍部　022-275-1093
東北大学生協　みどりショップ　022-393-5240
東北大学生協　理薬店　022-263-0126
丸善　仙台アエル店　022-264-0151

■秋田

秋田大学生協　本道店　018-831-5806
ジュンク堂書店　秋田店　018-884-1370
西村書店　秋田MB　018-835-9611

■山形

高陽堂書店　0236-31-6001
戸田書店　三川店　0235-68-0015
山形大学生協　飯田店書籍部　0236-42-4590
山形大学生協　小白川店書籍部　023-641-4365
山形大学生協　鶴岡店　0235-25-6993
山形大学生協　米沢店　0238-21-2713

■福島

紀伊國屋書店 福島県立医科大学ブックセンター　0245-48-2533
ジュンク堂書店　郡山店　024-927-0440

■茨城

ACADEMIA イーアスつくば店　029-868-7407
茨城大学生協　阿見店　029-887-4312
丸善　筑波大学医学学群売店　029-858-0424
丸善　筑波大学第二学群売店　029-585-0421
コーチャンフォー　つくば店　029-893-2001

■栃木

うさぎや　自治医大店　0285-44-7637
宇都宮大学生協　峰店　028-636-5723
廣川書店　獨協医大店　0282-86-2960

■群馬

紀伊國屋書店　前橋店　027-220-1830
群馬大学生協　昭和店　027-233-9558
戸田書店　高崎店　027-363-5110
廣川書店　高崎本店　0273-22-4804
廣川書店　前橋店　027-231-3077

■埼玉

紀伊國屋書店　さいたま新都心店　048-600-0830
紀伊國屋書店　理研BIC　048-450-1000
埼玉大学生協書籍部　048-854-9342
三省堂ブックポート大宮　048-646-2600
戸田書店　熊谷店　048-599-3232
文光堂書店　埼玉医科大学店　0492-95-2170

■千葉

紀伊國屋書店　流山おおたかの森店　04-7156-6111
くまざわ書店　ペリエ千葉店　043-202-2900
三省堂書店　千葉そごうブックセンター　043-245-8331
志学書店　043-224-7111
千葉大学生協　亥鼻店　043-222-4912
千葉大学生協　ブックセンター　043-254-1825
東京大学生協　柏店　0471-35-8117
東京理科大学生協　野田店　04-7122-9316
東邦大学生協　習志野店　0474-70-2092
丸善　津田沼店　0474-70-8313

■東京

◎千代田区

三省堂書店　神保町本店　03-3233-3312
日本歯科大学売店河合　03-3261-4375
丸善　お茶の水店　03-3295-5581
丸善　丸の内本店　03-5288-8881

◎中央区

丸善　日本橋店　03-6214-2001

◎港区

東京海洋大学生協　03-3471-2163
東京大学生協　医科研店　03-3449-8946
文永堂書店（慈恵医大内）　03-3431-5805

◎新宿区

紀伊國屋書店　本店　03-3354-0131
慶應義塾大学生協　信濃町店　03-3341-6355
ブックファースト　新宿店　03-5339-7611
早稲田大学生協　理工店　03-3200-6083

◎文京区

お茶の水女子大学生協　03-3947-9449
東京医科歯科大学生協　03-3818-5232
東京大学生協　農学部店　03-3812-0577
東京大学生協　本郷書籍部　03-3811-5481
文光堂書店　本郷店　03-3815-3521
文光堂書店　日医大店　03-3824-3322

◎品川区

医学堂書店　03-3783-9774
昭和大学生協　書籍店　03-3788-2322

◎目黒区

東京大学生協　駒場書籍部　03-3469-7145

◎大田区

稲垣書店　03-3766-0068
丸善　東邦大学売店　03-5753-1466

◎世田谷区

紀伊国屋書店　玉川高島屋店　03-3709-2091
東京農業大学生協　03-3427-5713

◎豊島区

ジュンク堂書店　池袋店　03-5956-6111
三省堂書店　池袋本店　03-6864-8900

◎板橋区

帝京ブックセンター　03-6912-4081
文光堂書店　板橋日大店　03-3958-5224

◎八王子市

くまざわ書店　八王子店　0426-25-1201
東京都立大学生協　0426-77-1413
東京薬科大学生協　0426-76-6368
有隣堂　八王子購買部（東京工科大学）　0426-35-5060

◎多摩

オリオン書房　ノルテ店　042-527-1231
木内書店　042-345-7616
コーチャンフォー　若葉台店　042-350-2800
ジュンク堂書店　吉祥寺店　0422-28-5333
ジュンク堂書店　立川高島屋店　042-512-9910
東京学芸大学生協　042-324-6225
東京農工大学生協　工学部店　042-381-7223
東京農工大学生協　農学部店　042-362-2108
文光堂書店　杏林大学学部店　0422-48-0335
法政大学生協　小金井購買書籍部　042-381-9140
丸善　多摩センター店　042-355-3220
明治薬科大学生協　0424-95-8443

■神奈川

ACADEMIA　港北店　045-914-3320
麻布大学生協　042-754-1380
紀伊国屋書店　聖マリアンナ医大店　044-977-8721
紀伊国屋書店　横浜店　045-450-5901
慶應義塾大学生協　矢上店　045-563-0941
ジュンク堂書店　藤沢店　0466-52-1211
立野商店　0466-82-8065
田中歯科器械店（神奈川歯科大内）　046-826-1441
東京工業大学生協　すずかけ台店　045-922-0743
ブックファースト 青葉台店　045-989-1781
丸善　明治大学ブックセンター店　044-920-6251
丸善　ラゾーナ川崎店　044-520-1869
有隣堂本店　医学書センター　045-261-1231
有隣堂　北里大学売店　0427-78-5201
有隣堂　横浜駅西口医学書センター　045-311-6265
横浜市立大学生協　医学部福浦店　045-785-0601
横浜市立大学生協　本部店　045-783-6649

■山梨

山梨大学生協　055-252-4757
山梨大学生協医学部店　055-220-4079

■長野

信州大学生協　工学部店　0262-26-3588
信州大学生協　繊維学部店　0268-27-4978
信州大学生協　農学部店　0265-78-9403
信州大学生協　松本書籍部　0263-37-2983
平安堂　長野店　026-224-4545
丸善　松本店　0263-31-8171
明倫堂書店　0263-35-4312

■新潟

紀伊國屋書店　新潟店　025-241-5281
考古堂書店　025-229-4050
考古堂書店　新潟大学医学部店　025-223-6185
ジュンク堂書店　新潟店　025-374-4411
新潟大学生協　025-262-6095
新潟大学生協　池原店　025-223-2565
西村書店　025-223-2388
文信堂書店　技大店　0258-46-6437
宮脇書店　長岡店　0258-31-3700

■富山

紀伊國屋書店　富山店　076-491-7031
富山大学生協　工学部店　0764-31-6383
富山大学生協　五福店　0764-33-3080
中田図書販売　大泉本社　0764-21-0100
中田図書販売　富山大学杉谷キャンパス売店　0764-34-0929
Books なかだ　掛尾本店　0764-92-1192

■石川

金沢大学生協　医学部店　076-264-0583
金沢大学生協　医学部保健学科店　0762-22-0425
金沢大学生協　角間店　076-224-0905
金沢大学生協　自然研店　076-231-7461
金沢ビーンズ明文堂書店　金沢県庁前本店　076-239-4400
紀伊國屋書店　金沢医大ブックセンター　076-286-1874
前田書店　076-261-0055

■福井

勝木書店　新二の宮店　0776-27-4678
勝木書店　福井大学医学部店　0776-61-3300
紀伊國屋書店　福井店　0776-28-9851
福井大学生協　0776-21-2956

■岐阜

岐阜大学生協　医学部店　058-230-1164
岐阜大学生協　中央店　058-230-1166
丸善　朝日大学売店　058-327-7506
丸善　岐阜店　058-297-7008

■静岡

ガリバー　浜松店　053-433-6632
静岡大学生協　静岡店　054-237-1427
谷島屋　浜松本店　053-457-4165
谷島屋　浜松医大売店　053-433-7837
MARUZEN & ジュンク堂書店　新静岡店　054-275-2777

「実験医学」取扱店一覧 ❷

■ **愛知**

大竹書店　052-262-3828
岡崎国立共同研究機構生協ショップ　0564-58-9210
三省堂書店　名古屋本店　052-566-6801
ジュンク堂書店　名古屋店　052-589-6321
精文館書店　技科大店　0532-47-0624
ちくさ正文館　名城大学内ブックショップ　052-833-8215
名古屋工業大学生協　052-731-1600
名古屋市立大学生協　医学部店　052-852-7346
名古屋市立大学生協　薬学部店　052-835-6864
名古屋大学生協　医学部店　052-731-6815
名古屋大学生協　Books フロンテ　052-781-9819
丸善　愛知医大売店　052-264-4811
丸善　名古屋本店　052-238-0320
丸善　藤田医科大学売店　0562-93-2582

■ **三重**

三重大学生協　翠陵会館第一書籍部　0592-32-5007
三重大学生協　BII 店　0592-32-9531
ワニコ書店　0592-31-3000

■ **滋賀**

大垣書店　フォレオ大津一里山店　077-547-1020
滋賀医科大学生協　077-548-2134
滋賀県立大学生協　0749-25-4830
立命館大学生協びわこ・くさつ店　077-561-3921

■ **京都**

大垣書店　イオンモールKYOTO店　075-692-3331
京都工芸繊維大学生協　075-702-1133
京都大学生協　宇治店　0774-38-4388
京都大学生協　南部ショップ　075-752-1686
京都大学生協　吉田生協会館　075-753-7632
京都大学生協　ルネ　075-771-7336
京都府立医科大学生協　医学部店　075-251-5964
京都府立大学生協　075-723-7263
神陵文庫　京都営業所　075-761-2181
辻井書院　075-791-3863
同志社大学生協　書籍部京田辺店　0774-65-8372
丸善　京都本店　075-253-1599

■ **大阪**

アゴラブックセンター　072-621-3727
大阪公立大学生協　医学部店　06-6645-3641
大阪大学生協　本部前ショップ　06-6878-7062
大阪大学生協　豊中店　06-6841-4949
大阪府立大学生協　0722-59-1736
紀伊國屋書店　梅田本店　06-6372-5824
紀伊國屋書店　大阪医科薬科大学ブックセンター　072-690-1097
紀伊國屋書店　近畿大学医学部ブックセンター　072-368-6190
紀伊國屋書店　グラントフロント大阪店　06-7730-8451
近畿大学生協　06-6725-3311
ジュンク堂書店　大阪本店　06-4799-1090
ジュンク堂書店　近鉄あべのハルカス店　06-6626-2151
ジュンク堂書店　松坂屋高槻店　072-686-5300
ジュンク堂書店　難波店　06-4396-4771
神陵文庫　大阪支店　06-6223-5511
神陵文庫　大阪医科薬科大学店　0726-83-1161
神陵文庫　大阪大学医学部病院店　06-6879-6581
MARUZEN & ジュンク堂書店　梅田店　06-6292-7383
ワニコ書店　枚方店　072-841-5444

■ **兵庫**

関西学院大学生協　神戸三田キャンパス店　079-565-7676
紀伊國屋書店　姫路獨協大学BIC　0792-22-0852
紀伊國屋書店　兵庫医科大学売店　0798-45-6446
紀伊國屋書店　兵庫医療大学BC　078-304-3116
学院書店　078-974-1734
神戸大学生協　医学部メディコ・アトリウム店　078-371-1435
神戸大学生協　学生会館店　078-881-8847
神戸大学生協　ランス店　078-881-8484
ジュンク堂書店　三宮店　078-392-1001
ジュンク堂書店　姫路店　079-221-8280
神陵文庫　本社　078-511-5551
兵庫県立大学生協　播磨理学キャンパス店　07915-8-0007

■ **奈良**

奈良栗田書店　0744-22-8657
奈良女子大学生協　0742-26-2036

■ **和歌山**

神陵文庫　和歌山店　073-444-7766
TSUTAYA WAYガーデンパーク和歌山店　073-480-5900
和歌山県立医科大学生協　073-448-1161
和歌山大学生協　073-452-8497

■ **鳥取**

鳥取大学生協　0857-28-2565
鳥取大学生協　医学部ショップ　0859-31-6030

■ **島根**

島根井上書店　0853-22-6577
島根大学生協　医学部店　0853-31-6322
島根大学生協　ショップ書籍部　0852-32-6242

■ **岡山**

岡山大学生協　086-256-4100
岡山大学生協　コジカショップ　086-256-7047
喜久屋書店　倉敷店　086-430-5450
紀伊國屋書店　クレド岡山店　086-212-2551
神陵文庫　岡山営業所　086-223-8387
泰山堂書店　川崎医大売店　086-462-2822
泰山堂書店　鹿田本店　086-226-3211
津山ブックセンター　0868-26-4047
丸善　岡山シンフォニービル店　086-233-4640

■ **広島**

井上書店　082-254-5252
紀伊國屋書店　広島店　082-225-3232
紀伊國屋書店　ゆめタウン広島店　082-250-6100
ジュンク堂書店　広島駅前店　082-568-3000
神陵文庫　広島営業所　082-232-6007
広島大学生協　霞コープショップ　082-257-5943
広島大学生協　北1コープショップ　082-423-8285
広島大学生協　西2コープショップ　082-424-0920
丸善　広島店　082-504-6210

■ **山口**

井上書店　宇部店　0836-34-3424
山口大学生協　医心館ショップ　0836-22-5067
山口大学工学部ショップ　0836-35-4433

■ **徳島**

紀伊國屋書店　徳島店　088-602-1611
久米書店　088-623-1334
久米書店　徳島大前店　088-632-2663
徳島大学生協　蔵本店　088-633-0691
徳島大学生協　常三島ショップ　088-652-3248

■ **香川**

香川大学生協　農学部店　087-898-9023
ジュンク堂書店　高松店　087-832-0170
宮脇書店　本店　087-851-3733
宮脇書店　香川大学医学部店　087-898-4654
宮脇書店　総本店　087-823-3152

■ **愛媛**

愛媛大学生協　城北店　089-925-5801
愛媛大学生協　農学部店　089-933-1525
紀伊国屋書店　いよてつ高島屋店　089-932-0005
ジュンク堂書店　松山店　089-915-0075
新丸三書店　089-955-7381
新丸三書店　愛媛大医学部店　089-964-1652
宮脇書店　新居浜本店　0897-31-0586

■ **高知**

金高堂本店　088-822-0161
金高堂　高知大学医学部店　088-866-1461
高知大学生協　朝倉書籍店　0888-40-1661

■ **福岡**

喜久屋書店　小倉店　093-514-1400
紀伊國屋書店　久留米店　0942-45-7170
紀伊國屋書店　福岡本店　092-434-3100
紀伊國屋書店　ゆめタウン博多店　092-643-6721
九州工業大学生協　飯塚店　0948-24-8424
九州工業大学生協　戸畑店　093-883-0498
九州神陵文庫　本社　092-641-5555
九州神陵文庫 九州歯科大店　093-571-5453
九州神陵文庫 久留米大学医学部店　0942-34-8660
九州神陵文庫 福岡大学医学部店　092-801-1011
九州大学生協　医系書籍部　092-651-7134
九州大学生協　ウエスト5号館店　092-834-2810
九州大学生協　皎皎舎店　092-805-7700
九州大学生協　ビッグどら　092-834-2182
九州大学生協　中央図書館店　092-707-6538
白石書店　産業医科大学売店　093-693-8300
ジュンク堂書店　福岡店　092-738-3322
ブックセンタークエスト　小倉本店　093-522-3912
丸善　博多店　092-413-5401

■ **佐賀**

紀伊國屋書店　佐賀大学医学部ブックセンター　0952-30-0652
紀伊國屋書店　佐賀店　0952-36-8171
佐賀大学生協　大学会館店　0952-25-4451

■ **長崎**

紀伊國屋書店　長崎店　095-811-4919
長崎大学生協　医学部店　095-849-7159
長崎大学生協　文教店　095-845-5887

■ **熊本**

九州神陵文庫　熊本大学医学部病院店　096-373-5884
金龍堂書店　まるぶん店　096-356-4733
熊本大学生協　医学店　096-373-5433
熊本大学生協　薬学店　096-362-0990
メトロ書店　熊本本店　096-351-4646

■ **大分**

紀伊國屋書店　大分店　097-552-6100
九州神陵文庫　大分営業所　097-549-3133
九州神陵文庫　大分大学医学部店　097-549-4881
明林堂書店　大分本店　097-573-3400

■ **宮崎**

南九州大学生協　0983-22-0061
宮崎大学生協　0985-58-0692
メディカル田中　0985-85-2976

■ **鹿児島**

鹿児島大学生協　桜ケ丘店　099-265-4339
鹿児島大学生協　中央店　099-257-6710
九州神陵文庫　鹿児島営業所　099-225-6668
紀伊国屋書店　鹿児島店　099-812-7000
ジュンク堂書店　鹿児島店　099-216-8838

■ **沖縄**

ジュンク堂書店　那覇店　098-860-7175
琉球光和考文堂　098-863-1255
琉球大学生協　中央店　098-895-6085

■ 上記の取扱店へご注文いただければ通常より早くお届けできます.

■ 羊土社の出版情報はホームページで…
URL：www.yodosha.co.jp/

【営業部連絡先】
TEL 03-5282-1211　FAX 03-5282-1212
E-mail : eigyo@yodosha.co.jp

生命を科学する　明日の医療を切り拓く

実験医学 バックナンバーのご案内

月刊ラインナップ

●毎月１日発行　●B5 判

最先端トピックを取り上げ，第一線の研究者たちが，それぞれの視点から研究を紹介！

新刊

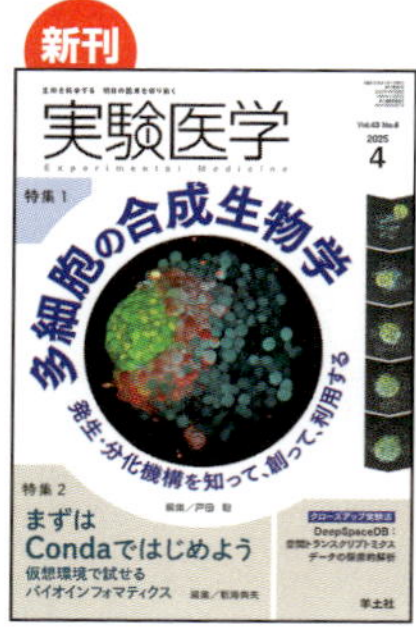

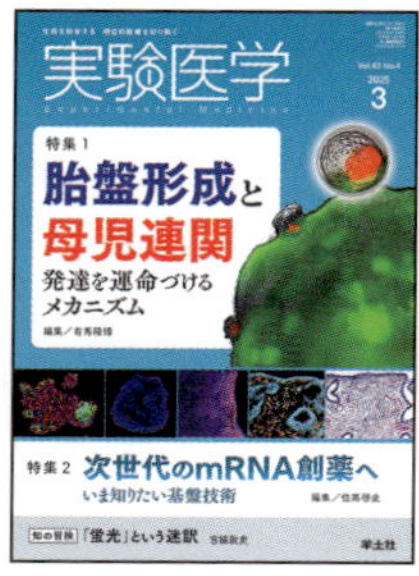

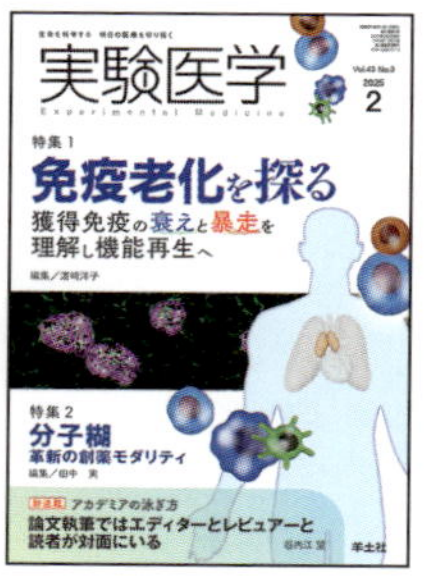

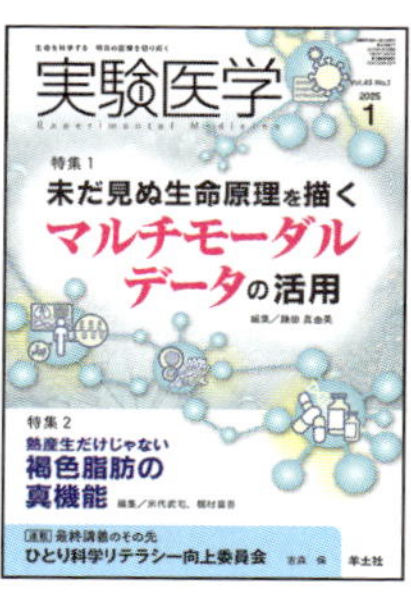

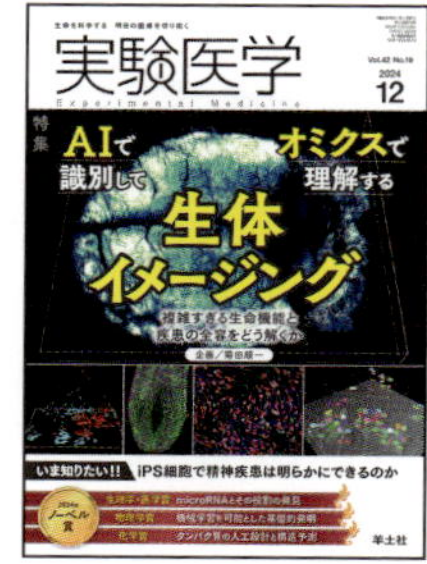

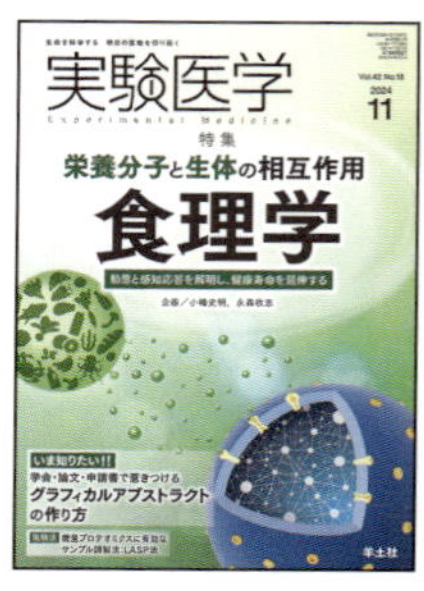

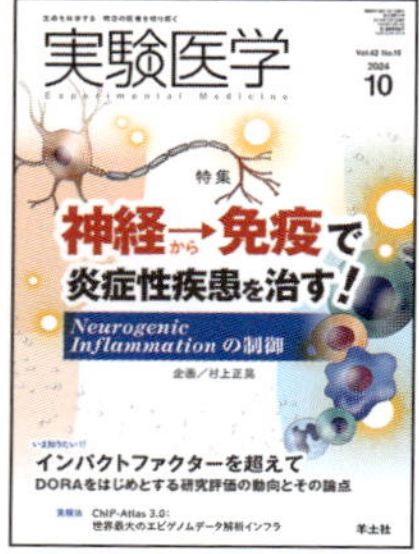

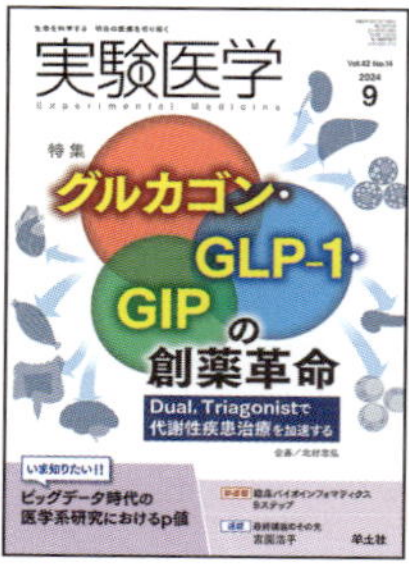

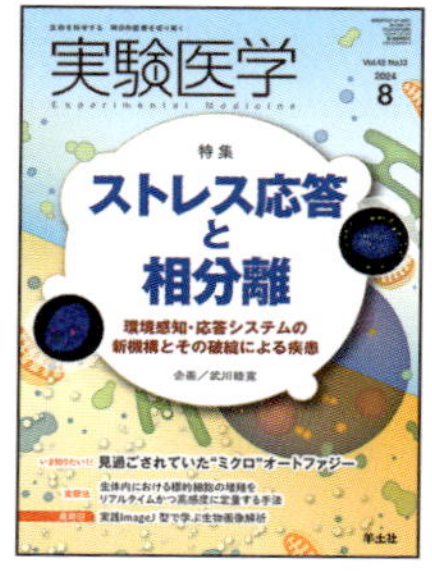

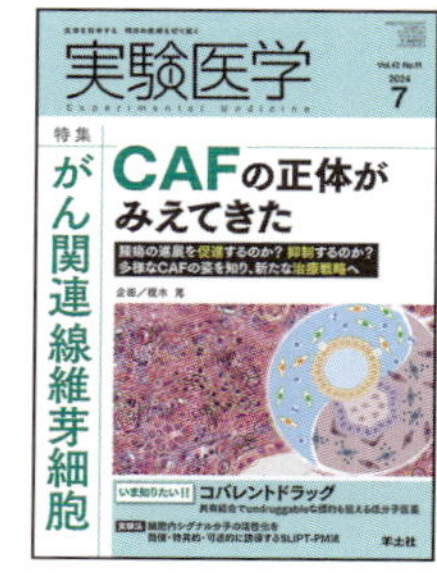

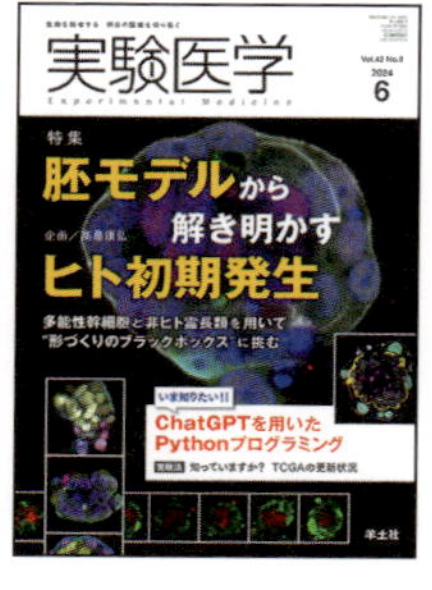

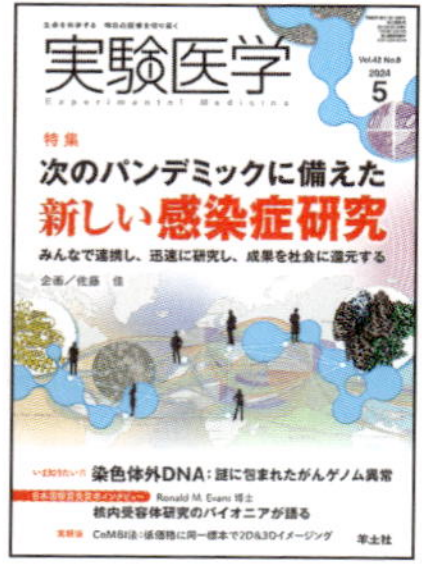

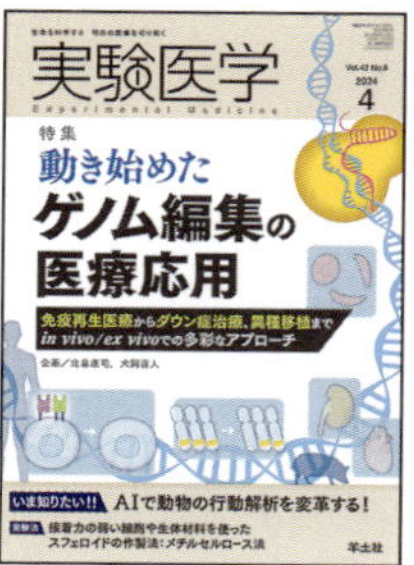

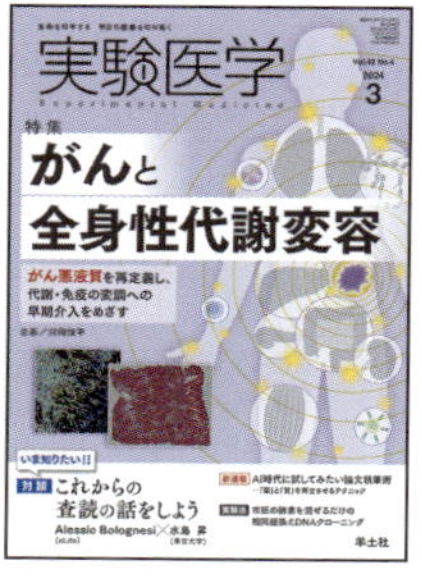

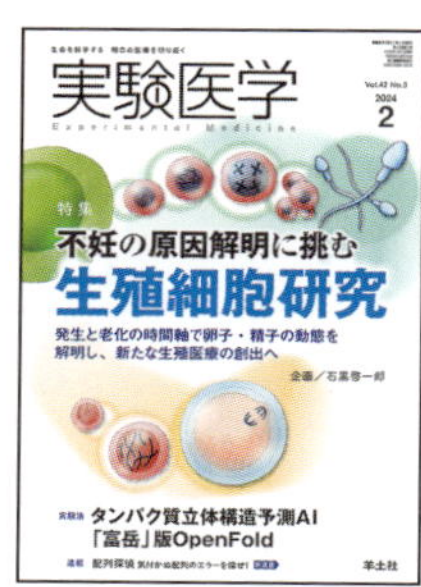

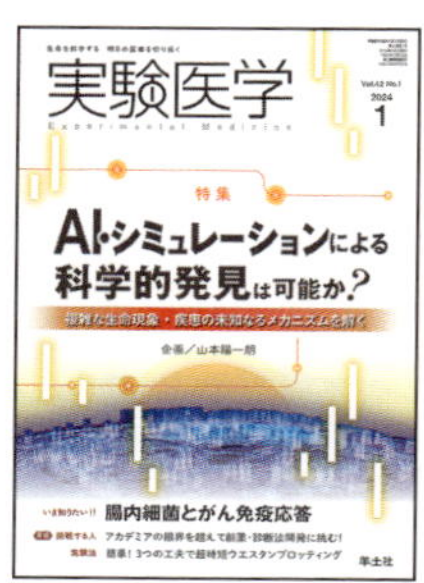

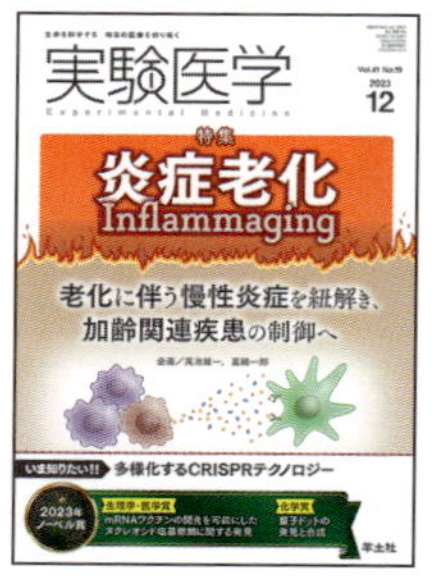

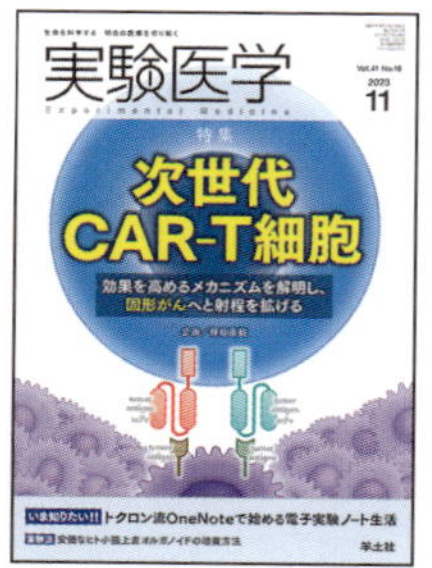

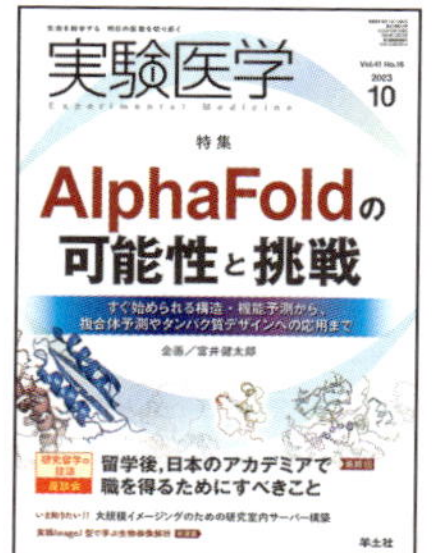

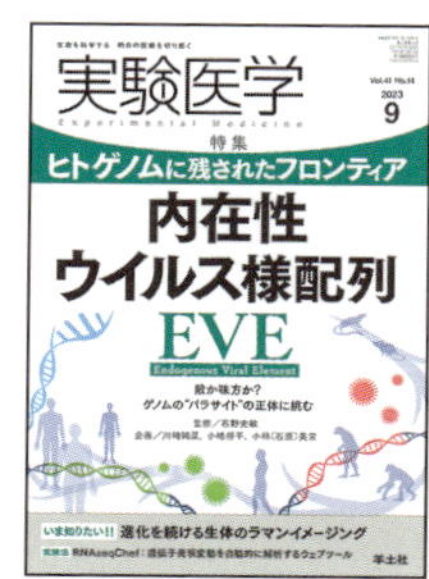

次号・6月号（Vol.43 No.9）予告

※予告内容は変更されることがあります　2025年6月1日発行

特集1：鉄代謝とフェロトーシス（仮題）
編集／諸石寿朗

- 概論―拡大するフェロトーシス研究
- 鉄毒性とフェロトーシス
- 脂質代謝とフェロトーシス
- レドックスとフェロトーシス
- フェロトーシスにおける細胞死誘導メカニズム
- フェロトーシスと組織傷害
- フェロトーシスと老化
- フェロトーシスとがん

特集2：フローサイトメトリー革命 スペクトル方式で何が変わるのか？（仮題）
編集／清田　純，山本拓也

- イントロダクション～FCMに大転換が起こりつつある
- スペクトル型フローサイトメーターの原理と実装
- スペクトル型フローサイトメーターの実装と使用例①
- スペクトル型フローサイトメーターの実装と使用例②

－連載その他－

- アカデミアの泳ぎ方
- クローズアップ実験法
- カレントトピックス
- Conference & Workshop
- ラボレポート
- Opinion―研究の現場から ほか

実験医学増刊号 最新刊　Vol.43 No.7（2025年4月発行）

生体内外をつなぐ動的な臓器　皮膚　健康と疾患のサイエンス
免疫・代謝・バリアの恒常性から個々の病態と老化を理解し，最適な治療へ
編集／椛島健治

◆編集後記◆

特集1「新・がん免疫サイクル」はいかがだったでしょうか？ がん免疫の理解に必須の“がん免疫サイクル”に新たに加わったTLSという概念．まるで”砦”のようなその役割を学ぶにつれて，がん免疫療法のこれからに期待が膨らみました．

また，特集2「シングルセルRNA-seq技術」では，より身近に，より手軽に，をめざす最新の技術開発を取り上げました．進化の先にある，技術の普及と，そこから生まれる多様な研究成果を夢想せずにはいられません．（吉田賢史）

身体の表面を覆ってバリア・免疫機能を担い，人体最大の臓器といわれることもある私たちの皮膚ですが，近年では治療薬の相次ぐ登場に加え，アンチエイジングや美容といった観点からも注目されています．

このたび発行を迎えた実験医学増刊『生体内外をつなぐ動的な臓器 皮膚　健康と疾患のサイエンス』では，増刊号として初めて皮膚に焦点を当て，いま知っておくべき基礎研究の最前線をご紹介します．皆様ぜひご一読ください．（岩崎太郎）

実験医学別冊『決定版　オルガノイド実験スタンダード第2版』が発行となりました．オルガノイド実験の定番書としてご愛読いただいておりました初版から，最新のオルガノイド作製法や近年の関連研究の動向，さらに開発者へのインタビュー記事を盛り込み，改訂いたしました．実験のコツだけでなく，オルガノイドの基礎知識も学べる本書は，オルガノイドを扱う研究室に必携の一冊です！ 皆様の研究にお役立ていただけますと幸いです．（片山徳賢）

幹細胞・再生医療を“基礎から丁寧に”学べる！と好評のテキストが『改訂版　もっとよくわかる！幹細胞と再生医療』として新たに発行を迎えました．初版のわかりやすさはそのままに，初版以降の約10年で大きく進歩のあったオルガノイド，organ-on-a-chip，最新の臨床開発状況などを新たに追加．幹細胞・再生医療研究を新たにはじめる方，学び直したい方にぜひお役立ていただければ幸いです．（佐々木彩名）

実験医学

Vol. 43　No. 8　2025〔通巻756号〕
2025年5月1日発行　第43巻　第8号
ISBN978-4-7581-2591-8
定価2,530円（本体2,300円+税10％）［送料実費別途］
年間購読料
定価30,360円（本体27,600円+税10％）
［通常号12冊，送料弊社負担］
定価79,640円（本体72,400円+税10％）
［通常号12冊，増刊8冊，送料弊社負担］
※海外からのご購読は送料実費となります
※価格は改定される場合があります

発行人　一戸敦子
編集人　蜂須賀修司
編集スタッフ　吉田賢史，橋本紫光，高木亮輔，本多正徳，山口恭平，間馬彬大，早河輝幸，姉川大輔
広告営業・販売　丸山　晃，下村裕一，安藤禎康
発行所　株式会社　羊　土　社
〒101-0052　東京都千代田区神田小川町2-5-1
TEL　03（5282）1211／FAX　03（5282）1212
E-mail　eigyo@yodosha.co.jp
URL　www.yodosha.co.jp/
印刷所　昭和情報プロセス株式会社
広告取扱　株式会社　エー・イー企画
TEL　03（3230）2744㈹
URL　http://www.aeplan.co.jp/